共感覚者の驚くべき日常

形を味わう人、色を聴く人

THE MAN WHO TASTED SHAPES

リチャード・E・シトーウィック
山下篤子＝訳

草思社

The Man Who Tasted Shapes
by
Richard E. Cytowic

Originally Published by G. P. Putnam's Sons, New York.

Arranged with Richard E. Cytowic, Mews Books Ltd., Westport, Connecticut
through Tuttle-Mori Agency, Inc., Tokyo.

共感覚者の驚くべき日常　目次

第1部　ある医学ミステリー

第1章　チキンのとがりが足りない――一九八〇年二月十日　8

第2章　裏がえしの世界　13

第3章　神経科医ができあがるまで――一九五七年、地下室で　17

第4章　正しい脳科学入門　30

第5章　「科学的とは思えないな」――一九七七年と一九七八年の冬　41

第6章　テクノロジーに溺れる医学　56
第7章　もう一人の共感覚者——一九八〇年三月二十五日　70
第8章　共感覚、二〇〇〇年の歴史　76
第9章　巻きひげがついた味——一九八〇年四月十日　93
第10章　共感覚を診断するには　107
第11章　共感覚はどこで起きているか——一九八〇年四月二十五日　116
第12章　すばらしい戦略　129

第13章 実験をおこなう——一九八〇年夏 143
第14章 共感覚者は世界じゅうにいる——一九八三年九月 161
第15章 共感覚者は何を感じているのか 172
第16章 共感覚に似ているもの 185
第17章 ドラッグを使った実験——一九八一年五月二十一日 200
第18章 生きている脳を調べる——一九八一年六月二十九日 208
第19章 脳は情動で動いている 221

第20章　共感覚の意味　234
第21章　情動の生きもの——一九八二年十月五日　246

第2部　情動の重要性についてのエッセイ——

第1章　人間原理　265
第2章　ランチサービスと想像力　269
第3章　意識は情動の一種　275
第4章　人工知能の限界　279
第5章　さまざまな知　284

第6章　メタファー　288
第7章　情動は独自の論理をもつ　294
第8章　他者の経験　299
第9章　私たちがほんとうに生きているところの深さ　301
第10章　理性は際限のない精神のペーパーワーク　306
第11章　科学と霊性　309
訳者あとがき　315
参考図書　322
註　334

第1部

ある医学ミステリー

第1章　チキンのとがりが足りない——一九八〇年二月十日

「ソースのしあげをするあいだ、つきあってくれ」。マイケルが私をほかの客のなかから呼び寄せた。私はあとをついて行きながら、彼の家のいっぷう変わったつくりをじろじろとながめた。家も、新しく隣人になった家の主も、ノースカロライナの住宅地にしてはかなり先端的だった。

彼の家には仕切りの壁がまったくなかった。「部屋」はふつうの家とはちがって、はっきりと区切られたスペースではなく、すべてがつながって一つになっていた。器具のあいだ——マイケルがキッチンと呼んでいる場所——に腰かけたときには、ボヘミアンの仕事部屋のあけっぴろげな自由奔放さが、この聖書地帯（米国南部、中西部のファンダメンタリズムが熱心に信奉されている地域）といかに不調和であるかがよくわかった。しかしマイケルは芸術学校で教えているのだから、と私は思った。芸術家は変人と相場がきまっている。

私はたちまちマイケルの家のふう変わりな雰囲気に同化して、その魅力に昔からの葛藤を呼び起こされた。私は医師として、それ相応の保守的なマスクをつけるのが当然とされる立場だったが、その家は、私のなかにある自由奔放さや芸術家的な気質——表に出すときに注意を要する部分——に語りかけてきた。マイケルが夕食に招いてくれたのはうれしかった。私はずっと以前から、おもしろみに欠ける医学関係の人間よりも創造的な人たちとつきあうほうが好きで、芸術学校の近所に住むのも気に入っていた。

　マイケルは、座っている私のそばでローストチキンのソースをかきまぜていたが、一口味見をして「おっと、チキンのとがりが足りないな」と言った。

「何が足りないだって？」と私は聞いた。

　マイケルははっと身をすくめ、赤くなった。初舞台で階段から落ちた俳優のような気まずさを感じているらしい。「頭がおかしいと思うだろう」。ぼそぼそ言って、スプーンをぽんと置き、「ほかの人に聞こえてなければいいが」と、遠くの隅にいる客のほうをちらっと見る。

「なぜ聞こえちゃまずいんだい？」

「ときどき、口がすべるんだよ」。マイケルは顔をこっちに近づけてささやいた。「君は神経科医だからわかるかもしれないな。変なことを言うようだが、僕は、実は、味に形を感じるんだ」。そして目をそらしながら「どう言ったらいいんだろうなあ」とつぶやいた。

　それから「味に形があるんだ」と言い、顔をしかめてオーブンの天板をのぞきこんだ。「このチキンは、とがった形に味つけするつもりだったのに、丸くなってしまった」と、まだ顔を赤らめたまま、こちらを見あげ、「ほとんどまんまるなんだ」と、ひそめた声に力をこめる。「とがりがないと客に出せない」

　私の頭には、ちょっと変わった古めかしい診断名が浮かんでいたのだが、確信を得るために、本人の言葉をそのまま聞いた。そして最後に、「君が何を言っているのか、だれにもわからないだろうな」

と言った。

「それが問題なんだ」。マイケルはため息をついた。「だれもこんな話は聞いたことがない。みんな僕がドラッグをやっているか、作り話だと思うんだよね。だから僕は、形のことを絶対話さない。話すのは口がすべったときだけだ。僕は当然だれでも食べるときに形を感じるものだと思っていた。形がなければ味もないから」

私は驚きを顔に出さないように気をつけながら、「どこでそういう形を感じるの?」とたずねた。

マイケルは体を起こして、「そこらじゅうで」と言った。「でもおもには、顔にこすりつく感じか、手のなかにある感じだね」

私は表情を変えず、なにも言わなかった。

マイケルはつづけた。「強い味のものを食べると、感覚が腕をつたって指先までいく。そして重さとか、質感とか、温かいとか冷たいとか、そういうことをみんな感じる。実際に何かをつかんでいるような感じがするんだ」。彼はてのひらを上にして、「もちろん本当は、ここには何もない」と言いながら、自分の手をじっと見た。「しかし幻覚ではない。感じるんだから」

確認のために、もうひとつ聞いた。「味の形を感じるようになったのは、いつごろから?」

「生まれてからずっとだよ。でもだれもわかってくれない」。マイケルは肩をすくめてチキンを切り分けはじめた。「これは絶望的な症例なのかな、先生」

「いや、まったくそんなことはない」。この家に仕切りの壁がないのと同じように、マイケルの感覚にも仕切りがないのだということが、私にはわかっていた。この家の部屋がみなつながっているように、彼の脳のなかでは、味覚や触覚や運動覚や色覚がつぎめなくからみあっているのだ。マイケルの感覚はジャンバラヤのようにごちゃまぜになっていて、きちんと別々になっていない。私は、非常にまれな医学的興味の対象を見つけたのがうれしくてたまらず、それがみえみえだったらしい。

はっと気づくとマイケルがこわい顔をしていた。「何をにやにやしているんだ。同情してくれると思ったのに！」

「おもしろがっているんじゃないんだ」と私は笑った。「共感覚《シネスシージア》の人を見つけたからうれしいんだ。いままで一人も出会わなかったから」

「シネスシ……」

「シネスシージア（Syn-es-the-sia）」。私はくり返した。「ギリシア語でね。synは『共に』aisthesisは『感覚』という意味だ。synesthesiaは『いっしょに感じる』で、シンクロニー（syn-chrony）が『同時』という意味なのもこれと同じだ。シンセシス（syn-thesis）が『異なる考えをいっしょにすること』、シノプシス（syn-opsis）が『ひとまとめに見ること』を指すのもそうだ。いままで、共感覚《シネスシージア》という言葉を聞いたことはない？」

マイケルの顔に認められた喜びがみなぎった。「それじゃあ、これに名前がついているんだね？それでにやにやしていたのか？」

「そうだ。それに僕は、共感覚について少々知っている。共感覚の人は感覚がからみあっている」と私は説明をはじめた。「音に色を感じたり、音に触覚を感じたりする。君の場合は、どうやら味に形を感じるらしいね」

「ああ、安心したよ」とマイケルが口をはさんだ。「つまり正常なんだね?」

「正常というのは、非常に相対的な言葉だからね。珍しいケースだとだけ言っておこう。変わっているが、全然ないというわけじゃない」

　こうしてローストチキンの夕食をきっかけに研究と友情がはじまり、それが一〇年以上もつづくことになった。

第2章　裏がえしの世界

マイケル・ワトソンのように、一つの感覚が別の感覚を「不随意に」（つまり本人の意志に関係なく）喚起する世界に生まれつく人は、一〇万人に一人しかいない。なかには五感すべてがいっしょに喚起され、運動の感覚もともなうというケースもある。六つの別々の感覚がかみあうのだ。こういう共感覚のある人たちは、いったいどんな世界に住んでいるのだろうか？　どうしてそんな世界が存在するのか。

自分がマイケル・ワトソンのような共感覚者であると想像してみよう。深夜に冷蔵庫をのぞいて夜食を物色する。残り物のローストチキンを見て「アーチ形はどうものらないな」とひとりごとを言う。あるいはレモンパイをながめて、おなかは空いているけど、とがったものはほしくないなあと思う。ピーナツバターのサンドイッチにしようかとも考えるが、球や円で満腹になると眠れなくなるのがわかっているからやめる。

冷蔵庫の灯りに照らされて、棚から棚へ目を走らせる。冷えた床の上の足を動かし、ようやくチョコレートミント・パイを取り出す。一〇あまりの円柱が自分の前にあるのを感じる。眼には見えないが、触覚では実在する。フォークを入れると、円柱の冷たくて滑らかな表面に手をあてて上下させている感じがする。ミントの味を口の中でころがすときは、円柱の一つに手をのばして、裏側の曲面をこすっている。なんと豪奢な感覚だろう。表面は冷たくてすがすがしく、一種セクシーでさえある。

　こういう情景を例にあげたのは、マイケル・ワトソンがよくこんなふうに冷蔵庫の前に立って迷うからだ。ほかの共感覚者はまたちがう体験をする。どんなふうに感じるかは個人によって非常にことなるが、共感覚そのものは二〇〇〇年前から医学的に知られている。十九世紀末には、共感覚は（すべての感覚と同様に）脳の産物であって、想像の産物ではないということに話が落ちついた。しかしその後も共感覚はあまり人に知られず、医学上の謎のままになっていた。どうして感覚がこういう奇妙なかたちでごちゃごちゃになるのか、だれもその仕組みを説明できなかったからだ。

　いままでは。

　この天分に恵まれた人たちの脳のなかで何が起こっているか、それをこれから見ていく。しかし本書は、奇妙な共感覚の世界に住む少数の人たちだけに関係があるのではない。共感覚という医学上の謎の解釈は、私たちみんなに深く関係している。できれば共感覚を飛びこみ台ととらえ、そこから心という神秘的な謎のなかに飛び込んで、人間の潜在力をさらに開発する機会を見つけるのだというふうに考えてほしい。

　最初、マイケル・ワトソンと私は、客観的な答を期待する分析者の態度で共感覚の謎にせまった。おそらくはニューロン（神経細胞）のからまりや、神経回路の短絡など、そこを指さして、「ははーん、これが犯人だな」と言えるような答があるだろうと期待していたのだ。当時の私たちは、これから自分たちが新奇な探究に深くかかわり、やがて理性よりも情動を優位とする見解を支持するような神経学上の証拠をあきらかにしていくことになろうとは、知るよしもなかった。純粋に「客観的な」観点というものがありえないことも、直観的知識の力も理解していなかったし、何かの「意味」を分析するよりも個人的経験を述べるほうがなぜ深い理解を生むのか、その理由も知らなかった。

私たちの探究は含意に満ちているので、脳組織の一部を指して「ここが問題の場所だ」と明言するだけではものたりない。だからこれから二つの問いをさぐっていく。「共感覚の本質は何か」、「共感覚にはどんな価値があるのか」という問いだ。一〇万人に一人しかいない共感覚者にとっての共感覚の意味を説明するのではなく、直接の影響を受けていないあとの九万九九九九人にとっての意味を説明するつもりだ。

私は共感覚の謎を解くことで、理性よりも情動を重視する、心の機構についての新しい考えにみちびかれた。その新しい心の概念は、人間のさまざまな行動分野に対して深い意味をもっている。これについては、第2部のエッセイで考察する。何年も前、チキンのとがりが足りなかったおかげで、マイケルも私も、すべての人のなかに存在するが意識の表面にはめったにあらわれない、より深いリアリティをかいまみた。その内面への旅を読者に共有していただく。

旅は医学分野の探偵風の冒険からはじまる。この冒険は、科学が本当はどのように行なわれているかをひそかに観察する眼をもたらす。科学が本当は、コンピュータなどのテクノロジーに支配されているどころか、知的、実際的、情動的、美的、道徳的な諸次元をもつ人間的ないとなみであることを見てもらえるはずだ。

共感覚という医学上の謎のなかをとおりぬけながら、探偵の拡大鏡をのぞいてみると、理性や感情についてあなたのもっている考えが、奇妙にゆがんで見えるだろう。はっきり見えていたものが急にピンボケになってしまったかのように。しかしあなたの眼はすぐになれて、新たな見方を発見する。たとえば私たちの新しい見解は、感覚は外界から脳のなかにむかって流れこむという通常の説明にかわって、方向を逆転し、感覚がなかから外にむかって生じると考える。あなたの脳は単なる受け手ではなく能動的な探査をしているのだ。

旅の終わりであなたは、心というものと、人間であることの意味について、新しい見解を手にする。それは従来の考え方や活動の基盤に疑問を投げかける見解であり、理性や感情、私たちの本質についての紋切り型の概念を裏返しにし、さかさまにする、ラディカルな見解でもある。

第3章　神経科医ができあがるまで——一九五七年、地下室で

私にはちょっと変わったにおいの思い出がある。実際に思い出すのはにおいではなく、においと結びついたものごとなのだが。かつて、郵便配達人が医師の家に届ける妙な品物には特有のにおいがあって、それが手紙にまでしみこんでいた。一九五〇年代ころといえば、医師は自宅で開業するのがふつうだった。郵便配達人がふつうの雑誌や手紙のほかに、大量の箱やチューブ、それに革ひもで一つにしばった妙な形の包みを置いていく。毎日のように、宣伝用の薬品の見本がどさっと届くのだ。

赤や青のカプセルが入ったミニサイズの瓶や、セロファンで包んだ黄色の錠剤のサンプルに、商品名をでかでかと刷りこんだ安っぽい贈答品が添えてあった。それが父の心に刷りこまれて、その薬を処方する頻度が増したのかどうか、私にはわからないが、小間物にしみついた薬のにおいの記憶は、子どものころからずっと消えない。

自宅と医院とをつなぐ小さな書庫を通りぬけると、もうひとつの独特のにおい——診療室のにおい——と結びついたもうひとつの世界があった。私はいまもってそのにおいを構成していた要素がわからない。自分の診療室を同じにおいにできないのは非常に残念だ。考えてみれば知りあいの医師の診

療室はどこも、父の世代の医院にあった、あのにおいがしない。アルコールや消毒液や何やらのほのかなにおいは、私の心に相反するイメージを呼び起こす。権威や病気に対する恐怖と同時に、安全な避難場所も思い起こさせる。そしておもには、医師と患者のあいだに検査用機器がはいってくる前の、医術を連想させる。私は自分が開業するとき、電極とかCTスキャンといったものものしい機器類の威圧感を緩和するために、心地よくおだやかな雰囲気をつくった。そして錬金術師のように、昔のあのにおいを再現しようと奮闘したのだが、うまくいかなかった。

二階からはまた別の、リンシード油とテレピン油のにおいがただよってきた。そこは母のアトリエだった。母が白いカンヴァスを肖像画に変えていくさまは、魔法のようだった。私はしんぼうづよく助手をつとめ、母の合図を待って白いパレットに絵の具を、色つきのイモムシのように、にょろにょろとしぼりだすのだった。エキゾティックな名前の絵の具をだすように言われるのがとても楽しみだった――カドミニウムレッド、ローアンバー、ヴィリディアングリーン、それにヴァーミリオン。油の瓶は頻繁につぎたすため、長年のあいだにたれた油で緑色のラベルが透明になっていた。母は小さな油入れからリンシード油を何滴か絵の具の上にたらし、筆をテレピン油でさっと洗って、ほかの色をちょっととり、混ぜあわせる。白いパレットに鮮やかな色のイモムシがのたくり、それが美しい色の水たまりになる。

母と私は、色を混ぜあわせるのに白をたくさん使った。二ポンド入りの太い白のチューブは両手でないとしぼれない。色をそのまま使うことはなかった。母はハイライトやシャドーがどんなふうに眼をごまかすか、どんなふうに絵の具を混ぜてあらゆる色をつくりだすのかを、根気よく説明してくれた。私はいまも、白いシャツを着た人の肖像画のことを鮮明に憶えている。その白いシャツを描くのに、黒を混ぜた白、黄色を混ぜた白、青を混ぜた白を使った。白いものを描くのに白以外のあらゆる色を使う絵画とは、なんて魅力的な錯覚だろう。パレットで色を混ぜるのを手伝うのは、感覚にここちよかった。見た目も美しかったが、香りはもっと魅力的だった。

私はカンヴァスを乾かすために地下室に運んだ。その地下室からリンシード油やテレピン油のにおいが上までただよってきて、薬や消毒剤のにおいとまじりあった。何年もたって、そのまじりあったにおいを思い出したとき、私は初めて自分が二つの世界の影響を受けたことと、それがいっぷう変わった子ども時代だったことに思いいたった。ごく自然に片方の足を科学に、もう片方を芸術に踏み入れていたのだ。しかしC・P・スノーが指摘したとおり、ほとんどの人はこの二つのあいだに越えられない溝があるとみなしている。私はかなりあとになって、その溝が錯覚であることを学んだ。しかし、話をちょっと先にとばしすぎたようだ。

もう一つ、忘れられないにおいがあって、それは地下室の私自身の作業台からただよっていた。モーターととけたハンダの、つんとしたにおいだ。私はものを分解して、動く仕組みを調べるのが大好きだった。ほかの子どもたちは野球のグローブや模型飛行機に目ざとかったが、私はそれよりも機械のねじの頭――カバーをはずせばなかが見えるよと誘惑するねじの頭――に目をとめた。歯車や真空管がどういうふうになっているのか、どうしても知りたくて、掛け時計だの古いミシンだのレコードプレーヤーだの、手におえるものならなんでもばらばらにした。

ときどきは、うまくばらばらにしたのはいいが、もとどおりに組み立てられなかった。それでも私はめげなかった。それどころか、のちに有益となる教訓を得た。すなわち、ものはしばしば単なる部分の集合ではないという教訓だ。そのうち私はエレクトロニクスに関心をもつようになった。そこでは歯車やベルトが動くかわりに、電荷を帯びた粒子、つまり電子が動く。コンデンサーやトランジスタはある場所から別の場所へ電子を往復移動させているにすぎないが、その電流の切り替えによってブラウン管に画像をうつしたり、海の向こうに声を運んだりできる。これがテレビやラジオの魔法である。

ものを動かす仕組みを夢中で知りたがっていたことを考えると、のちに神経科学という、人間を動かす仕組みを研究する分野に傾倒していったのは当然といえるかもしれない。機械や電子回路の仕組みを知りたがっていた子どもが成長して、心が働く仕組みを問うおとなになったのだ。私たちはどのようにして考えるのだろうか？　どんな欲求や欲望によって動かされているのだろうか？　なぜあるものに価値を認め、あるものには認めないのか。なぜ客観的な世界にあって主観的な見解をもちうるのか。

マイケル・ワトソンが「チキンのとがりが足りない」と言ったとき、私の心に何が走ったか、想像してみてほしい。ローストチキンの味が手のなかで丸い形をしてがっかりだ、とげとげを期待していたのに、ボウリングのボールをこすっているみたいだという彼の言葉を聞いて、私はばらばらに分解したがる本能が動き出したのを感じた。何が彼の感覚を混線させているのか、はっきりさせなくては。少年時代の機械いじりのおかげで、複雑に見えるものも、部品を調べていけば理解できる場合が多いのは知っていた。マイケルの奇妙な知覚の説明づけが見つかるはずだ、その答は彼の脳のなかにあるはずだ、と私は考えた。

七〇年代の終わりころだったら、たいていの人はマイケルの奇妙な状況説明を、常軌を逸した芸術家の言葉として片づけただろう。とりわけ当時の医師は、事物はこうあるという硬直した考え方をもっていて、それに合致しない人間の体験をはなから受けつけなかった。共感覚はほとんど知られていない病態で、一〇万人に一人しかいない。私はその後、勤めていたメディカルセンターの職員二〇〇〇人のなかで、共感覚という用語を聞いたことのある人が二人しかいないという事実を知った。そして人が直接体験をあっさり払いのけるのは、共感覚がまれだという事実とはあまり関係がないということを知った。マイケルのとっぴな説明を聞いたとき、それが難解な病態の症状の一つであると気づいたのは、私の個人的な関心よりも、一九七三年に受けた医学教育がどんなふうだったかに関係している。その雰囲気を知っておくのは大事だろう。当時の医学生はいま医師になっているのだから。

医学教育のはじめのころ、驚くべきことに、学生は患者と接しない。メディカルスクール（米国では四年制大学の卒業後にメディカルスクールで医学を学ぶ）の一、二年目めに問題になるのは、椅子の耐久力をうわまわる頭脳の吸収力をもっているか、教授の講義を上手におうむ返しできるかだ。学生は一日じゅう座って一語ももらさずひたすらノートをとる。それ以外は実習室に割りふられて、死体解剖をするか、顕微鏡をのぞくか、ウサギの手術をするかだ（私の班のウサギは、麻酔をしたとたんに死んでしまった）。理屈のうえでは、この履修は体の仕組みを理解するための基礎なのだが、一カ月、また一カ月とすぎていくにつれ、私たちが想像する実際の医師のありかたとはあまり関係がないように思えてきた。知識の土台は不可欠だが、実際の人びとを知り、その人たちが何を必要としているか、どう感じているか、彼らにとって病気がどんな意味をもっているかを理解することも不可欠だ。

神経科学が主要学科となる二年目に、私は明るい見通しをもった。とうとう脳の説明、心が登場するぞと思った。夏休み前、人体解剖実習の最後の作業として、解剖用の死体から脳をとりだして保存液を満たしたタッパーウエアの容器にしまった。秋の新学期をむかえ、私ははやく脳の解剖にとりかかりたくてうずうずしていた。しかしがっかりしたことに、それからさらに半年も、脳はホルマリン溶液に、学生のほうは気力をそがれるほど事細かな講義や顕微鏡実習にひたりつづけた。私は神経回路の図を書いて、その経路と働きを憶える助けにしようとした。しかし毎週、すでに暗記した図に重なる、あるいはそれとまったく矛盾する神経回路が追加されていった。大量の事実が、原則をうわまわる例外をもって、雪崩のように押し寄せてくるのだ。

期末試験の前に初めて見る講師が登場し、学期末の三日間を費やして「辺縁系」というものについて講義をした。試験直前だったので、学生はちょっとしたつけたしの講義だろうと思っていたのだが、それはまったくの誤算だった。講師が、辺縁系について「重要な点をいくつか」まとめたものですと言って配った、二八枚の手書きのプリントを見ると、辺縁系はそれまでに暗記したものすべてと、あちこちでつながっていた。またしてもわけのわからない事実と推測と例外がどっとあらわれたのだ。このとどめの一発で学生が騒ぎ出した。学生部長は部屋になだれこんだわれわれをなだめたが、どたんばで重荷を負わされた憤懣は何をもってもおさまらなかった。私は神経学に嫌気がさしていた。どの講義も、心について一言もなかったからだ。

いま思うと当時のはやる気持は、遠近法をマスターするまで肖像画を描かせてもらえない画学生のそれに似ている。しかしその何カ月か、暗記しなくてはならない細かな項目が、反射や、足の指の引きつりや、ちくっとする痛みにしか関係しないことに、どれほど落胆したか。これが「脳の仕組み」なら、ほんとにがっかりだと思った。

神経学なんか大嫌いだ。たがいに矛盾する事実をこんなにたくさん、むりやり憶えさせられて、何の役に立つというのか。期末試験の勉強をしているあいだ、私の怒りは二倍にも三倍にも増幅された。矛盾にいらいらして本格的なかんしゃくを起こし、神経学というもの自体わけがわからないと叫んで、ノートをアパートのベランダから放り投げた。

もちろんノートはあとで回収した。

三年目にいくつかの出来事があって、事態は劇的に変わった。いちばん大きかったのは、ようやく患者に接したことだった。臨床実習は六週間で、内科、産科、精神科、外科など、いろいろな科をまわった。運悪く、私が最初にまわる科のなかに神経科があった。

私は何か、巨大なクモのような恐ろしいものにとびつかれるのではないかという気がしていた。しかしふたを開けてみれば神経科での体験はそれほど悪くなかった。実際の患者は、私が見いださなくてはならない体から切り離された事実を、人間としての状況のなかにもっていた。神経科の患者がかかえている病状はこみいっていた。そしてその奇妙さに私は興味をそそられた。何ひとつ明瞭ではないことに意欲をかきたてられたのだ。まるで謎を解く探偵のように手がかりを吟味して、まぎらわしい偽の糸口を捨てながら、どこが悪いのかを探らなくてはならない。ほかの科の専門医が、患者の病気の原因がわからず、最後の手段として神経科に相談してくることもよくあった。一部の学生はこのことを、神経科の権威ととらえていたが、私は、神経科学とは何よりも一つの手法なのだとさとった。他科の専門医は症状と疾患の一致を頼みにしていたが、かつて地下室で機械を分解して、各部品がどのようにおさまって全体として働くのか、その仕組みを調べていた私には、神経学の方法はなじみ深いものだった。

私はもはや、教室で知識を吸収するだけの受身のスポンジではなく、人の痛ましい問題に能動的なかかわりをもつ人間だった。しかしそれ以上に、変化を起こす真の触媒となったのは、ある先生の存在だった。私はそれまで医師と患者がむきあう場面を幾度となく見ていたが、ベッドに腰かけて患者の手を取りながら話をする医師を見たのはウィリアム・マッキニー博士が初めてだった。マッキニー博士は何でも知っている権威としてではなく、一人の人間として話をした。研修医《レジデント》たちは、マッキニー先生の患者はどこもおかしいところがないからあまりおもしろくないと不平を言っていた(1)。研修医たちが求めていたのは、医術を完璧に実践する達人から学ぶという、めったにない機会ではなく、何らかの処置ができる病んだ患者だった。これほど熟練した臨床医の手にかかると、神経学はもはや矛盾した事実の集まりではなく、一つの手法であり、一つの姿勢でさえあった。その姿勢は(人間に対する敬意はもちろんのこと)、神経学という分野の重要性に対する敬意をもった姿勢だった。それは天啓だった。仲間の学生たちの反応も同じだった。

このころも、読むべき課題が大量にあった。何時間もえんえんと患者をみたあと、夜遅くまで勉強をした。そんなある夜、私は変わった。

アパートの窓の下の往来が少なくなってかなりの時間がたっていた。カーブした道路からときたま聞こえてくるタイヤの音だけが、夜の静けさを破る。コオロギの声すらなく、もっている本と同じくらい、頭が重くなってくる。だが勉強しなくてはならない。夜中の二時であっても。

この困難な課題をくぐりぬけるのは、さながら『地獄篇』だった。本の内容は麻痺、盲目、難治性の痛み、てんかん、卒中など、悲惨な状況のオンパレードだったが、文章表現は無味乾燥だった。ノートを取りながらどんどんページをめくって読みすすむ。開けはなった窓から冷たい空気が流れこみ、活をいれるように私をうながす。

私はとつぜん笑い出した。いや、ただの笑いではなかった。意志とは無関係にわきあがる高笑いだった。「これはすごい！　まったくすごいぞ！」私はあえぎながら叫んだ。重い本が急にいきいきと感じられた。私の注意を釘づけにして、目を見開かせたのは、失語症という脳の障害だった。脳の特定の部位が損傷を受けると、とつぜん言葉が失われてしまう場合がある。口は動かせるし声も出せるが、意味のある言葉がしゃべれなくなってしまうのだ。そのうえ読むことも、人の言葉を理解することもできなくなってしまう。脳組織のほんの小さな部分が壊れただけで、意味がとつぜん消え去ってしまうなんて。そんなべらぼうな話はＳＦの世界にしかないと思っていた。しかしどうだ。それが医学書に書いてある。

単語だけではなく、身ぶりも、意味論的な意味も、統語的な意味も、話の抑揚さえも、たちまち頭から消え去ってしまう。それが失語症だ。なんと恐ろしい状況だろう。失語症に象徴作用を奪われてしまったら、その人の人間性はどうなるのだろう？　そのまま残るのだろうか。それとも一緒になくなってしまうのだろうか。私が見つけたものは哲学的な含意に満ちていた。

私は気弱な照れ笑いを浮かべた。そのときの私は、「神経学はわけがわからない、むりやり暗記させられた神経回路と同じくらいもつれている」と公言した男と同じ人間だったのだろうか？　むろんそうだ。私のどこか——かなりあとに理解することになる部分——が、真夜中に、自分がどうしようもないと決めつけた科目を勉強しながら、大声で笑ったのだ。もし神経学がほんとうにすばらしいものなら、眠気と闘っているときにこういう反応を起こすのなら、先入観を再検討すべきではないか。第一印象がまちがっていたのかもしれない。

最初のころ、神経学の事実の羅列にうんざりしていたことを考えると、私が失語症の仕組みに驚愕して笑い出したのはまったく意外な展開だ。しかしそのときの私は、口を動かして発音をする能力と、コミュニケーションや理解の能力が別物であると知って驚嘆した。失語症はそれまでに暗記したおびただしい数の事実とはちがって、一つの概念だった。いまや私は理解の中心を、高次の領域に移したのだ。その中枢は私の頭のなかにある、灰色の溝だ。

私はまるで幽霊に肩をたたかれたみたいに、強く心をゆさぶられた。周囲の世界がにわかに新たな可能性のある広々とした空間になり、せまくるしい部屋を出て外の世界に足を踏みだしたような気分だった。当時は知らなかったが、それがいわゆる脳の「高次機能」の分野に進む第一歩となった。わずか数カ月前には、神経学を拒絶してベランダからノートを放り投げた。しかしその夜、私は神経学に、その道に進むべく選びとられたのだった。

言語のような高次機能や失語症こそ、私が求めていたものだった。高次機能はその名が暗示しているとおり、脳の精神的、知的能力、すなわち心の謎と関係がある。高次機能には記憶、思考、空間的関係の認知、気分とパーソナリティなどのほか、価値観や判断、意志の働きといった哲学的に深い能力まで含まれる。実際、神経学の終わりと哲学のはじまりとをへだてる溝はせまい。

　心がまえができていると、探しているものが見えてくる。私は新発見をした夜更しの成果の一つとして、フランスの作曲家モーリス・ラヴェルをおそった失語症についての論文を書いた[2]。『ニューヨークタイムズ』の音楽評論家ハロルド・ショーンバーグが、ラヴェルは失語症に苦しみ、それが作曲に影響をおよぼしたと書いていた。書いてあったのはそれだけだった。私は失語症がラヴェルの心にどんな影響をおよぼしたのかを探りはじめ、伝記を読んで、ようやくラヴェルの主治医が著名な神経科医のテオフィール・アラジュアニーヌだったことをつきとめた。彼は当時まだ存命で、パリ郊外に住んでいた。私は彼の偉大さを知らなかったので、大胆にも手紙を書いた。それもへたくそなフランス語で。寛大な老大家は、とるにたらない学生に返事をくれた。

　ラヴェルは五十八歳のときに失語症になり、それ以降、芸術活動ができなくなった。おそろしいのは、思い描く能力と創造する能力との乖離だった。音楽を考えることはできるのに、その音楽を作曲や演奏や歌で表現することができなかったのだ。失語症者のなかで、ラヴェルのように右脳の技能がなみはずれて発達しているケースはまれである。右利きの人の場合はふつう、音楽の能力はおもに右脳により、言語は左脳のみによっている。失語症はふつう左脳の問題であるが、ラヴェルのような音楽家の場合は、状況がもっと複雑になる。音楽家の場合は、音楽が音とリズムにとどまらないコミュニケーションの媒体であり、左右の大脳半球とも、音楽表現に関与している。ラヴェルは考えを言葉に翻訳できなくなった文筆家のように、彼の音楽である右脳のパターンを左脳のシンボルに翻訳することができなくなったのだ。そのために、あらたに生まれた音楽は失語症になった頭のなかにひっそりと閉じこめられて、世界はそれを聴くことができなかった。

私はラヴェルがどうして頭のなかでつくりあげた新しい音楽を、楽譜に書いたり演奏したりできなかったのかを探り、それがきっかけで分離脳や、左右の脳のちがいについて徹底的に勉強した。一九七〇年代当時、この領域の研究ははじまったばかりだった。制御できない発作を起こすてんかん患者に、左右の脳をつなぐ部分（脳梁）を切断する手術が数多く実施され、その結果として研究が進んだのである。

これは見るからに荒っぽい処置である。両半球のあいだに通っている神経線維の数は脳の外から入ってくる感覚神経の線維よりも多い。この無数の線維を切断して、脳の片方で何が起こっているかをもう片方が知らないという状態にするのだから、身体能力にも精神にもひどい混乱をきたしそうなものだ。ところがこの人たちは、なにげない会話でも、神経科の標準的な検査でも、正常に見えるし、正常にふるまうのだ。これは直観に反する、受け入れがたい状況である。しかし、入力を片方の半球だけに限る特殊な検査をすると、脳の離断が実際に荒っぽい処置であることが容易にわかる。驚くべきパラドクスがあきらかになる。

「しゃべる人」と、感知あるいは問題の解決をする人が別人なのだ。人はだれでも少なくとも二つ、別々のパーソナリティをもっているが、大脳半球が脳梁で結合しているために、「統合された単一の自己」という一体感のある幻想が生じる――それが「しゃべる人」だ。脳梁を切断された人に、一回の入力を片方の半球だけに限るように設定した実験的検査をすると、統合の幻想が消失する。右手は左手が何をしているかをまったく知らない。一方の半球がそれに適した問題を解決すると、もう片方は、どうなっているのかわからずに、驚いた反応を示す。こうした半球のちがいは手術の産物ではなく、だれの脳にもふつうに存在する。

分離脳の患者のこのような検査から、言語は知的機能の一つにすぎないとわかる。私たちは長いあいだ、人間が言葉を話せるというただそれだけの理由で、言語が最高の能力であると傲慢に決めつけていた。しかし言語は数ある能力の一つにすぎないとわかった。私たちの理解や行動にかかわる能力のすべてが、言語とつながっている、あるいは言語で表現できるわけではないのだ。これは自分の個人的知識のなかに、内的思考さえも立ち入れない部分があるという意味だ。おそらくこれが原因で、人間はしばしば自分自身と争うのだろう。頭のなかでは、意識が知りえないことも、起こっているからだ。

私はついに、そもそも私を神経学にひきつけた、フィクションよりもおかしな事実のある複雑ですばらしい場所を見つけだした。科学が掘り起こす真実はしばしば直観に反する。一見するとそれ自身や道理と矛盾するが、実際は事実であるもの——これはパラドクスの定義だ。私はそういう変わった事実が好きだった。とくに、単なる常識をこえる根拠がないまま長く保持されてきたドグマや「だれでも知っていること」と矛盾する事実が。私は王立協会の *Nullius in Verba* というモットー(3)を座右の銘にしている。翻訳すると「人の言葉をうのみにするな。自分で見よ」となる。

私はそうした。

第4章　正しい脳科学入門

テレビで科学番組を見ている、あるいは脳に関する一般むけの本を読んでいるという読者には、これからする話は何も目新しくないと思うが、実はすべてまちがいである。

代表的な調査によれば、「神経学入門」とでも呼べそうな一般むけの番組や本は、機構としての脳の働きを少なくとも二、三〇年前の考え方で説明している。この「標準的な見解」の主要概念は、①情報は直線的に流れる、②身体的、精神的機能は大脳皮質の各部位に局在している、③大脳皮質を頂点とする階層があって、皮質がすべてを支配している、の三つだ。

この標準的な見解は、もはや標準ではないが、私が共感覚に出会ったころはまだおおいに健在だった。実を言うと、この一部はある程度、いまも有用である。その理由はこの章の最後で説明する。「標準的な見解」はいまでは「古い見解」になってきているが、先にあげた三つの基本概念はこの医学ミステリーの中心をなすものなので、くり返す価値がある。

この見解においては、神経インパルスの流れが（情報の流れと言ってもいいが）、工場のベルトコンベアのように直線的であるとみなされる。部品が一つずつつけたされて、ラインの最後で、できあがった製品がぽとりと落ちる。脳に入ってくる感覚も、脳から出ていく運動も、こういうふうに考えられている。共感覚に関係のある感覚に話をしぼると、まず感覚器官がそれぞれ、電磁エネルギー（視覚）や力学的エネルギー（聴覚と触覚）や化学的エネルギー（味覚と嗅覚）を神経インパルスに転換する。インパルスは脳幹や視床にあるそれぞれの中継所に到達したあと、より複雑な皮質の中継所に進み、そこで外界の刺激が神経インパルスの流れから順次、抽出される。抽出された局面がラインの最後で何らかの方法によって意識体験に組み立てられて、私たちは、外界の何が感覚器官の引き金を引いたのかを理解する。

機能の局在は標準的見解の二番目に重要な教義である。たとえば後頭葉は視覚に関与し、頭頂葉は触覚に、側頭葉は聴覚に関与している。脳が四つの「葉」に区切られたのは、ずっと昔のことなので、実際的な妥当性はない。脳を四〇あるいはそれ以上の物理的に区別できる単位に分けるやり方はいくつかあるが、すべて顕微鏡的な細胞の配置パターン（専門用語では細胞構築）にもとづいている。十九世紀末に脳の細胞構築を研究した人たちは、顕微鏡をのぞいて見つけた区別のつく領域が、脳のでっぱりや溝の自然境界にまったくしたがっていないことを発見して驚いた。しかし四つの「脳葉」の名称は図1に示すように、全般的基準としていまも用いられている。

Cortex（皮質）は「樹皮」という意味をもつラテン語で、脳の表面がでこぼこしているところからきている。皮質はその色から「灰白質」とも呼ばれている。皮質は脳の全構成要素のなかでもっとも大きく、もっとも複雑な構造をしている。また進化的にもっとも若い部分でもある。以上の理由と、人間の皮質がほかの動物のそれとくらべてはるかに発達しているという事実があいまって、無理もな

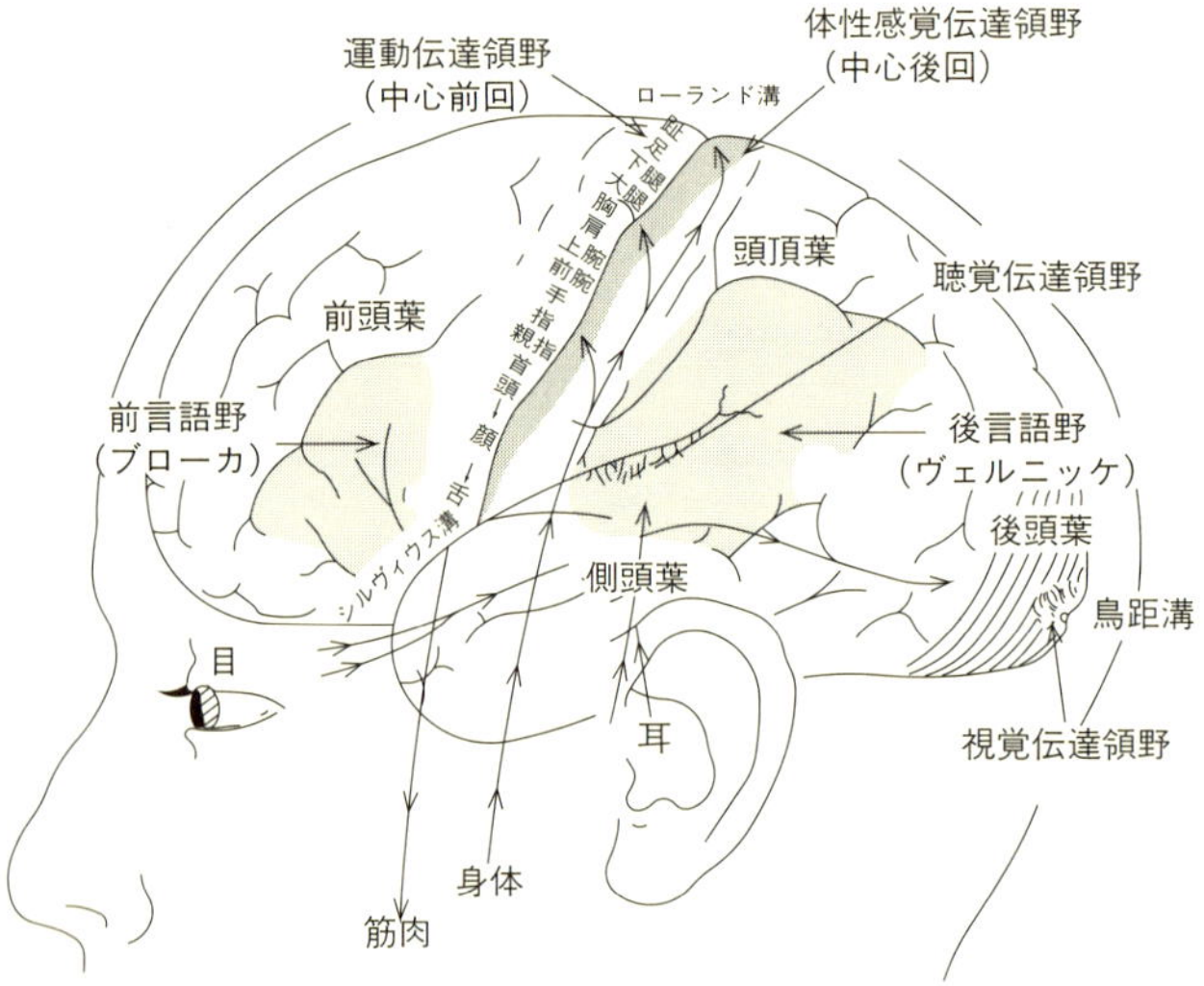

図Ⅰ-A：脳の構造についての標準的見解は、ふつう表面すなわち大脳皮質だけを示す19世紀的な概念である。「脳葉」の全体観と視覚、聴覚、触覚、運動の一次領域が、「運動」および「感覚」言語領域として示されている。標準的見解はすべての機能が皮質に表象されるとしていたが、味覚と嗅覚は示されていない。

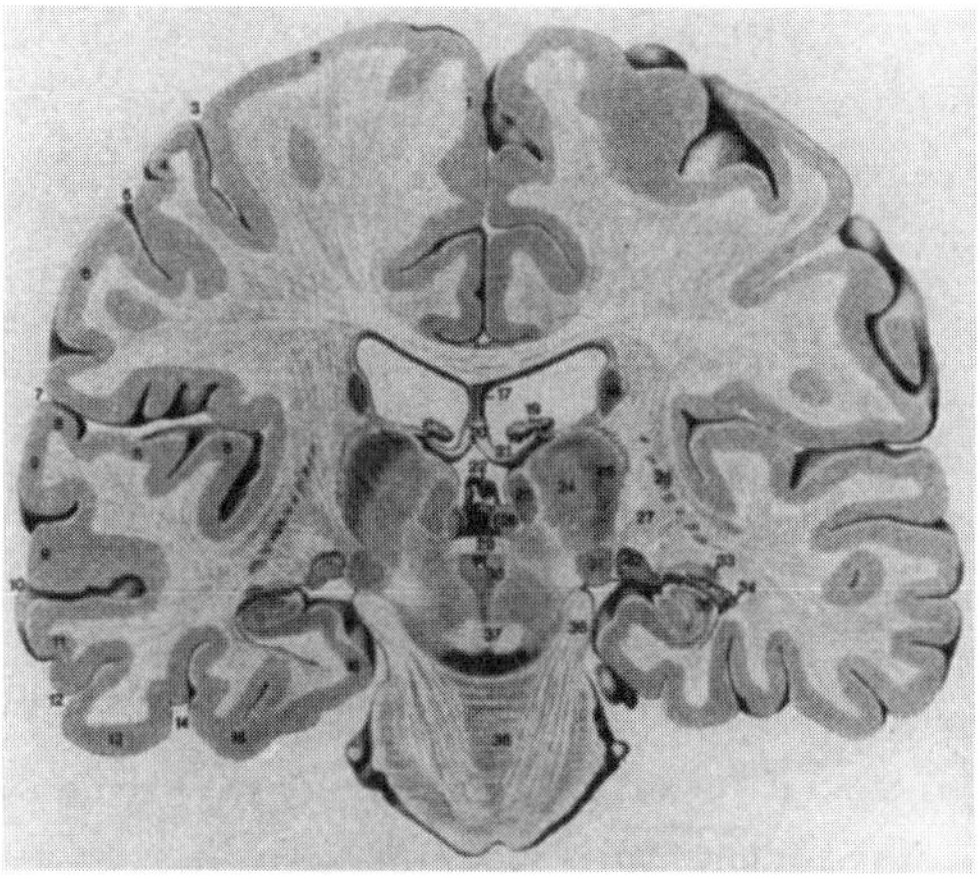

図１-B：脳の前方部の横断面。大いに騒がれているわりに、実際の皮質（濃い灰色で示した外辺部）は、厚さが平均わずか１ミリメートルと、脳全体の体積からみればほんの一部分にすぎない。海馬は辺縁系のなかでも見分けやすい部位の一つ。辺縁系は皮質の下の深いところにうもれている。

いことではあるが、先にあげた古い見解では、皮質こそが人間とほかの動物を区別するきわめて重要なものであるとみなされていた。しかし脳を解明しようとする試みの歴史において、皮質ばかりが重視され、その下にあるものがほとんどかえりみられなかった背景には、皮質が表面にあって取り組みやすいという実際的な理由もあった。

皮質優位の発想は、考案者にそうした意図のなかった、三位一体の脳のモデル（図2）にさえみられる。三つの脳が一つになっているという考え方は、ポール・マクリーンが一九四九年に初めて提唱した。マクリーンは人間の脳が、それぞれが別のカテゴリーの活動を支配する、進化的年齢のことなる三つのシステムからなっていることを示した。もっとも古い爬虫類の脳は脳幹と大脳基底核からなり、自己保存に関与する。それより新しい旧哺乳類の脳は、爬虫類型哺乳類から受け継いだもので、種の保存（性、生殖、社会化）と、哺乳類に特有の行動（哺乳、母性的および父性的行動、音声によるコミュニケーション、遊びなど）に関係する。旧哺乳類の脳の構成要素はまとめて辺縁系とよばれ、人間の場合は情動に関与している。三つの脳のなかでいちばん新しいのは巨大化した皮質からなる新哺乳類の脳で、ほかの構成要素を支配する、主たる実行者とみなされている。三位一体脳が古い見解の階層の概念と一致しているのは図2からあきらかである。

一九〇二年にイギリスの神経科医シェリントン卿によって、脳の中心溝を境にしてその前に運動野があることがあきらかにされ、また一九〇九年には、アメリカの外科医ハーヴィー・クッシングによって、中心溝の後ろに体性感覚野があることが示された。前方の運動脳と後方の感覚脳を隔てる中心溝は、すべての胎盤哺乳類に存在する。一九五二年に電極を用いたマッピングによって、中心溝の後

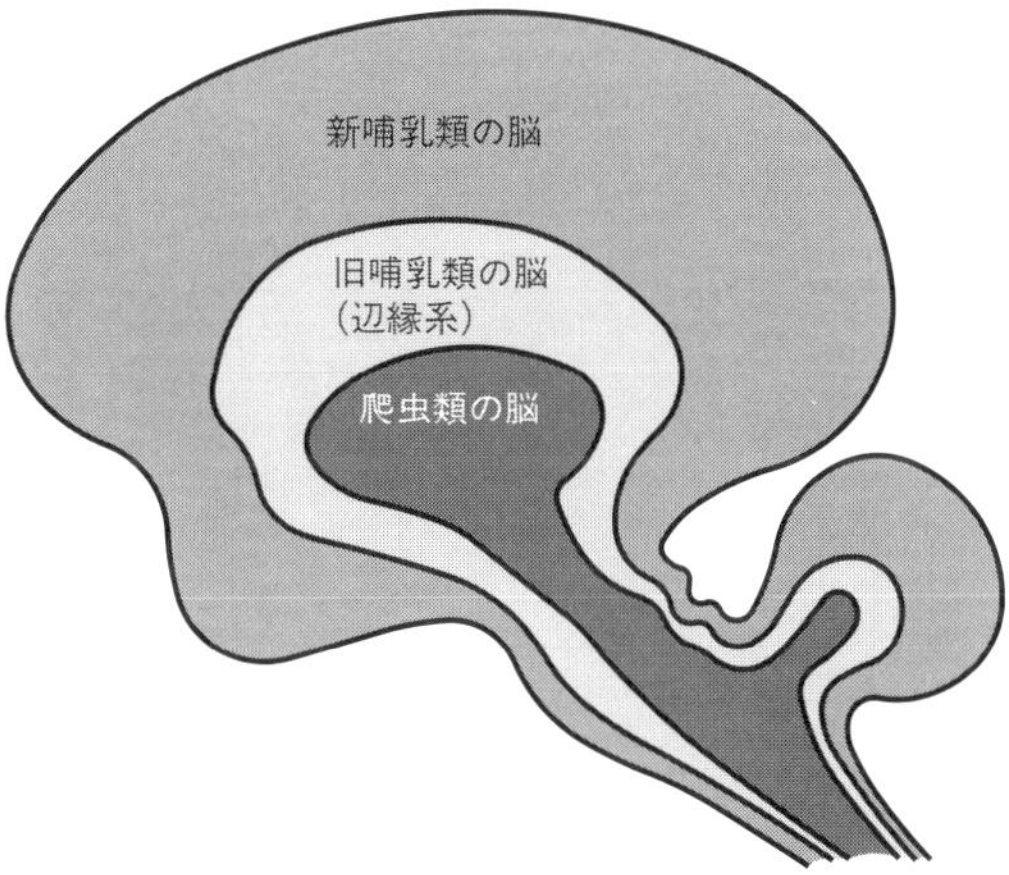

図2　ポール・マクリーンの三位一体脳は、脳を、それぞれが特定の行動カテゴリーに関係し、それぞれ別の祖先の生命形態から受け継いだ遺産を反映している3つの脳が1つになっているものとみなす。

ろにある感覚野の編成が、前方の運動野と鏡像関係になっていることがわかった。空間的に隔たり、それぞれが独自の機能をもつ二つの領域の存在は、神経科学の基本概念の一つになった。脳外科手術中に電極を用いた詳細なマッピングが実施され、脳組織と機能（それも身体機能と精神機能の両方）のあいだに一対一の対応を確定できるのではないかという希望をいだかせた（こういう唯物論的な還元主義はとうに捨てられた）。

脳の感覚領域のなかで、視覚、聴覚、触覚の「一次」感覚野が決定された。味覚と嗅覚の一次感覚野は長いあいだ論議のまとになったが、いずれにしてもすべての感覚が皮質に表象部位をもつという考えにちがいはなかった。「一次」野は皮質の最初の中継所で、ここが損傷されると機能が完全に失われる——盲目、ろう、失語症などだ。まもなく「二次」の連合野も、それぞれの感覚について発見された。これらは知覚のベルトコンベアをさらに進んだ先の中継所で、高度に処理された情報を受け取っていると考えられた。こうした二次領域に損傷が起こった場合は、感覚がまったく失われるのではなく、感覚のゆがみが生じる。一例として、失認と呼ばれる認知障害がある。たとえば視覚失認の人は、対象物は見えるし、どんなものであるかを言うこともできるが、それが何であるかがわからず、何に使うのかもわからない。失認は視覚だけでなくどの感覚にも起こりうる。ベルトコンベアの終点には、頭頂葉の「三次」連合野がある。視覚と聴覚と触覚が集まって諸感覚の連合がつくりだされる領域である。諸感覚はそれぞれ独自の二次連合野をもっているが、三次連合野は一つしかなく、もっとも高次の抽象的な推論が行なわれる領域であると考えられた。

お気づきのように嗅覚と味覚は、表象部位が三次連合野から遠く離れているので、この概念にはあてはまらない。標準的見解はこの弱点を検討せず、嗅覚と味覚は視覚や聴覚や触覚ほど重要ではないとして片づけてしまった。もう一つ、あまり注目されなかった機能が情動という、皮質下の領域がおもに関与する人間の特性だった。情動は仮に考慮されたとしても、直線的な情報の流れから枝分かれした迂回路であるとみなされた。そのころになっても情動の計算処理は、皮質そのもので行なわれている計算処理にくらべれば副次的であるとみなされていたのだ。

　以上にあげた三つの概念から、もう一つ、より重要な概念が出てきた。人間を人間たらしめている理性と心の座を皮質とみなす仮定である。この考え方を示す古典的な例に、一八四八年に起きたフィネアス・ゲージの事故がある。ゲージはニューイングランド州ヴァーモントの鉄道工事人で、爆発事故のためにいわば史上初の前頭葉ロボトミーを受けた。太い鉄の棒が左の眼窩に飛び込んで、左右の前頭葉を貫通し、頭のてっぺんから飛び出したのである。ゲージは倒れてけいれんを起こしたが、しばらくすると回復した――しかし、人格は変わってしまった。仲間が「もうゲージではない」と表現したように、それまでとはちがう、衝動的で、頑固、優柔不断、無礼、無作法で、自制のきかない人間になってしまったのだ。この状態は、今日では前頭葉障害の典型的な徴候と考えられている。

　こんな傷害を受けた人間が当時の医療状況のもとで生き延びられたという事実もさることながら(なにしろ、いまではマウスウォッシュの代名詞のようになってしまったリスター卿が、まだ消毒剤を考案していなかった時代だ)、ゲージの事故が衝撃をあたえたのは、「高次の」精神機能がおかされて、身体的な感覚や手足の運動ではなく、人格に影響が出たためだった。前頭葉は、中心前回という小さな帯状の部位が運動と関連づけられていただけで、大部分は明確な機能を特定できないままになっていたため、長いあいだ「サイレント領域」と呼ばれていた。損傷されても運動や感覚の能力にはっきりとした症状が何も出なかったからだ。これは循環論法の好例だ。ゲージは実在するのだから、事故は脳が実際に心と何らかの関係をもっていることを示す具体的な証拠だった。今日では、脳の機能を単純化して運動と感覚だけに分ける、この概念の貧弱さは明白である。人間であるということは、それだけのことではない。しかし第二次世界大戦後でさえ、神経学者はそんなふうには考えなかった。

神経学が科学の一分野として育ちはじめたころ、非常に奇妙な理由から、心は神経学の関心の対象外だった。それどころか一九五〇年まで、大勢の著名な神経学者が、脳は足指を動かすといった働きだけをしていて、それ以上のことには関与していないと頑固に信じていた。脳が人間的な行動に何らかの関係をもっているという考えを断固、否定していたのである。[4] こうした姿勢の延長上に、共感覚を主観的すぎるといって無視する、二十世紀の神経学者の姿勢がある。歴史的にみると、共感覚に対する一般的な関心は一八六〇年から一九二〇年がピークで、それ以降は急速に衰退した。だれも身体的な説明づけができなかったからだ。前に要約した標準的見解——感覚表象の直線的な配分と、三次連合領域への収束を説明する見解——ですら、共感覚に対する関心の最盛期にはまにあわなかったのである。

何年も前のことになるが、私は最初、標準的見解に従って共感覚の説明づけを考えようとした。標準的見解はあきらかに、頭頂葉の三次連合野が共感覚の座であることを示唆していた。三次連合野は、少なくとも三つの感覚が集合する領域だからだ。わかりやすい仮説として、機能の重なり、シナプスの混乱、ある感覚に属するインパルスが別の感覚に伝達される、などが想定された。つまりもっとも直観的な説明は混線だった。

この考えを立証するための実験には、二つのステップが不可欠である。まず第一段階で、共感覚が、自分は共感覚があると主張する人たちのつくりごとや想像の産物ではなく、実在するという客観的な証拠を出す。第二段階では共感覚のメカニズムが皮質の三次連合野に局在することを示す。うまくすると配線がどのように混乱しているのかも示せるだろう。

しかしまもなくわかったのだが、この考え方の方向は完全にまちがいだった。脳の構成についての標準的見解そのものがまちがっていたからである。

要約すると、脳の仕組みに関する古い見解は、脳が直線的で、したがって機械に似たものであると仮定している。脳や理性や心を機械になぞらえるメタファーはよく知られているし、文章にもなっている。階層の概念は、皮質を脳の最重要部位にしたてあげた。標準的な見解によれば、皮質こそ意識、心、理性、リアリティのすべてが局在する場所であり、皮質の下の脳部位はみな、補助的なものである。ここから引きだされる重要な推論は、皮質の最高の機能は言語である——したがって内省、すなわち自分自身に自己意識的に語りかけることが、心のなかで進行していることすべてを理解する効果的な方法であると言う。内省は心の哲学において長い歴史をもっているが、あとで示すような大きな限界があるし、私たちは実際に、つねにいくつかの同時発生的な意識の流れをもっている。言語はそれらのすべてにアクセスできるわけではない。この事実は、私たちが一般的な意味において「知りえる」ことに重大な関係をもつ。

こうした考え方については、すでにたくさんの本が書かれている。私の意図はそれらを焼きなおすことではなく、私が学生だったころに優勢だった概念のありかた、今日でも一般社会はもとより平均的な科学者のあいだで優勢なそれを伝えることにある。それが根強く続いているのは、一つにはわかりやすくてある程度は有用だからだろう。アインシュタインの相対性理論のほうが世界をより正確に記述していると、だれもが承知するようになってから何十年もたったいまでも、ニュートン力学がまだ有用であるのと同じようなものだ。しかし標準的見解がいまだに存続している理由はそれだけではない。脳の仕組みについての概念が変化しているのに、最新の情報を一般社会に伝え、総括的な展望をひろげてみせることをだれもしてこなかったからでもある。テレビや印刷物から細かい情報を少しずつ集めるような方法では、関心をもった人たちは、木を見て森を見ずの状態に置かれてしまう。共感覚とともにこの探検を終えるとき、読者の目にはきっと新しい森が見えるだろう。

第5章 「科学的とは思えないな」――一九七七年と一九七八年の冬

マッキニー博士は私が神経学上の問題に興味をそそられているのに目をとめ、励ましてくれた。それればかりか、神経学にむいているからこの道に入りなさいと勧めてくれた。助力をおしまず、英語圏の人間にとって神経学のメッカである、ロンドンの国立神経病院で勉強できるように奨学金の手配もしてくれた。この病院は住所をとってクイーンスクエアと呼ばれるほうが多い。

ロンドンでは、医師と患者の交流のほうが検査よりもずっと重要視されていた。一例をあげるとCTスキャンの検査をするのに、一週間も順番待ちがあった。私は仰天した。EMIスキャン（CTスキャンは最初、こう呼ばれていた）は、イギリスで考案された装置だし、クイーンスクエアはイギリス一の神経科病院だったからだ。ノースカロライナでは、この最新のテクノロジーを日常的に使っており、検査を指示したその日のうちに利用できた。

アメリカの医師は検査が好きで、高次の精神機能にはきわめて無関心だったが、イギリス人は正反対だった。アメリカでは、物忘れがひどいと訴える患者に、自動的にCTスキャンをとっていた。CTスキャンでは記憶のような高次機能を調べることはできないというのに。イギリスの医師は時間をかけて病歴を調べ、それを診察の結果とつきあわせて、それから意見を述べる。その意見が彼らの診断《ダイアグノーシス》(diagnosis)だ。diagnosisの字義どおりの意味は「知識を通して」である。

私はロンドンで、機械の限界と注意深い熟考の価値を心に刻みこまれた。ある日の午後、著名な神経科医である高齢のマッカードル博士が客員教授として症例検討会を担当した。マッカードル博士は婦長から紅茶とケーキの接待を受けながら、研修医長による未診断の症例の説明に耳を傾けた。教授の役割は発表者に質問して診断に到達し、そのやりとりを聞いている者たちの指導に使うことだった。この曇り空の日に彼があたえた教訓は、おそらくいまも出席者全員の心にあざやかに残っていることだろう。

「この方は約六週間前から両腕に力が入らない状態です」と研修医が説明をはじめた。四肢の神経に問題のある末梢神経障害の症例だった。研修医はひととおりの診察をして、その男性の腕に力が入っていないのを実際に示した。

「麻痺は対称性ですか?」とマッカードル博士が口をはさんだ。

「そうです」と研修医は答えた。

「それで、次は何をするつもりですか?」と博士が質問した。私は鑑別診断が議論の焦点になるだろうと思った。末梢性の麻痺の原因はたくさんあって、突きとめるのがむずかしいからだ。しかし高齢の博士は研修医を困難な立場に追い込んだ。

「神経伝導検査をする予定になっています」。神経の伝導速度を測定する電気的な検査をするという答だ。

マッカードル博士はケーキを下に置いた。「なんだって！　いったい何のために？」

「遅くなっているのを見るためです」。患者の麻痺にともなう伝導速度の遅延が検査で示されるだろうという意味だ。

マッカードル博士は黙って紅茶を飲みほした。それから手短に聞いた。「遅延の原因は？」

「神経線維をとりまいているミエリン鞘の消失です」。研修医は即座に答えた。「数は少ないですが、神経線維そのものの損傷による場合もあります」

教授は出席者のほうをむいて、襟をなおし、えび茶色のズボン吊りに親指をかけた。「さて、遅延の臨床的徴候は、まちがいなくみんな知っていると思うが」。教授はさっとふりむいて、反射の検査に使うハンマーをいじりまわしている研修医を見た。「何だ？」

「麻痺です」。研修医は小さく答えた。

「そしてこの人は麻痺している」。高齢の教授はあえぐように言った。その顔はピンク色のまだらになっていた。「神経伝導検査で伝導速度が遅いと出ることに、何か疑問の余地でもあるのか？　いったい何のために検査をしたいのかね？」

「客観的なデータは必要です」と研修医が自分の判断を弁護しようとして言った。

「客観的なデータはあるじゃないか」。マッカードル博士は激昂した。「この人は麻痺している。君がたったいま、われわれの目の前で診察しただろう。自分の目を信用しないのか？　自分のかわりに機械に判断してもらわなくてはならないのか？」

二人はやりあったが、とうとう研修医はなぜ検査が必要なのか、納得のいく説明をすることができなかった。マッカードル博士の考えでは、検査はわかりきったことをもう一度言う、あるいは「実証する」ための手段ではなかったし、探りを入れるための免状でもなかった。彼がとくに嫌っていたのは、後者の、考えつく限りの検査を指示して、何が陽性と出るかを待つというやり方だ。「そんなことをするのはアメリカ人だけだ」と、博士は叱責した。検査は絶対に必要なときだけ行なうべきであり、しかもそれは、すでに頭にある診断を確かめるためにするのだ。

私はノースカロライナに戻り、その春に医学博士の学位を受けて、神経眼科という神経科の一部門の研修医となった。神経眼科学というのは、簡単に言うと神経学と眼科学を組みあわせたもので、障害の原因が眼ではなく脳にある視覚障害をあつかう。これは神経科医を志望する者には納得のいく話で、視覚は神経疾患の影響を受けることが多い。それどころか眼は、実は脳の一部なのだ。

眼科で研修をしていたころ、おかしなものが見えると訴える患者がずいぶんたくさんいるのに気づいた。その人たちは色のついた点、きらきらするもの、灯りのまわりの光輪、動く影、不快な線、かげろうのようなゆがみなどに悩まされていた。彼らはまるであやまっているような口調でそういう話をしたが、それは眼科の医師たちが関心を示さなかったためだ。

「ところでフレミング先生。線が見えるんですが、これは何でしょうか?」

「どんな線です?」医師がきつい口調で問い返す。

「ミミズみたいな、曲ったしみみたいなものが右側に見えるんです」とベーツ夫人が、白い手袋をはめた手で空中にSの字を書きながら説明をはじめた。

「ミミズですって？」医師は驚いたように言うが、顔もあげずにカルテを書きつづける。

「もちろんミミズじゃありませんが、似ているんです」。彼女はていねいに言う。フレミング医師は薄暗がりのなかでせっせとペンを動かしている。「何か読んでいると、ちらちら動いて、目をこすっても消えません。しばらくしてふと気づくと、なくなっているんです」

「主治医の先生の話では、緑内障の検査をしてほしいということでしたが」

ベーツ夫人は、人によっては気取っていると思うかもしれない、誇り高い南部の女性だった。「ええ、フレミング先生。緑内障がよくなったことは、とてもうれしく思っております」と、いきとどいた言葉づかいで答えた。「でも、このミミズのようなしみが心配で」

フレミング医師はぱたりとカルテを閉じた。「飛蚊症《ひぶん》のフローターかもしれませんな」

夫人の声が少し高くなった。「フローターですって？　私は飛蚊症なんですか？」

「これまで私が見たところでは、一つもありませんでしたがね」

飛蚊症かもしれないと言われた夫人は、にわかにしとやかさを捨てて「飛蚊症なんて困ります。読書が大好きですから」と叫んだが、すぐに落ちつきをとりもどした。「フローターというのは、くわしくはどういうものなんですか？」

「網膜の内側から小さいかけらがはがれて、それが網膜の上を流れるんですよ」。医師はつぶやくように言いながら、レンズの度を決める装置を夫人の前に引き寄せ、カチッと金庫の錠のような音をたててレンズを夫人の眼にあてた。

「もしフローターではなかったら、あのミミズみたいな影はどうして見えるんでしょうか？」大人はまたたずねた。

「むこうの壁の青いランプを見てください」。医師は夫人の拡大した瞳孔にぎょっとするほど明るい光をあびせながら言った。夫人は先生の体がじゃまになって壁の青いランプが見えないけれど、そう言うのはやめておこうと思った。そしてランプのかわりに医師の耳を見た。

フレミング医師は何度か一人で「ふむふむ」と言い、それからようやく口を開いた。「眼圧が少し高いだけで、どこも悪いところはないですね」

「ではあの影は?」

「緑内障の薬のことをお話しておきましょう」


ベーツ夫人のミミズも、ほかの患者の似たようなものも、主観的な不調だった。つまり患者は何かが「見える」と言うが、医師が眼をのぞいても「何も見えない」。医師側は何も見えないし、検査機器でもひっかかってこないので、患者に見えるものが何であろうと、とるに足らないものか実在しないかどちらかだと決めつけていた。

大病院はどこでもそうだろうが、患者はふつう、いずれかの医師が専門とする病気をもっていて、どこかから紹介されてきていた。医師たちの関心は、白内障、網膜変性といった専門分野に集中していた。自分が見たいものだけを探して、そのほかの問題はあっさり無視するか、よくても「飛蚊症」で片づけるくらいだった。

私もその人たちの眼をのぞいたが、やはり何も見えなかった。しかし、彼らがこういうものが見えると説明するその描写が細かくくわしいことに驚いた。飛蚊症は実際に中年の人に見られるし、黒いしみが動いて見える場合があるのも本当だ。しかし飛蚊症が患者たちに見えるという、何十というもののすべての説明にはなりえないのははっきりしていた。かなりの数の患者からどんなものが見えるのか正確な描写を聞いてみると、いくつかのパターンがあるようで、それは何百人という患者がでっちあげたとするにはあまりにもよく似ていた。それに飛蚊症なら症状が他覚的で、本人以外にもわかる。いったいどうして、医師に「何も見えない」症例を飛蚊症のせいにできるだろうか？　もっといい説明があるはずだ。

それはあった。答はほこりをかぶった教科書のなかにあった。研修医たちはレーザーなど、最新機器の使い方を憶えるのに忙しくて、その名が毎日のように口にされ、尊敬されていた権威ある人たちの実際の言葉を読む時間がなかったのだろう。私が読んだ本には、このような幻視の一部は眼そのものに原因があると書いてあった。たとえば角膜の腫脹は光源のまわりの虹や光輪の原因になるし、網膜の問題によってちかちかする光や色のついたアーチが生じる場合もある。しかしいちばん多いのは脳の視覚領域に原因があるケースだ。なかにはびっくりするような症状もあった。医学界の大御所が書いた教科書に載っているのでなければ、とても信じられないだろう。

視覚失認は、自分の見ているものを認識できない状態である。これはオリバー・サックスの著書『妻を帽子とまちがえた男』で有名になった。また逆転視は、世界が逆立ちしているように見えるという驚くべき症状を示す（しかも不思議なことに患者は、この奇怪な見え方に困っていない）。自己像幻視というのは、体外離脱体験の一種である。ある女性は職場にむかう途中で急に妙な感じを受け、自分が歩道を歩いているのが見えた。彼女は「もう一人の自分」が消えるまで、数分間じっと見ていた。天井の近くまで浮きあがった、光景のなかにいる自分の行動を観察したなど、類似のエピソードのほうが、臨死体験の一部として紹介されているのでなじみ深いかもしれない。

そのほかに多視や反復視がある。ある多視症の患者は、一輪ざしのバラを見てから目をほかにむけると、壁にバラがたくさん見えた。反復視は即時再生ビデオに似ている。ある男性は、妻が病室から出ていったその数分後に、また病室から出ていく妻の姿を見た。変形視というのもあって、これは形態や大きさがゆがむ。静止した対象が『不思議の国のアリス』の世界のように大きくなったり小さくなったりする。あるいは光景がいきなり粉々になって、それがキュービズムの絵のようにたがいに重なりあってただよう。

私が読んだ本には、脳障害が原因で色覚や基本的な視知覚に火花、閃光、明滅といった幻覚が生じる場合があると書かれていた。また、何もかも一色の絵の具で塗りつぶしたように、視界が単色になってしまう場合もある。ときには色が勝手に動き出し、物体の境界に拘束されるのを拒否する。このような症例では、物体から色が溶けでてダリの絵のようになる。患者が何かに触れると、指がその色のなかに沈みこむように見える。

こうした視覚の錯誤は正気の人に起こる幻覚で、すべては脳の病気に起因する。すっかり忘れられているが、くわしく描写されているこれらの例で、患者が見えるという「もの」の多くが説明できそうだった。この話を仲間の研修医や指導医たちにすると、「それはおもしろい。しかしかなりまれにちがいないな、いままで出会ったことがないから」という返事が返ってきた。

だが、彼らは出会っていた。少なくとも、患者の話に耳を傾けていれば出会っていたはずだ。彼らは患者を見ているようで見ていなかった。白内障にしか関心がなければ、それしか目に入らない。大脳性の視覚のゆがみに関心がなかったという点は、神経科医ではなく眼科医なのだから責められない。しかし、彼らがそれだけが問題だというふうに眼をのぞきこむ態度は気になった。眼は視覚の第一段階で頭の前方部にあり、視覚皮質は後頭部にある。そのあいだに、重要なものがおそろしいほどたくさんあるのに、彼らにはそれを考慮しようという気がまったくなかった。

「医学の歴史は現在の役には立たない」、「機械でひっかからない症状は気のせいだ」という姿勢も、専門分野のいかんにかかわらずはびこっていた。自分の判断よりも機械が下した判断を受け入れる人がそこらじゅうにいた。過去のものは何でも、かつて医療目的で吸血に使われたヒルと一緒に、問答無用でゴミの山に捨てられていたのだ。

古きをたずねて新しきを知る。医学などの専門分野がどこも情報過多であることをかんがみると、この格言は賢明であると思う。私は一九七六年の時点ですでに、平均的な開業医が時代についていくために月に一一冊の医学専門誌を読むという統計結果を見たことがある。医学の進歩は急速で、新卒者の知識の半分は五年で時代遅れになると言われていた。

病院勤めは、たえず数カ所に注意をはらうことを要求される、混沌とした世界だ。たくさんの腕をもつ千手観音でも、何もかも同等の緊急性をもつものとして扱わなくてはならない雰囲気に疲れきってしまうだろう。同時進行の会話やたえまない呼び出しのアナウンスをバックに、ポケットベルの音、患者の叫び声やうめき声、簡易便器や食事トレーのかちゃつく音、掃除夫がたえず白いリノリウムの床にあてるバフのうなる音などが聞こえてくる。病人がいくらかでも休めるのが不思議なくらいだった。

私は台風の目のように静かな図書館のなかで休息をとった。半地下までおりてくる人はめったにいなかったので、ひっそりとしたその場所が気に入っていた。ときには静かな隠れ家のなかに一〇分ほどただ座って、だれにも侵されない一人だけの時間によって正気が保たれることを願った。またときにはぶらぶらと書物をながめ、読みたい本のリストに加える本を見つけた。読書は大急ぎではできないので、急を要する混沌とした状況の中和剤になる。本はみな、電子メールやそれに類した手軽な情報にはない、独自のリズムと一種の身体的な親密さをもっている。過剰なメディアはしばしば、情報と理解を混同する。追いまくられている気分のときに、本は奇跡のように、内省や熟考や精神的休息のための時間を拡大してくれる。

すみやかに読書リストにあがった本の一つが、ロシアの心理学者A・R・ルリアの著書『偉大な記憶力の物語』だった(5)。ルリアはこの本を「膨大な記憶についての小さな本」と呼んだが、そのとおりだった。ルリアは「S」という患者の消えない記憶の謎を解明しようと、彼を三〇年間、研究しつづけた。「S」とは、S・V・シェレシェフスキーという男で、才能を磨いて記憶術のプロとして生きていた。この本を読んで、写真のように鮮明な記憶よりもおもしろかったのが、Sの共感覚に関する描写だった。

ルリアはSの驚異的な記憶力や共感覚について詳細に記しているが、そうした現象の説明になりそうな考えは、結局のところ何も提示していなかった。Sには視覚と聴覚、あるいは聴覚とその他の感覚をへだてる明確な境界線がなく、音が形や味や触感や色や動きに転換するのを抑えられなかった。二〇〇〇ヘルツの音を聞かせると、Sは言った。「ピンクがかった赤い花火みたいに見える。細長い色が、ざらざらと不快な感じで、味も悪い。塩辛いピクルスに似ている。(中略)触ると手が痛くなりそうだ」

彼はこの共感覚で、耳から入る言葉や音のそれぞれを——母語であるか、理解できない言語であるかにかかわらず——あざやかに視覚化できた。記憶されるものごとは自動的に、何らの努力もなく、視覚イメージに転換された。そのイメージは永続的で、最初の遭遇から何年もあとで思い出せた。彼の能力は特異的で、同じ刺激をあたえると、まったく同一の共感覚反応を生じた。

Sはすべてを「見る」人間、電話番号を憶えるのに舌先で感じる必要のある人間だった。何かを理解するときはかならず、その印象が全感覚に漏れでていった。彼は自分の生きる不思議な世界を次のように描写している。

私はある単語を、それが喚起するイメージだけでなく、そのイメージが生み出すいろいろな感覚の集合体によっても認識する。言葉で説明するのはむずかしい(中略)視覚とか聴覚とかではなく、全体的な感覚なのだ。単語は味や重さを感じるのがふつうで、憶えるのに努力はいらない。単語が自分でよみがえってくるという感じだ。説明するのはむずかしい。油のようなものが手のひらを流れていくと感じたり(中略)、あるいは軽くて小さい針のようなものがたくさんあたっているように、左手がちくちくしたりする。そうすると、思い出そうとしなくても、思い出す。

私はこのとき初めて「共感覚」という言葉と出会った。マイケル・ワトソンがチキンのとがりのことを口にしたとき、何の話か見当がついたのは、このルリアの本を読んでいたからだった。二度めにこの言葉を見つけたのは、ほこりをかぶった眼科の教科書のなかだった。その本には、多視や逆転視のような主観的視覚体験についての記載があり、ミミズだのアーチだの、患者たちが思いきって口に出した「もの」のことも出ていた。それまでに医学図書館からルリアの本を借り出した人はたった一人だけで、研修医のなかにはこの話に興味を示す者さえほとんどいなかった。

「ずいぶんとっぴな話だな」と仲間のマーティは言った。研修医用の大部屋で回診の準備をしているときだった。「麻薬でもやりすぎたんじゃないのか」

「『ウォルシュ・アンド・ホイト』にでているんだぞ」。私はスタンダードな教科書の権威を強調して言い返した。

「ヒステリーだろう」と、ほかのやつが割り込んできた。

「どうしてヒステリーなんだ。一〇〇年以上も前から文献があるのに、ヒステリーという解釈は一つもないんだぞ」

「わかった、じゃあ精神病だ。幻覚だよ。声が聞こえるのと同じような」とマーティは言い張った。

「正常な人間がありもしないものを見るなんて、信じられないね」

「精神病じゃないさ……」

「どうしてわかるんだ?」と研修医長のマークが口をはさんだ。「音に色があるというからには、相当やられているはずだ。その共感覚の人たちは精神遅滞で、脳がごちゃごちゃになっているんだろう」

「側頭葉てんかんというのはどうだ」と、神経科の研修医のジャスティンが意見を言った。「てんかんがあやしいな。てんかん発作のときは奇妙な体験をするんだよ、君」

「あいにくだが、本にはてんかんのことは何も書いてなかった」と私。

「身体的所見はどんなものがあるの?」また別の研修医が聞く。

「何もない」

「やめてくれよ。損傷があるはずじゃないか。症状からして脳に欠陥があるはずだ。身体的所見がなくちゃ現実的じゃないよ」

「なんとも言えないな。何しろ四〇年前、六〇年前という症例だ。一〇〇年前のもあるかもしれない。CTスキャンなんてなかった。医師がわかっていることを書くだけだった時代の話だ」

ジャスティンが笑って首を振った。「昔の本のつまらん話など、信用できないよ、リック。まるで時代遅れだもの」

「なぜ?」

「事情が変わったからさ。ここは卒中センターみたいなものだ。意識不明で運ばれてくる患者もいる。身体所見を探し、それをもとに精密検査で損傷を探す。つまり血管造影、CTスキャン、あるいは死後解剖で」

「そのとおりだ」と、マークが同意した。「損傷の証拠が必要で、その損傷は症状と合致していなくてはならない」

「人間の解剖学的な構造は五〇〇年前と変わっていない」と私は言った。「少なくとも五〇〇年前から解剖図がある。ヴェサリウスやレオナルド・ダ・ヴィンチが解剖をしたあとで、人間が身体的に異なるものに進化したとでも？」

「構造は別だ」とマークが言った。

「なぜ別なんだ？ 機能は構造にしたがう。解剖学的構造が変わっていなければ、知覚も変わっていないはずだ。なぜ解剖学的構造は同じままで、知覚はちがうということになるんだ？」

「ちがうからだよ」。マークは言い張った。「科学的とは思えない」

「そうだよ」とジャスティン。「共感覚が実在するなら、なぜ入院患者にそういう人がいないんだ？ なぜみんな、共感覚のことを知らないんだ？」

「それほど重大じゃないからだろう」と私は答えた。「少なくとも医学的な問題の原因にならないという意味では」

マーティが口をはさんだ。「並みの人間が音に色を感じるのが問題じゃないだって？ 大問題だと思うがね。あきらめろ、君のお気に入り神経疾患のリストには入らないよ、実在しないのだから」

「さっき言ったように、頭がおかしいのさ」とマーク。「さあ行こう、回診をはじめないと」

「君が共感覚に出会ったことがないのは、たぶん心が括約筋よりも固く閉じているからだ」と私はジャスティンに言った。「こういう話は引き出さないと出てこない。医者がこんなに敵意のある反応をするんじゃ、だれが話すと思う？」

「それでなくても仕事がたくさんあるのに、頭のおかしい人間の相手までできるか」とマーク。「入院させ、検査をして、退院させ、次の人たちにとりかかる。脳がごちゃごちゃになった人のおかしなたわごとなんか、聞きたくない。おかしなことばかり言う患者がいたら、ソラジンをたっぷり注射して閉じ込めるさ。悪いことは言わないよ、リック。そういう話は哲学者にまかせておけ。連中は無意味な余談をする暇があるんだから。僕らにはすべき仕事がある」

第6章　テクノロジーに溺れる医学

共感覚や、私が調べた奇妙な視覚状態の魅力ある不思議さを思うと、そういうものが存在するという知識がもっと一般的になっていてもいいのではないかという気がした。なんといっても神経科にはいっぷう変わった、予想のつかない、あるいは信じられない臨床的事実がたくさんあるからだ。しかし実際はちがっていた。医学や心理学の専門誌にある二〇〇年におよぶ共感覚の立派な歴史は、事実上、忘れ去られてしまっていた。さらに妙な気がしたのは、私がそういう話をすると相手が敵意と疑いをいだくことだった。これらの主観的体験に対する激しい過剰反応から、研修医たちがおびえを感じているのがわかった。つまり彼らの現実観は、共感覚が実在するかしないかにかかっているとでもいうのだろうか？　私はこのうさんくさい態度の真相をつきとめようと心に決めた。

医学史をひもとくと、ある種の病気にはやりすたりがあるのがわかる。たとえばヒステリーや気絶は十九世紀にはおおはやりだったが、今日では、栄養状態のいい淑女が無作法な状況にあって気を失うことはまず考えられない。しかしこのような少数の文化的な骨董品をのぞくと、人間の行動は——知覚の生理という意味で——変わっていない。個々の人間が突然、共感覚のある火星人に進化することはない。人間の生理が変化していないのだから、変化したのはわれわれ観察者のほうにちがいない、と私は考えた。なぜ変わったかと言えば、人間の生理を直接ではなく、テクノロジーのレンズをとおして観察するようになったからだ。直接手で触れる医学は時代遅れになってしまったのだ。

あらためて考えてみると、研修医長のマークがこの点をあきらかにしていた。マークは話しかたこそ無学な労働者風だが、二〇年近くも医学を学んでいる聡明な人だった。それでも検査機器が出す白黒の判定に満足していた。もしCTスキャンが患者の脳にある欠陥をうつしださなかったら、悪いところはないのだ。曖昧さや不確かさ、微妙、ニュアンスといったものは彼の考えには無縁だった。それはまさに、マッカードル博士が注意をうながした偏狭さだった。

マークのスタンスは働きすぎの結果でもなかったし、特殊な状況でもなかった。そうではなく、当時すでに医学が機器志向となり、人間に十分な目をむけなくなっていたことのあらわれだった。医学の根本とその術は、関心の対象からはずれていく一方だった。一九七〇年代末当時ですでに二〇年間、国立衛生研究所（ＮＩＨ）も生物医学と産業の複合体も、発展をつづけていた。テクノロジーが王様だった。

だれか立ち止まって、今日の技術が明日のヒルにならないかと問いかけた人がいただろうか？　一つの分野でテクノロジーが進歩すると、他の分野で何かを失うことにならないか、払う代価にみあうのかと問いかけた人がいただろうか？　テクノロジーの爆発的進歩によって医学が恩恵を受けたのを否定するつもりはないが、たいていの恩恵と同様に、いいことばかりではなかった。新しい技術が開発されるたびに、それを最高のものとして無批判に受け入れるやりかたには困惑を感じたし、成果はまちがいなく誇張されていた。

この一世紀のあいだに、人びとの健康が大きく向上したのはまちがいないが、ほとんどの分析によれば、それは衛生設備や衛生状態の改善、子どもへの予防接種の結果である。こうした単純な方法にくらべると、抗生物質でさえ、平均余命ののびや、病気や障害の減少に微々たる寄与しかしていない。それなのに私たちは、テクノロジーに溺れ、予防よりも危機介入のほうを好む。もっと新しく、もっと新しくと機器の開発に多額の投資をするために、介入が増え、しかもその費用が高くなる。たとえば連邦政府のメディケアという高齢者医療保険の大部分は、人生最後の半年間、人びとを生かし、防止できないことを防止しようとするために費やされる。この介入を受ける人たちの多くは、最後の数カ月間のクオリティ・オブ・ライフ（生命・生活の質）が満足できるものであるかどうかを判断できない。これは解決策のないジレンマである。

私は子どものころ、ときどき父の往診についていき、父が病人を診ているあいだ、クッキーやレモネードなどを楽しんだ。だから同年輩の人のなかでも病室を見る機会が多かったのかもしれないが、ベビーブーマー前半の世代に聞いたかぎりでは、昔は病人が自宅療養をするのはふつうのことだった。死ぬときも家で家族に囲まれて、というのがふつうだった。集中治療室に隔離され機械に囲まれて迎える現代の死は、どれほどのなぐさめになるのだろう。

私たちは、聴診器が患者と医師のあいだに入る初めての道具として登場して以来、金と人間性をその代価として支払ってきた。医術はその地位を、客観的事実の計算と確実なデータにどんどん譲りわたしていった。ここにもインフレーションがあった。機械の介在は幾何級数的に増大して、とうとう今日では、触診はほとんどなく人間的なふれあいはめったにないというところまできた。患者は対象物となり、医師は淡々と機械にデータを入れるだけの存在に格下げされた。

医師は集団として見たとき、政治家と同じくらいとらえどころがなくなってきている。医師からじかに答を聞くのはむずかしい。機械が道具として、つまりは頭や感覚の延長として使われるのではなく、頭や感覚の代わりとして使われているからだ。患者は「検査結果がでるまで待ちましょう」と言われる。機械は「知識を通して」という意味の診断《ダイアグノーシス》という言葉を──かつては人間の体と精神のなりたちについて、医師がもつ知識を示唆していた言葉を──崩壊させた。いまや「診断」は機械の結果がでるまで待つという意味になった。私たち医師は、多くの場面で患者の満足のよりどころとなるのが、事実にもとづく知識や専門的技量ではないということを忘れてしまったようだ。

私の考えかたが青くさい理想主義だと思われるといけないので、のちに開業したときに起こった奇怪な出来事について話しておきたい。神経科の特別研究員の期間を満了した私は、ジョージ・ワシントン大学の神経科研修医長のポストを得て、一九八〇年にノースカロライナからワシントンDCに移ったのだが、驚いたことに、首都に五つある教育機関の大病院のなかで神経心理学的検査が行なわれている病院は一つもなかった。神経心理学という学問分野そのものは一世紀前からあるし、国立衛生研究所が一九七三年に全国で認定養成コースを設定して以来、実践者の数もめだって増加していた。[6]しかし当時のワシントンDCには、国立衛生研究所をのぞくと、神経心理学的検査の評価がだせる神経科医は、私が知るかぎり私一人しかいなかった。私は一年後に開業したとき、神経心理学的評価を引き受けようと考えた。

しかしふたをあけてみると、それを実行するのは不可能に近かった。神経科医や精神科医、それに裁判所からも、引き受けてほしいという要請があったのだが、報酬の受け取りがお役所的な悪夢にはまりこんだのだ。ブルーシールド健康保険組合などの保険者は昔からずっと、外科処置など「何かをする」ことに対しては支払いをするが、診断や治療やプライマリーケアの核心である臨床的推論に対しては、ほとんど、あるいはまったく価値を認めていない。何十年来のこの方針が、近年のテクノロジーを重視しすぎる傾向に拍車をかけたのはまちがいないと私は思う。保険者が、医療とは考えることではなく「何かをする」ことだと主張するので、医師は報酬を受けるために機械による検査をする。[7] 私の場合は、ブルーシールドに神経心理学的評価を「新しい処置」として認めさせるのに、二年近くの啓蒙と外交を要した。大学の専門家や医師会は、神経心理学的評価の有用性を役人に納得させるというカフカ的不条理にはまった私を支援してくれた。

　ブルーシールドがひっかかったのは、神経心理学《ニューロサイコロジー》が記憶、推論、視空間知覚、言語など、脳の高次機能を調べるのに、ランプのついた大きな機械ではなく、紙と鉛筆、それに小さな手道具を少々使うという点だった。神経心理学的評価は正確な脳の損傷部位の確定と原因の診断に有用だし、神経心理学を専門とする国際学会もあるし、神経学の専門誌にも昔から豊富にとりあげられているのだが、そんなことは彼らには問題ではなかった。評価の結果が、ある病状が治療可能であるか、あるいは労力と費用の無駄であるかの判断に影響するという点も、問題にされなかった。役人は第一に、「サイケ」とか「サイコ」とかがつくものは医学に無関係だとして、拒否反応を示した。第二に、私が二時間、患者とじかにむきあって、その結果を臨床所見や脳機能の知識とつきあわせるのがなぜ「処置」なのか、それが理解できなかった。彼らに言わせれば、「考える」、「推論する」は「何かをする」と同等ではなかった。

第三の当事者である保険者は、役人であるという意味において、医師と患者のあいだに立つもう一つの「機械」である。かつては同情と思いやりがあったところに、石のように無情な経理係がはいりこんだ。メディケアは一部のお年寄りを病院から早々に追いたてるよう指示するし、「管理ケア」に対する最近の熱のいれようは、役人が意志決定に不当な介入をし、コストと効率という非人間的でテクニカルな基準だけをもとにしている例である。神経心理学のために払った努力とは対照的に、診療室にCTスキャンを設置する件に関しては、説明も許可を得るのもごく簡単だった。それどころかみんな大いに感心してくれた。

私たちの社会は長いあいだ、テクノロジーが私たちに奉仕していると信じてきた――命を助け、仕事を楽にして、コミュニケーションを向上させる、概していいものであると。しかし私たちは、テクノロジーに奉仕させているつもりで、そうとはほとんど気づかないまま、実はテクノロジーに奉仕するようになってきている。機械があまりに高く評価されているために、医療の世界では暗黙のうちに、ケアとは技術的な介入がうまくいかなかったときに医師がするものだととらえている人がたくさんいる。

そのいい例が、一九八一年のレーガン大統領暗殺未遂事件のときに頭を撃たれたホワイトハウスのジェームズ・ブレイディ報道担当官の治療だった。私はジョージ・ワシントン大学に入院したブレイディ氏の治療にはほんの少々かかわっただけだが、『ニューヨークタイムズ・マガジン』に、彼が受けた脳のダメージに対する一般の反応を分析したカバーストーリーを書いた。(8) フィネアス・ゲージのけがが人に衝撃をあたえたのは、それが体ではなく精神に影響をおよぼしたからだが、ブレイディのけがは、それとはちがう奇妙な反応を引き起こした。

コメンテイターはみな、彼の麻痺に注目した。外科の主治医も身体的な状態に重点をおいた報告をして、杖を使えば仕事に復帰できるだろうと述べた。報道担当の同僚たちも、思考に影響が出ているかもしれないとは思わず、よく知られたユーモアのセンスがそのままであることを強調した。彼のユーモアは以前よりも顕著で、手におえなくなることもときどきあったのだが、だれもがそれを好ましい徴候だと思った。報道担当の同僚たちは、度のすぎたユーモアがドイツ語のWitzelsucht、「冗談を言う病的衝動」(ふざけ症)と呼ばれるものであることを知るよしもなかった。冗談は軽薄である場合が多い。これはフィネアス・ゲージの新しいパーソナリティと同様、前頭葉障害の典型的な徴候である。テレビや公開の行事などでブレイディ氏を見た人は、彼が衝動的に駄じゃれなどの冗談を割り込ませるのに気づいたはずだ。

ジェームズ・ブレイディにはどんな専門的処置が施されたのか? 脳損傷の治療経験の大半は、もとをただすと戦争中のけがの処置からきたものだ。その技術は、兵士をすみやかに野戦病院に退避させる能力と同様、戦争を経るたびに向上した。みごとな医療技術の発達によって、そうでなければ死んでいたはずの命が多数、救われた。すばらしい進歩だとだれもが思った。現に救っている命の質について、疑問がわきでてくるまでは。

技術による解決はおうおうにしてそうなのだが、この「医学の勝利」の結果、私たちは社会が何十年間もおおむね避けてきた人間的な問題に直面せざるをえなくなった。外科技術がブレイディの命を救ったとき、世界は喝采した。そしてかなりたってから、人びとは彼が以前とは質的に大きくらがう人生を送っていることを知った。確かに彼の存在は、人間の精神がどれほどきびしい障害に立らむかえるかという証であるが、そのころの私たちが技術的な解決を頭から信じていたことも物語っている。

機械を神のようにまつりあげるのは、医学の分野にかぎったことではないし、科学の世界に特有のことでもない。この点については、説得力のある著書がたくさん出ている。テクノロジー社会は人間がつくりあげたものだが、人間の精神が対処できないほど急速に変化して私たちの人間性を失わせてしまった。産業革命の時代までは、生活のテンポは許容範囲にあり、各世代の生活様式もかなり一定していた。だから個人は連続感をもって成長でき、それがしばしば豊かな精神生活の基本となった。変化はじゅうぶんにゆっくりしていたので、人はこれからの人生がどうなるかを寸見できた。

しかし現代は、テクノロジーが生活条件をあまりにも急速に変化させてしまうので、ある状態によらやく慣れたと思ったら、もう次がきてしまう。これが不安と置き換えの原因になる。どんどん変わる世界のなかで、安定性と精神的な深さを発達させるのは不可能だ。機械は人間の中核をなすものを奪うことによって、私たちが真に生きる深いところから私たちを連れ出して、皮相な生活のなかに捨て去るのだと私は思う。

「われわれは専門家で物事のありかたを知っている」という権威主義的な態度はきわめて傲慢で、水晶の玉を見ればつねに答がわかると主張しているようなものだ。こういう姿勢は、医学のどの分野でも見られた。眼科医はあなたに何が見えるか、何が見えないかを知っていたし、精神科医はあなたの感情が正常か異常かを、内科医はどの痛みが本物でどれが想像の産物かを知っていた。水晶の玉が彼らに、彼らはつねに正しいと告げていたのだ。

もちろん当時の医師が実際に言いたかったのは、患者の体験と相関する客観的データが見つからないということだった。なぜ患者がそう感じるのか、まったく説明がつかない場合もあった。客観的なパラダイムしか学んでいない彼らが異例な出会いをしたとき、それを否定して自分の立場を守るほかに何ができただろう？

私はそうした医師と患者の出会いに悪意があったとは思わない。しかし結果的には有害ないきちがいが起こった。医師は「わからない」とか、「知らない」とか言うべきだったのではないかと思う。しかし不幸なことに患者は、「あなたは嘘をついている」、「あなたは体にあざむかれている」、「あなたは頭がおかしい」といったメッセージを受けとった。それでも自分の体はまちがっていないという確信を失わない強い人は少ししかいなかった。そういう人たちは「この医者は自分の話を聞いていない」と思ったが、大半の人は白衣に譲歩して「先生がいちばんよく知っているのだから、自分はまちがっているにちがいない」と思った。

当時の医師は傲慢だったかもしれないが、私は医師に悪意があるとは思わない。医師たちもまた、個人の価値を減じてきた社会の産物だからだ。私たちはみな社会を反映している。西洋社会は歴史的に制度を重視して、個人のグノーシス的な体験を恐れた。ここで言うグノーシス的とは「内的知識と関係している」という意味で[9]、類型にあてはまらない、通常の経験の限界を超えた知という意味だ。

これはあとでまた触れる重要なポイントであるが、私たちは自分が直観的に知っていることを理解している。たとえ何を知っているのかを表現できなくても。

制度は個人やグノーシス的な体験と対照をなしている。制度は人間の文明の産物だが、内的知識は人間の経験の産物だ。制度はみな、医学や科学や宗教も含めて、個人の人生の役に立つよりも、ましてや個人の人生を理解するよりも、みずからを現行のまま保存することのほうに関心がある。利己的で、制度の価値観に順応するよう圧力をかける。順応という言葉は少し前の医学教育の雰囲気をよくあらわしているし、現在でもある程度はあてはまる。しかしようやく、人間を全体としてとらえようとする医師が増え、個人差というものが実際にあって、ときにはそれが重要になるという理解ができているのも事実だ。今日のもっともすぐれた医師たちは、科学的な手法と人間的な態度をあわせもっている。だが主観的体験は、大部分の人にとってまだ取り扱いが非常にむずかしい。

私の時代の指導医たちは、自分たちが教わったことをほとんど疑わなかったので、全国の医師が「どこも悪くありません」といった決まり文句を使っていた。そういう権威主義的な言葉は、診察かばんから取り出す便利な道具の一つとして、事態に確信がもてないときに使われた。社会が養成した大勢の生体臨床医学の実践者たちは、白か黒かの原則を使って、体を壊れた機械のようにたくみに修理することはできたが、灰色のゾーンをあつかう訓練はほとんど受けていなかった。

もちろん患者のほうがまったくまちがっている状況もある。たとえば精神病や心気症の場合がそうだ。しかし客観的な現実にあてはまらない患者は、これとはまったく別の難問である。考え深い人なら、医学上の客観的現実と個人の主観的現実とのギャップに気づくだけではなく、そのギャップがいかに大きく持続的であるか、医学分野全体でどれほど多く見られるかにも気づくだろう。そして、かなりたくさんいるそういう患者たちの頭がおかしいのではなく、話を聞かない私たち医師側の姿勢がまちがっているという結論に達するだろう。

この推論を医師に直接ぶつけてみれば、正しさを示す証拠がたちまち出てくると思う——考え深い人なら、否定、抵抗、怒りなどの感情的な反応、医師の権威や「……のはず」という言葉をふりかざす態度に出会って、自分が急所を突いたことを確信するだろう。担当医がこのたぐいの態度を示したら、研修医が働いている、家父長主義的で厳格な雰囲気を想像してみよう。

ほかの人たちは、波風をたてたり、なじみのない領域に足を踏み入れたりすることに慎重なのかもしれない。私も仲間と同様に、頭痛、卒中、発作などに悩む大勢の患者を相手にしていた。そして同じことをくり返しているうちに、それが主旋律の変奏のようになっていった。診断というものは、精密な推論の練習になってしまうと、さほど興味をかきたてない。共感覚は興味をそそられる例外だった。私は自分の理想主義と、ときどき感じる幻滅をだれにも隠さなかった。現状をそのまま受け入れるほうがずっと簡単だったのかもしれないが、それは私のたちにあわなかった。

私は心という生命現象の複雑さに知的関心をもっていたが、同時に幻滅も感じていた。有望と思える説明がことごとく幻想に終わったからだ。どれほどたくさんの疑問に答を出しても、さらにたくさんの疑問が出てくる。最終的な理解などというものはない。理解は終わりのないプロセスだからだ。ひとわたりの疑問に答を出すと、より高い理解水準に達し、より高いレベルの疑問がわいてくる。生きていくことそのものが、そういうプロセスである。

「思春期というのは、それでなくてもたいへんだ。ほかの子どもとちがう困った特徴をもっていなくてもね」とマイケルが言った。彼が少年時代のある出来事について語っていたときのことだ。

「ある夏、インディアナ州のパーデュー大学で、科学のサマースクールに参加した。カエデの木のそばを通ったとき、いまでも憶えているが、ものすごいにおいにつかまった。カビくさい、ひどく複雑なにおいだった。彫刻のようにいろんな部分に触れて、すごい奥行きと手触りのあるにおいだった。それでほかの子どもをその木のところにひっぱっていって、息を吸って、『におうだろ？ すごいにおいだろ？』と言った」

「何の話だ？」と同級生の一人が言った。

「木のにおいなんかしないぞ」ともう一人がきつい口調で言った。

マイケルは赤くなって、何と言ったらいいかわからなくなり、「におってるよ」とくちごもった。

「かいでみろよ」と言って、深く息を吸いこんだ。「すごいにおいだ」

「ばか言うな。ぜんぜんにおわないぞ」

「だって、すごくにおうじゃないか」。マイケルは叫んだ。「それに触った感じもはっきりしている」。

マイケルは触覚のことを説明しかけたが、すぐにやめた。前にほかの子どもたちに言ってばかにされたことがあったからだ。マイケルは下をむいた。説明しても無駄だと感じながら。

「変なやつ！」一人があざけった。「行こうぜ。化学の時間だ」

このときマイケルは、自分がほかの子どもたちとちがう世界に生きていることをさとった。彼のような共感覚者は、このことをすみやかに学ぶ。

主観的体験に対する興味をもっていた私は、マイケルと一緒に広範囲な実験をすることになった。最初は神経心理学の紙と鉛筆を使う簡単な評価をしただけだったが、やがては最新の機械を使って脳の代謝やその他の機能を調べることになった。おかげでマイケルは、薬や放射性ガス、頭のそこらじゅうにはりつけられた金属線、動脈カテーテルを我慢するはめになった。実験がこの段階まで進むと、マイケルは行きすぎではないかと心配しはじめた。脳腫瘍や重大な異常が発見されるかもしれないという不安もさることながら、それ以上に、だれかに指さされ「ばかばかしい。何のためにこんなくだらない実験をしているんだ?」と言われるのではないかと恐れたのだ。

「それまでずっと共感覚と一緒に生きてきたのに、現実かどうかをまだ疑っていた」とマイケルはあとで私に言った。「実験が裏目に出て、いちばん恐れていたことが立証されるのではないかと、不安になったんだ。共感覚は実在しない、マイケルがおかしいだけだとね」

テクノロジーの価値体系がどれほど深く私たちの心にしみこんでいるかを示す証拠が、ここにある——機械にまちがいを立証されるのではないかという不安、何が正しいか何が現実かを自分自身よりも機械のほうが知っているという暗黙の思いこみ、そして自分の直接経験を進んで否定しようとする態度だ。

私は共感覚の問題を研究していくにつれて、私たちはみな、直接経験を否定するように圧力をかけられているのだとわかってきた。これは異常な経験をした個人だけが直面する問題ではない。私はベーツ夫人のことを考えつづけ、「あなたの眼はどこも悪くありません」という言葉を聞きつづけた。医学界は人びとに、主観的体験は現実ではないと言いつづけていた。

「なぜ現実であってはいけないのか？」と私は自問した。仲間の研修医は、この問題について話しあう気すら示さなかったが、私は耳を傾けてくれそうな人を思いついた。

第7章　もう一人の共感覚者——一九八〇年三月二十五日

「からかっているのか」とウッド博士は言い、窓辺からこちらに戻って、タバコの煙をはいた。「においはどうなんだ？　君の友だちはにおいがすると、手のなかにものを触れるかね？」

「さあ、わかりません」。私は肩をすくめた。「そういう質問はおもいつきませんでした。ディナー・パーティで、ほかの人たちに関心をもたれないようにしていたので。何しろ彼はチキンのとがりのことを私に知られて恥ずかしがっていましたから」。ウッド博士はくすくすと笑って、また二筋、鼻から煙をだした。私は「彼の顔を見せたかったですよ」と言った。

マイケル・ワトソンのことをセクションの主任であるフランク・ウッド博士に話したのだ。私はそのころ神経心理学の特別研究員で、彼がその指導者だった。以前に話した人たちからは、まるで信じてもらえないままはねつけられたが、ウッド博士は共感覚の何たるかをちゃんと知っていた。さらに驚いたことにはルリアの本も読んでいて、私の話を興味をもって聞いてくれた。

ウッド博士はデスクの前に座った。デスクはフォルダや書類がいっぱいで、表面はもう何年もひのめを見ていない。彼は食べかけのツナとチーズのサンドイッチを手にとり、「実験をするとおもしろいかもしれないな」と言いながらほおばった。「刺激を系統的に変化させて、どう感じるかを調べたらどうだろう」。そして口がいっぱいだというのに、ソフトドリンクを飲みくだした。ウッド博士は巧みな実験を組み立てるので評判だったが、私はそれよりも、考える、食べる、喫煙する、しゃべる、飲むを同時にこなすその能力に感銘を受けた。驚くべき運動の協調性だった。「その人は実験を引き受けてくれるかな？」

「彼は芸術家なんですよ。どうだか、わかりません」

二人は、それぞれ別の可能性や難点を考慮しながら、私の思わぬ発見から科学的におもしろいものを引き出せるだろうかと考えた。ほかのみんなは、私が時間を無駄にしていると思っていただろうが、少なくとも私たちは二人で知的な議論ができた。

「一例しかないのは残念だな」。ウッド博士は体を後ろにもたせて、ウィンストンに火をつけながら言った。「ほかの症例と比較できればいいんだがな、たとえばルリアの症例と」。彼はマッチを吹き消し、ゴミ箱に投げた。ゴミ箱はプリントアウトした紙やら最近の昼食の包み紙やらであふれていた。

「しかし、ちがったよな？　ルリアの症例は何かが見えるんだったな」

「ルリアの症例は二、三の感覚が結びついていました」と私は訂正した。「マイケルの症状とは共通していないかもしれません。どうして共感覚が起こるかご存じないですよね？」

ウッド博士は首を振った。「知っているはずはないだろう。ルリアは推測していなかったかな？」

「残念ながらしていません。ただ描写しているだけです。それにルリアは共感覚より写真記憶を記録するほうに関心がありましたから」

ウッド博士はルリアの本を読んだことがあるだけで、共感覚について私より知識があるわけではないようだった。もしかしたら、私たちはこの問題を打ちきりにして、マイケルの診断名がわかっただけでよしとしていたかもしれない。もし二週間後に、信じられない偶然に出会わなければ。

私はなんとウッド博士の研究室で、二例めの共感覚者に遭遇したのだ。ウッド博士と二人でバイオフィードバックの話をしているときに、私のポケットベルが鳴った。スタッフのヴィクトリアがそのけたたましい音に反応して頭をかかえた。

「またあの赤くてまぶしいぎざぎざだわ！　切ってください」。ヴィクトリアはぴしゃりと言った。

私はすぐさまスイッチを切って「ほんとにいやな音だよね、僕もいらいらする」とあやまった。見るとヴィクトリアはひたいの左側をこすりながら、手を目の前で振っている。

「『赤くてまぶしいぎざぎざ』って何のこと？」と私は聞いた。

「光ったしみですよ」と彼女は、わかっているだろうといわんばかりだ。

「何のことなの？」

「ポケットベルの音で、ぴかぴか光った赤いしみが、それも真っ赤なのが出てきて、左のほうにあがっていったんです」。彼女はまだひたいをこすっていた。「いつもはこんなに強烈じゃないのだけれど、頭が割れそうに痛くなって。音の高さのせいでしょう、きっと。すごく高い音だったもの」

私はウッド博士と顔をみあわせた。

「ヴィクトリア。君は共感覚があるの？」と博士が聞いた。

「ええ、ありますよ」

私たちはびっくりした。こんなまれな状態の人が二人も見つかるなんて予想外だ。しかも同じ町で、数週間のうちに二人とは、信じられない。おもしろいことにヴィクトリア自身、心理セラピストだった。彼女は共感覚がどんなものかを知っていて、生まれて以来ずっと共感覚をもっていたが、一度もそれを口にしたことはなかった。自分の信用が傷つくとわかっていたからだ。「音に色を感じるなんてわかったら、頭がへんになったと思われてしまうでしょう。変なものが見えるセラピストなんて、だれが信用してくれます？」

「どんなときものが見えるの？　くわしく教えてほしいな」

「鋭くて甲高い音を聞くといつもです。ポケットベルとか、救急車のサイレンとか、車の衝突音とか、タイヤのきしむ音とか。音楽もときどき、音が大きくて高いときに。以前は、甲高さが関係しているのかと思っていました。たとえばうちの犬がほえても色は見えないのに、チワワの声を聞いたときは、白いスパイクが見えて、気が変になりそうでしたから。でもそれではうまく説明がつかないんです。言葉や名前もときどき色をもっているので」

「そうすると、何がきっかけになるのかはっきりしないんだね？」とウッド博士が聞いた。

「ただ起こるんです。ふつうに。何がきっかけかなんて、ほとんど考えたことはありません」

「あるのは視覚と音のつながりだけ？」と私が聞いた。

「えっと、においもあります。でも音ほど頻繁じゃありません。決まった色をもったにおいがあるんです」。彼女は身ぶりをまじえて「たとえば、ストリキニーネ。とてもすばらしい、あでやかなピンクのにおいがしますよね？」と、私たちもそうであるかのように言った。「おもしろいことに、それが私のつくるエンゼルケーキとまったく同じピンクのにおいなんです。ちょっと変じゃありません？」

「変」というのは、頭に浮かんだ考えの一つにすぎなかった。ヴィクトリアの共感覚はきわめて複雑で、音、視覚、におい、痛みが関係していた。なかでも音と視覚の組みあわせがもっとも強く発達しているようだったので、私たちは即席の実験をした。私が外国語の単語を大きな声で言い、どんな形が見えるか話してもらったのだ。単語はヴィクトリアが理解できないドイツ語とチェコ語を使った。ウッド博士も私もすぐに、まちがいなく共感覚だと納得した。ヴィクトリアは「色聴」というよくあるタイプの共感覚をもっていたのだ。

「ちょっとした実験をして、ＩＮＳに論文を投稿すべきだな」。ウッド博士はあとで、そう言った。

「ＩＮＳって何ですか？」

「国際神経心理学会だ。これで興味深い症例が二つになった。味に形を感じる男と、音やにおいに色を感じる女だ。ＩＮＳの学会が二月にある。論文を提出する線で、考えてみたほうがいい」

「出すべきでしょうか？」どうしてそんな面倒なことをしなくてはならないのか、納得がいかなかった。

「ＩＮＳでは共感覚の症例は、これまで報告されていないんだよ」

「そうなんですか」

「出せばきっと受理される」。彼はうけあった。

「ちょっとした実験」を考案せよという主任の助言は、実際は、それに取りかかれという指令だった。(10)

三カ月後の提出期限までに申込書を手早く用意しなくてはならない。私は共感覚について過去の文献にどんなことが書いてあるかを調べるべく、その足で医学図書館に行った。しかしコンピュータの文献検索の結果はゼロと出た。ほとんど知らないテーマの実験計画をたてなくてはならないときには、うれしくない結果である。

コンピュータのデータベースは一九六六年以降の文献しかカバーしていなかったので、印刷物で探すという旧式の方法も試してみた。まず「インデックス・メディカス」にとりかかった。この文献目録は十八世紀に陸軍軍医総監室がはじめ、国立医学図書館があとをひきついでいる。これで非常に古い文献が見つかった。さいわい、八つのフロアをもつ医学図書館には該当の雑誌の多くを含め、古い専門誌がよくそろっていた。

私はインデックス・メディカスで見つけた文献を求めて、地下三階に降りた。そして、どう見ても何十年も開かれた形跡のない、ほこりをかぶった大量の雑誌のなかから、十九世紀および二十世紀初期のフランス語、ドイツ語、イタリア語、英語で書かれた共感覚についての論文を見つけだし、うす暗い蛍光灯の下で、さっそくそれらにざっと目を通した。古い眼科の教科書で見つけた奇妙な視覚症状と同様に、どの共感覚の文献も、いまは忘れ去られている権威ある雑誌に掲載されており、医学や心理学の世界でその名を知られた人が書いたものが多かった。これらの古い文献は、共感覚の症例を詳細に記述していたが、なぜ起こるのか、原因の手がかりを示したものは一つもなかった。ルリアの本と同様に、説明ぬきの描写しかなかった。

私は何十年も前のあるかぎりの情報を手に、一からはじめるしかないと腹をくくった。

第8章　共感覚、二〇〇〇年の歴史

私は図書館の半地下に戻って、共感覚者の過去をあばく黄色くなったページを無理やり開いていった。科学者は究極的に物事を説明する理論を求めるものだが、私は共感覚の脳メカニズムを説明する理論を求めていた。そういう高い水準の説明を探していた。

しかし見つかったのは混乱だった。十九世紀の古めかしい言葉は難攻不落というほどでもなかったし、素朴なまちがいや解剖学的な推論もさほど不可解ではなかった。「視神経と聴神経のからみあい」、あるいはさらに美文調の「色素線維と聴神経の共鳴」といった楽しい言いまわしは、神経組織の概念的解釈がこの一世紀のあいだにどれほど変化したかを考えれば、許容範囲だろう。混乱はむしろ、共感覚という言葉の意味するところについて合意がなかったことからきていた。

一部の論文に書いてあるのは、どうみてもイマジネーションの話で、たとえばボランティアの学生が、「火のような」とか「赤い」とかいった言葉を楽隊の音楽とぴったりあうものとして思い浮かべたというような内容だった。また一部はメタファー的な言いまわしについて語り、「黄色」を「明るい」色とするなどの、決まりきった判断の起源を推測していた。また一部は、共感覚について正確に記述しているものの、本物の共感覚者を探しあてられなかったらしく、感覚と感覚のマッチング実験に共感覚者ではないボランティアを使うというまちがいをしていた。

「ひどい混乱だ」と私はつぶやいた。読んだ論文のうち、マイケルやヴィクトリアはもとより、ルリアが記したSの体験にさえ、まるで似ていないものがかなりの割合を占めていた。彼ら三人は感覚についてあらためて考えるのではない。彼らの感覚はただ起こるのだ。

私は身体感覚に焦点をあてた論文をいくつか発見した。それらの論文では、被験者はある感覚刺激によって自動的に別の感覚体験をしていた。被験者たちは、自分は「何も関与していない」のに「勝手にそうなる」のだと述べていた。しかも彼らはだれでもそのように感じるものだと思っていて、普通ではないとみなす人がいると知って驚いたという。

過去に共感覚の説明づけができなかったのも不思議はない、と私は思った。ことなる経験に同じ名前が用いられていたのだ。一つの単語がグレイハウンド・バスと靴ひもとタルト菓子を意味するようなものだ。何の話をしているのか確信をもてるはずがあろうか？　問題を混乱させるだけだ。まず、一つの感覚の刺激によって別の知覚が不随意的に引き起こされたと明確に述べていないケースを除外しよう。それから厳密な定義を決めて、少なくとも私が何の話をしているのか、ほかの人にわかるようにしなくてはならない。

科学ではどんなテーマを吟味するにしても、歴史的、記述的、実験的アプローチが三本柱である。どの方法をとるかは、それがどんな問題で、どんな道具が使えるかによる。私は最終的にはこの三つの方法をすべて使うことになったのだが、まずは豊富な過去の事例に没頭した。しかしどんな方法で問題にアプローチするにせよ、証拠、明確な推論、検証可能な仮説、説明的かつ予測的な理論の探究、バイアスを確認してそれを避ける努力などが求められる。これらは科学研究の基本である。

共感覚が初めて医学文献に登場したのは一七一〇年ころで、イギリスの眼科医トマス・ウルハウスが書いた、音で色覚が誘発される盲目の男性の症例だった。それよりも前の一六九〇年に哲学者のジョン・ロックがこう書いている。[11]「ある日、学問好きの盲人が（中略）、緋色とはどんなものかわかったと自慢した。（中略）トランペットの音のようだと」

私は神経科医が共感覚についてほとんど考察をしていないことに当惑した。どうやら共感覚は自然科学の主題だと思われていたらしい。十八世紀中は散発的に言及されているだけだが、十九世紀になると、科学的にも、そのほかの意味でも本格的に注目されるようになり、とくに心理学者や芸術家や自然哲学者の関心をあつめた。たとえば一七〇四年にはアイザック・ニュートン卿が、音波の振動数とそれに対応する光の波長を等しくする数式を組み立てようと苦心した。[12]発見するつもりだった翻訳アルゴリズムは見つからなかったが、対応という考え方は定着し、最初の実際的な応用として視覚クラブサンという、音と光で奏でる楽器が登場した。この楽器は一七二五年に発明され、[13][14]一七九〇年にはチャールズ・ダーウィンの祖父のエラズマス・ダーウィンも、ハープシコードとランタンで同様の効果装置をつくった。[15]ただしこの間に同じ原理の装置はたくさんつくられていて、鍵盤が色光のシャッターの開閉をコントロールする仕組みになっていた。一八一〇年にはあのゲーテも、著書『色彩論』で色覚とそのほかの感覚との対応についてくわしく述べた。[16]

私はほどなく、科学関係や一般の文献で共感覚の症例記録をたくさん見つけたほかに、もっぱら共感覚について書いた本も二冊見つけた。一八九〇年にフランスで出版された『色聴』[17]と、一九二七年にドイツで出版された『色聴と共感覚的要因』[18]という教科書である。色聴はほとんどの文献で重視されており、共感覚のもっともよくみられるタイプであることがわかった。

共感覚のタイプの比率にかたよりがあること自体、興味深かった。視覚、聴覚、味覚、触覚、嗅覚の五つの感覚からできる共感覚の組みあわせは、可能性として視覚と聴覚、視覚と味覚、視覚と触覚など一〇種類ある。しかし共感覚の関係はふつう一方向だけに働く。たとえば視覚から触覚が誘発される共感覚者の場合、触覚から視覚が誘発されることはない。この一方通行を考慮すると、感覚の組みあわせは二〇種類になる。私は可能性のある組みあわせがこれほどあるのに、視覚と聴覚が関係している割合が、たとえば嗅覚にくらべてはるかに多いことに気づいて興味をもった。生まれつき色聴のある人の場合、音は――とりわけ言葉や音楽は――ただ聞こえるだけでなく、同時に色のついた形や動きやパターンや明るさなどの寄せ集めを生みだす。

感覚の組みあわせのなかには、一度も報告されていないものもあった。ヴィクトリアの共感覚の一つは嗅覚が視覚を誘発する組みあわせだが、嗅覚が引き金になるケースは文献のなかに一つもなかった。マイケルのように味覚が引き金になるケースは一つだけあったが、それは味に色を感じるというものだった。

マイケルのケースを別にすると、見つけたなかでいちばん奇妙な共感覚の例は、十四才の少年がいろいろな単語の音にしたがって、いろいろな体位をとるという「聴運動」だった[19]。その少年は、英語の単語にも意味のない言葉にも決まった動作があると主張して、驚くほど多様な姿勢をして見せた。

この症例を報告した医師は、音と運動の関係が実際にあることを確認するために、予告なしで再検査をする計画をたてた。一〇年後に医師が同じ単語のリストを読みあげると、青年はためらうことなく一〇年前とまったく同じ姿勢をとったという。

身体の動きを可能性のある共感覚反応として追加すると、共感覚の構成要素は五つではなく六つになり、組みあわせは三〇になる。しかしほんの一握りの組みあわせが大半の症例を占めていた。私は、共感覚において一部の感覚が優勢で、そのほかの感覚はまれにしかないという奇妙な事実を記憶にとどめた。おそらく解剖学的な構造に何らかの関係があるのだろうと思いながら。

感覚の融合という考え

十九世紀になると、感覚の融合を探求する芸術運動が共感覚に注目し、文学や音楽や美術に感覚の統合という考えがしだいに頻繁に登場するようになった。音楽と光、ときにはにおいも加わったマルチモード・コンサートが流行し、鍵盤が光と音をあやつるカラーオルガンがよびものとなった。アスター夫人という女性は、ニューポートの大邸宅で満腹の酔った客をさらに楽しませる遊興として、感覚の統合をとりいれ、高価なフランス製の香水をろうそくのシャンデリアのガラス容器に注ぎこんだ。

おもしろいがいきすぎだ、と私は考えた。こうした例を読むにつけ、正確な用語が不可欠だとますます思うようになった。私は「共感覚」という用語を不随意の経験にかぎって用いることにしよう。アスター夫人の「共感覚」のような意図的な工夫は、この言葉の意味をさらに混乱させるだけだ。色彩音楽を書いた作曲家たちの意図や経験にも、人によってちがいがあるはずだ、と私は思った。たとえばイギリスのアーサー・ブリスは、一九二二年に共感覚の概念をもとにして『色彩交響曲』を書いたが、自分に共感覚があるとは言っていない。この作曲は単なる知的鍛錬で、色の選択は任意だった。

これに対してロシアの作曲家アレクサンダー・スクリャービン（一八七二―一九一五）は、交響曲『プロメテウス――火の詩』で、自分自身の共感覚を表現しようと試みた。この交響曲はピアノとオルガンと合唱団をともなった大編成オーケストラ用に作曲された。色光をコントロールする消音キーボードも加わって、光線や、雲状の光や、そのほかの形状の光をコンサートホールいっぱいに放ち、クライマックスには「目が痛くなるほど」強い白い光をだすようになっていた。楽譜を見ると、このキーボードのパートはふつうの音符で書かれ、スクリャービン自身の音符と色彩と形態の共感覚のコードがそえてある。鍵盤は特定の色ももっていた。スクリャービンが重要視したシンボリックな楽譜の表紙を見ると、感覚の融合を通してほとんど霊的な神秘主義を表現しようとする彼の執念のようなものが感じられる。彼は実際に「神秘和音」を考案した。この和音（C、B♯、B♭、E、A、D）の響きは彼の大半の音楽の基調になっている。

光の効果を使った『プロメテウス』の初演は一九一五年三月二十日、ニューヨークで行なわれた。それはスクリャービンの死のわずか五週間前だった。技術的なむずかしさは克服できず、これはスクリャービンが拒絶した方法だったのだが、妥協として、色光はオーケストラの上のスクリーンに投射されただけだった。その技術についての論評が『サイエンティフィック・アメリカン』誌に掲載された。[20] さらに野心的で総括的な作品『神秘劇』は未完に終わった。この作品は、音楽、詩、舞踊、色光、芳香が統合された「礼拝劇」ではじまり、礼拝者に「至高の究極的恍惚」を引き起こすように意図されていた。

ワシリー・カンディンスキー(一八六六―一九四四)は共感覚のある画家で、おそらくだれよりも深く感覚の融合を理解していた。[21] 一九一一年以降は具象表現をやめ、表面的な現実を描くよりもビジョンを表現することに関心をもった。カンディンスキーは西洋絵画が五〇〇年間たどってきた、踏みなれた表現方法の道を最初にはずれた一人であり、超越的なビジョンを表現するために音楽をモデルにした。また音と色の調和的関係を探り、『コンポジション』、『即興』と名づけた自作絵画を音楽用語を用いて説明した。

カンディンスキーはモスクワでピアノを学んだ。彼はそのころ象徴主義運動のなかに芸術的融合の可能性を見いだし、それに夢中になっていた。一九一二年に書いた一幕オペラ『黄色い響き』は、色と光と舞踊と音が複合的に組みあわせられていた。実際の音楽は友人のトマス・デ・ハルトマンが作曲した。デ・ハルトマンはカンディンスキー、パウル・クレー、アルノルト・シェーンベルクらとともにウィーンの前衛的グループ「青騎士」に関係していた。

カンディンスキーの代表的な絵画といえば、人生のなかばになってから制作されたというイメージがあるが、そこに表現されている着想は彼が若いころからいだいていたものだ。量子論と相対性理論が一九〇〇年と一九〇五年に発表され、現代科学はそれまでの古典的な世界観とはことなる世界を独自に描きはじめていた。カンディンスキーの絵もそれと同様に、ルネサンス以来の一点透視図法にかためられた絵画とはちがっていた。カンディンスキーは神智学[22]や東洋思想の教えを吸収し、科学書や秘儀的な書物で遭遇した考え方によって、学生時代からもちつづけていた霊《スピリチュアル》的な世界観をかためた。

カンディンスキーは本質において、もし美術がリアリティを描くのであれば、専心すべきは描写ではなく、直観的なプロセス——彼が抽象画できたえ、そこに精神世界が見つかると信じていた直観的なプロセス——であると確信していた。彼は一九一〇年の著書『抽象芸術論——芸術における精神的なもの』のなかで嘆願している。

音楽に耳をかたむけ、絵画に目を開き（中略）考えるのをやめよ！　ただその作品によって、それまで未知だった世界を「歩きまわる」ことができるかどうかを自分に問うこと。もし答がイエスだったら、それ以上何を求めるのか？

カンディンスキーは分析的な解釈を脇に押しやり、自分自身と支持者を共感覚が表出する直接経験の本質に近づけたいと願っていた。創造性は抽象的な観念ではなく経験であるという基本原理をとらえ、他者に「考えるのをやめよ」とうながした。彼は、何があるのかとたえず分析をする精神が、何かを経験する妨げになることを知っていた。カンディンスキーは、もし芸術家が「自分は何を伝えようとしているのだろうか」と自問するなら、それは道からはずれており、同様にまず「このがらくたを何とみなすべきなのか」という反応をする鑑賞者も見当ちがいだと言っているのだと私は思う。カンディンスキーの言う絵画の目的は、のちのジョゼフ・キャンベルの「人が求めるのは人生の意味ではなく、生きているという経験だ」という言葉と似ている。

主観的な見方と客観的な見方の衝突

フランス人は神秘的なものを避ける傾向があまりないので、共感覚に熱中したと知っても、私は別に驚きはしなかった。十九世紀フランスの反教権主義者たちは、魂についての神学の立場を疑い、霊的な神秘を心理学の用語に置きかえようと熱心につとめた。具体的な心理学の用語で説明された共感覚は、彼らの目的にぴったりだった。芸術運動がはじまったときにも、こうした趣きがいくぶん保たれており、「汝自身を知れ」は専門的な響きをもつ流行語だった。フロイトも知的なファッションで、リビドーや無意識について語るのがおしゃれだった。十九世紀後半から二十世紀初期にかけてのこの時期には、心理学と精神分析学の隆盛にくわえて、シュールレアリズム、象徴主義の詩、自動書記など、新しく発見された無意識の心の探求がさかんに行なわれた。

パリの磁力に引き寄せられたこれらの運動は、基本的な感覚や過去の経験の感情的な刷り込みを視覚的、言語的な表現によらずに客体化する方法を探っていた。人びとの興味をそそったのは、共感覚が無意識と直接のつながりをもっているかもしれないという発想だった。この発想は、当時のそのような知的、芸術的風潮にぴったりだった。アルチュール・ランボー（一八五四－一八九一）は、おそらく共感覚のもちぬしだったと思われるが、象徴主義運動の立役者の一人として、共感覚に対する一般社会の認識をうながした。[23] ランボーの詩は共感覚的な知覚を直接とりあげている。もっともよく知られた例は一八七一年の作品、『母音』である。

母音

A黒、E白、I赤、U緑、O青、
いつか君たちの誕生の起源をあきらかにしよう。
A、悪臭に満ちた暗い穴にぶんぶんと群がる、
黒い蝿の毛深い胴着。

E、蒸気やテントの清白、そびえる氷河の槍、
白の王たち、ふるえる散形花。

I、深紅の吐血、怒りにあるいは悔悛の喜びに
変わっていく美しい唇の笑い。

U、循環、神々しくゆれる深い緑の海、
生きものが点在する牧場の静けさ、そして錬金術が
碩学の額にきざむ深いしわの静けさ。

O、奇怪な音を響かせる最後の審判のらっぱ、
天使の路と交差する沈黙、
オメガのO、紫色の光線を放つ神のまなざし。

知的な流行はスカートのすそ丈のように上下した。個人の神秘的、内省的、主観的体験の探求がすたれると、共感覚に対する興味もうすれた。焦点は時とともに質的な体験からより客観的な行動――つまりは機械で計量あるいは計測できるもの――へと移っていった。

共感覚は、それまで二〇〇年以上ものあいだ数多くの研究者によってそれぞれ別に、くり返し記録されており、それだけが根拠だったにせよ、つねに実在の現象として医学や心理学の専門家に受け入れられていた。しかし歴史の展開と学術界の風潮の変化が、研究テーマとしての共感覚に終わりをつげた。実験心理学は行動を数字でとらえ、「被験者」の集団についての統計を積みあげはじめた。

もはや個人は研究に値しなかった。実際、個人はしだいに問題外とみなされるようになり、感情や意見や信念も、あるいは個人の経歴も同様のあつかいになった。これらは人間の精神の複雑な主観的部分を構成している。いわゆる学識ある専門家たちは個人の心のなかみから目をそらし、外的な行動に焦点をあわせた。その典型が、生命現象を刺激と反応に還元するB・F・スキナー風の行動主義心理学だった。人間研究におけるこの一時代は、思慮深い人が多数かかわっていたにもかかわらず、さながら知の暗黒時代で、あとから見るとまったく信じられない状況だった。ある人物などは、心の存在さえ「もっともらしい説明をするという唯一の目的のためにつくられた」ものであるとして、しり

ぞけた。(24)

共感覚の全盛期に、機械論的な説明づけ——感覚どうしの普遍的な対応関係を探す努力や、一つの感覚を別の感覚に置きかえる公式を見つけようとする錬金術的な試み——が、それ以前のニュートンの試みと同様に、失敗に終わった。そして一九三〇年代には、共感覚は、大脳生理学では説明できない、心理的気まぐれであるという評価とともに取り残された。十九世紀にはそのころ一般的だった、ニュートンの運動法則にもとづく時計じかけの宇宙という考えに合致して機械論的な解決が探究された。人びとがアインシュタインの相対論的な宇宙を考えるようになったのは、二世代あとの話だ。

普遍的合意の欠如

共感覚のメカニズムを解明しようとするとき、あきらかに問題だったのは、共感覚者の知覚する並列的な感覚について、はっきりとした意見の一致がないことだった。たとえば色聴のある人どうしで、ある音に対応する色について意見がくいちがう場合が多かった。古い時代の「研究者」たちは、刺激とそれに対する共感覚反応のリストをつくったが、対応のパターンがはっきりせずに落胆するだけだった。たとえば作曲家のヨアヒム・ラフは、ロックが引用した、「トランペットの音は緋色だ」という盲人の言葉に同意したが、そのほか五人の色聴のある共感覚者は、黄色がかった赤だ、黄色だ、青緑だと主張した。どの感覚の場合も、複数の共感覚者を比較すると、これと同じ結果になった——あきらかな類似性は何もなかったのだ。

感じたものについて共感覚者どうしの一致を期待するのが大きなあやまりであるのはまちがいなか

った。先人が試みたこの方向のアプローチはむなしく終わっていた。私は普遍的な翻訳アルゴリズムなどというものはないのだという結論に達し、共感覚者の反応が個人に特有である、すなわち特異的であるという経験的な観察結果を受け入れた。

しかしこの問題はその後も頭を離れなかった。昔の科学者たちがおおいに悩まされたようだったからだ。先人が共感覚者のあいだに普遍的な一致がないことに悩まされたのなら、現代の人間も悩まされる見込みが高い。共感覚者が人に伝えられるのは知覚についてのみである。類似性が見られないのは見るところをまちがえているからかもしれない。私は昔のまちがいが、知覚そのものを比較して、その前段階の、意識にのぼる知覚をつくりだす神経処理過程を比較しなかったことにあるのではないかと、その可能性についてじっくり考えた。

アナロジーとして、類人猿と人間が外見はほとんど似ていないにもかかわらず、実はどれほど似ているかを考えてみた。両者の解剖学的構造の多くは同じで、脳も非常によく似ているし、もちろんDNAにもわずかなちがいしかない[25]。だがこの類似性を見るのに、なにもDNAまでたどる必要はない。生物の系統樹を見ると、いやどんな系統樹でもそうなのだが、幹に近い構成員は遠い枝にいる構成員よりもたがいに似ている。子どもが幼いときのほうが成長してからよりも、家族間の類似性がはっきりしているのはこのためだ。種がちがう場合でさえ、人間の子どもとチンパンジーの子どもは驚くほどよく似ているが、おとなどうしは大きくちがっている（図3）。

たとえば完成された視覚イメージよりも、眼と視覚皮質とのあいだに介在する転換のほうが、知覚の幹に近い処理過程の候補になる。現代生理学は、網膜に光があたった瞬間から二〇あまりの神経経

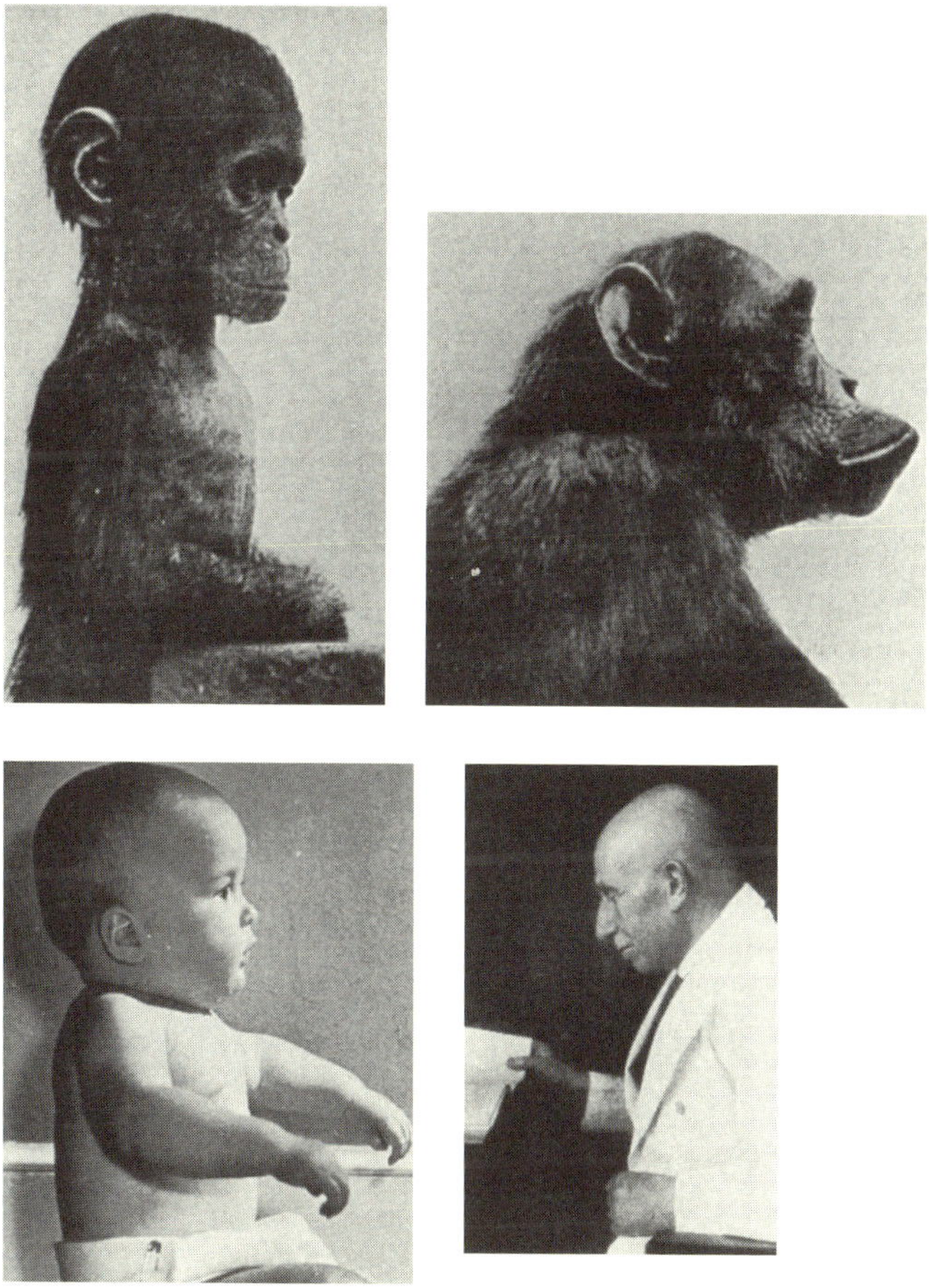

図3　チンパンジーと人間の子どもとおとなとの比較。系統樹での関係を比較すると、幹に近い構成員どうしは、遠い枝にいる構成員よりも類似性があきらかである。

路を通るまでの視覚信号の流れを、みごとな正確さでたどることを可能にした。そのおかげで私たちは、ある像の抽出された局面——形、色、空間的位置、動きの方向、輪郭など——が細胞レベルで組み立てられ、意識にのぼる視覚経験となるまでの、くわしいメカニズムを仮定できる。情報処理の初期段階のほうが最終段階よりも考慮に値するという直観は正しいという気がした。

先人の科学者が共感覚者の知覚に一貫性を期待したのは、だれもが日常生活で一貫性を経験しているためだったと思われる。たとえば私たちはだれでも、バラは赤くスミレは青い、四角形は四角に見える、バナナはいつ食べてもバナナに見える、などに同意する。ピアノの音を聞けばピアノだとわかり、トランペットの音や赤ん坊の泣き声とまちがえることはない。だれでもそれらを一貫性のあるものとして経験する。しかしこの一貫性が錯覚である場合がときどきある。私は「色の恒常性」、「色つきの影」と呼ばれる二つの錯覚について考えてみた。どちらも日常ありふれた体験なので、あたりまえだと思われている。

色の恒常性は異なる刺激が同じに見えるという錯覚である。問題は日中の光が決して同じではないことだ。日光のなかの優勢なスペクトル光は、太陽が空を移動するにしたがって変動する。したがって色も変動する。散乱、反射、湿気やほこりによる屈折なども、日光の色を時々刻々と変える。このようなたえまない変化にもかかわらず、白い紙はいつも白く見え、リンゴは赤く、バナナは黄色に見える。人の顔色や衣服の色も一定して見える。照度や明度や波長の分布が大幅に変動する状況のもとで物体が一定した外見を呈するのは、よく知られた精神物理学の問題であり、私たちがものを見る仕組みを理解するうえでの中心テーマである。(26)

日光の優勢な色光は日の出から日の入りのあいだに青から赤に変化するので、同じものが朝は夕方よりも青っぽく、夕方には赤っぽく見えるはずだ。しかし人は、このドラマティックな物理的変化に気づかない。それどころか物体の色はつねに一定であると感じる。光の明度も色もたえず変動しているというのに。私たちの神経系は、物体に一定の色をわりふるのだ。「実際の」色ではない色、光の物理的性質から予測され知覚されるはずの色ではない色をわりふる。

なんという皮肉だろうか、と私は思った。世界を不気味な見方で見るとしばしば非難される画家だけが、このような視覚風景の本当のダイナミックな変化をとらえることにたけているとは。彼らは色の恒常性が錯覚であることを理解しており、しばしばその向こうを見ていた。たとえばクロード・モネは、まるで科学者のようなやりかたで光を分析することに関心をもっていた。光はどのように屈折し、どのように反射し、どのように眼に飛びこむのか？　モネの習作の一つに、ノートルダム大聖堂を同じ日のちがう時間帯に描いて、正面の色彩や全体の雰囲気がどのように変化するかを示したものがある。今日でさえたいていの人は、かつてモネの支持者がそうだったように、彼が各時間帯の大聖堂に対して感じた感情的な反応を表現したものと思い、ただ見えたとおりに描こうとしたのだということを理解していない。(27)

色の恒常性とはことなる刺激が同じに見える錯覚である、という言い方をするなら、色つきの影はその反対に、同じものがちがって見える錯覚だと言える。影はみな色をもっており、それは照らされた側の補色になっている。たとえばある物体を、左側からある単色光で照らし、右側から白色光で照らすと、色光をさえぎるその物体の影は、「本当は」右側の光源からくる白色光しか含んでいないにもかかわらず、無色ではない。色光の補色にあたるはっきりとした色をもっている。いろいろな単色光を使ってこの設定を撮影し、写真を比較してみると、写った影は予想どおりちがう色に見える。しかし影をとりまく色光をおおいかくすと、影は同じ色に見える。

つまりこれらのありふれた錯覚は、同じ刺激がちがって見える錯覚（色つきの影）と、ちがう刺激が同じに見える錯覚（色の恒常性）である。(28) 網膜に到達するエネルギーの流れはたえず変化する。ほかの感覚器に到達するエネルギーの流れも同様である。感覚器はエネルギー変換器なので、事物の「実際」の姿の知覚もそれにしたがって変化するはずである。ところが私たちは、恒常性という「実際」には存在しない錯覚にまどわされる。

物思いのおかげで、もとの前提がうまくひっくり返った。本当の問題は「共感覚者はなぜ一致しないのか」ではなく、「共感覚者ではない私たちはなぜ、一致を強制する根拠もないのに、こんなによく一致するのか」だった。ほかにも、この結論を支持しているように思える哲学的、生物学的な議論が頭に浮かんだ。私はウッド博士と一緒にそれらを検討してみることに決めた。

私は過去の文献をできるかぎりあさってから、実際的な問題に戻った。ウッド博士はＩＮＳの提出期限までに論文ができあがるのを期待している。それには取り急ぎ、新しいデータと、あいまいさのない共感覚の定義が必要だ。しかし何よりもまず、マイケルとヴィクトリアにどういう方向からアプローチするのが最適かを見るための、パイロット実験を——一種の探り出しを——考案しなくてはならない。

第9章　巻きひげがついた味——一九八〇年四月十日

「これは有機質で球形だ」

私は彼の言葉をそのまま正確に、六番のところに書きとめた。六番はアンゴスチュラ・ビターズ〔強壮飲料の一種〕だ。

「巻きひげがついている」

私はマイケルが言ったふう変わりな細部の描写をノートに追加してから、「有機質というのは？」とうながした。

「生きもののような感じがするんだ。だから『有機質』と言った。丸いけれどいびつで、パン生地の玉みたいだ」。マイケルは咳ばらいをした。「ちょっと前のキニーネは、つやだしをした材木みたいだった。すごくつるつるしていて。あれはすぐにキニーネだと見当がついた」と言って、マイケルはほほえんだ。「しかしこのサンプルは、また別の苦さだ。表現するのがむずかしい」

マイケルは舌をつきだした。「もう一回たらしてみて」

私は「6」と書いたスポイトを手にとって、なかの液体をマイケルの舌の上に少したらした。

マイケルは身ぶるいをしながら眉をひそめ、数秒間そのままじっとしていた。そして「げえっ！どこからこんなものをもってきたんだ」とむせた。

「どんな感じがするか言ってくれ」。私は断固としてうながした。

「キニーネとはまったくちがう」と言って、彼は指をこすりあわせた。「これははっきりと自然物の形をしている。マッシュルームみたいな弾力のある硬さで、ほぼ丸い」と言いながら手をのばし「しかしこぶが触れるし、表面に小さい穴がいくつかあって、そこに指が入る」

マイケルは目を閉じて、何もない空間に手をすべらせ、私が口にたらした苦い液体の形を触って感じていた。彼の連想のなかには、思わず二人で大笑いするくらいおかしいのもあった。それでも私は彼の言葉をすべて、どれほどばかばかしく聞こえようとも、正確に書きとめた。マイケルはときどきスケッチをそえて説明を補強したが、彼が実際に感じているものを伝えるには、絵は言葉よりもさらに不適切だった。私は象にさわった三人の盲人の話を思い出しながら、マイケルの描写を手早くメモした。

「葉っぱのついた巻きひげのようなものが、穴から出ている」。そう言いながら空気のなかで手を引き寄せた。「六本くらいある」

「そういうイメージが心に浮かんで見えるわけ？」

「いや、ちがう」。マイケルは強調した。「何も見えない。心には何も浮かばない。手に感じるんだ。目の前にあるみたいに」。私はそれも書きとめた。

「もう少したらしてくれ。そうすればもっとはっきりする」。マイケルが突き出した舌の上に、私はまた液体をたらした。

マイケルは身ぶるいして苦さをやりすごし、早口で「そう、丸い部分が最初に出てくる。スポンジのような質感の」と言いながら、今度は両手で曲線をたどった。「それから形ができてくる。いま穴にさわるようになった」。彼は指をすぼめた。「ひもがでてきた。細い糸だ。だんだん太くなってロープのようになった。手をすべらせると、短いつるに油っぽい葉っぱがついているような感じだ」。マイケルは目を開いてまっすぐに座りなおした。「全体としては、ツタがたれさがった、でこぼこの吊りかごという感じだな」。私たちはまた笑った。

「何をたらしたのか、教えてくれないのか？」

「それはできないんだ。言ってしまうと結果に影響するから」

「キニーネと砂糖は、はっきりわかった」。その二つはすでに試していた。

「単純な味はどうしてもわかってしまう。しかしわからないものが多いほうが望ましい。実験の被験者は、正式には〈何も知らない〉状態にあるべきなんだ。知っていると反応に影響がでるからね」

マイケルと私がやっていたのはパイロット実験と呼ばれるもので、初歩的な疑問を解決するために結果を予測せずに行なう最初の試行だ。マイケルはどんな種類の味に反応するのか？　においでも反応するだろうか？　もしそうなら、味とは別の形が生じるのだろうか？　市販の食品を使うべきだろうか、それとも実験室にある化学物質の溶液を使うべきだろうか？　こうした基本的な疑問を検討して、初めてより興味ある実験プランをたてることができる。

マイケルは出会ったばかりのころの雑談で、食べ物を食べたりにおいをかいだりすると、どんなふうに幾何学的な形を感じるか、ときには見えるかを説明してくれた。それによると、尖形のように全身で感じる形もあるし、スイート・セイヴァリーの球形のように手だけに感じるものもある。しかし大半はその中間で、顔面、手、肩に感じる。私がいちばん興味をひかれたのは、形を把握し、質感を手探りし、あるいは重さや温度を感じるマイケルの感覚だった。

彼が料理をするのが好きなのも、感覚で料理をするのも不思議はない。レシピにしたがってつくるのではなく、「おもしろい形」の料理を創作するのが好きだった。砂糖は味を「丸く」し、柑橘類は食べ物に「とがり」をつけくわえる。マイケルはそのほかの調味料や香辛料を使って「線の傾斜を急に」したり、「角を鋭く」したり、「表面をひっこめ」たりする。

「強い味の場合は、その感覚が腕をつたって手のなかにおりてくる。本当につかんでいるように感じるんだ。むろん何も見えないが、動きは感じる」。彼の共感覚はたいてい楽しく心地よい。しかしまれには、顔を「たたかれた」、あるいは「やけどした」ように感じたり、指先に「刺されるような痛み」を感じたりする。指先を刺される感じというのは「一面の釘の上に手をのせているような感じで、たいていは、すごくすっぱいものを食べたとき」だという。

私はメモをざっと読みかえした。「形ができてくるというのは、どういうこと?」

「形が刻々と変わるんだよ、味もそうだろ。たとえば甘酸っぱいソースだと、まず甘さを感じて、それからちょっと遅れてすっぱくなる。形も味の変化にしたがって変わるんだよ。フランス料理が好きなのは、形が驚くほどいろいろに変化するからなんだ」。マイケルはそううちあけた。

「フランス料理の複雑な味をあじわうときは、口のなかのいろんな場所で何層にも重なった味を感じるが、まっさきに感じるのはいつも甘さだ。甘さは最初、舌の上に平らにあらわれて、それから三次元になる。その動きがすばらしい。酸味は二次元しかなくて、表面がとがっているか平坦かのどっちかだ。僕はおもに、新鮮なハーブかスパイスを一種類だけ使って料理するのが好きだ。すばらしい形を一つ味わえるからね。多すぎるのは好きじゃない」

人はたいてい味を何かにたとえて表現する。それはそのとおりだとマイケルも認めた。「ワインを表現するああいう言葉は、ばからしく聞こえるね。たいていの人は、一つのものを別の言葉で表現しなくちゃならないのだから。でも僕の場合は、ワインが本当に形をもっている。あるワインを『土のようだ』と言うのは、僕にとっては詩的表現ではなく、文字どおり土のかたまりを手ににぎっているような感じがするという意味なんだ。逆に、チェダーチーズが『シャープだ』と言う人がいるけど、どういう意味かわからない。僕にとってはまったく意味をなさない」

「感覚は表現するのがとてもむずかしい」とマイケルは弁解した。「たとえのように聞こえるかもしれないが、たとえじゃない。適切な言葉を探るしかないんだよ」

マイケルの形が比喩ではないのはわかった。それらは触覚で感じる知覚であって、マイケルはなじみの深い物体を引き合いにしてそれを説明しているのだ。しかし私はその説明のしかたに水をさして、実際に感じた感覚をそのまま正確に言ってくれと頼まなくてはならなくなった。それまでに知りえたことをもとに、パイロット実験の次の段階を考え出したからだ。

マイケルは味覚でも嗅覚でも形を感じたが、実験には二つの理由で味覚を使うことにした。第一に、液体の味のほうがバラエティがあり、強さの調節が容易で、混合もできる。第二に、味覚は嗅覚のように消耗してしまわない。たとえば花の香りを数回かぐと、におわなくなるが、味覚はくり返しても疲労しない。

どんな味がマイケルの共感覚の引き金を引くのか、どんな種類の形を感じるのか、おおまかなところはわかった。彼が感じる感覚は基本的だった。たとえば硬い、やわらかい。なめらか、ざらざら、あるいはぐちゃぐちゃした手ざわり。あたたかい、あるいは冷たい表面など。形の構成要素は幾何学的らしいので、完全な球形から完全な角形までを含む円状の図表をつくり、それを最初のパイロット実験で解答用紙として使った（図４）。

私はマイケルの味と形の対応が整然としているのか、それともふつうの人ならそうなるように、ランダムなのかを見きわめたいと思っていた。一〇種類の味を任意の順序で一〇回試せば、どんな人でも憶えていられない。もしマイケルが作り話をしているのなら、共感覚のない対照被験者と同じように、一〇〇回の結果がばらばらになるはずだ。だがもし本当に、彼の味覚と触覚にある種のつながりがあるのなら、対応関係に何らかのパターンが出てくるはずだ。そのつながりの性質は、この段階ではまだ重要ではなかった。

まずマイケルに一〇種類の味を液体としてあたえた。①塩、②砂糖、③アニス、④クエン酸、⑤カンパリ、⑥メンソール、⑦アンゴスチュラ・ビターズ、⑧バニラ、⑨キニーネ、⑩カロ・シロップである。前もって決めたまんべんない順序の組みあわせで一〇〇回の味ききをするので、一つの味がほかの味に影響をおよぼすかどうかもわかるはずだった。甘い形は、そのあとにすっぱい形がくるとき

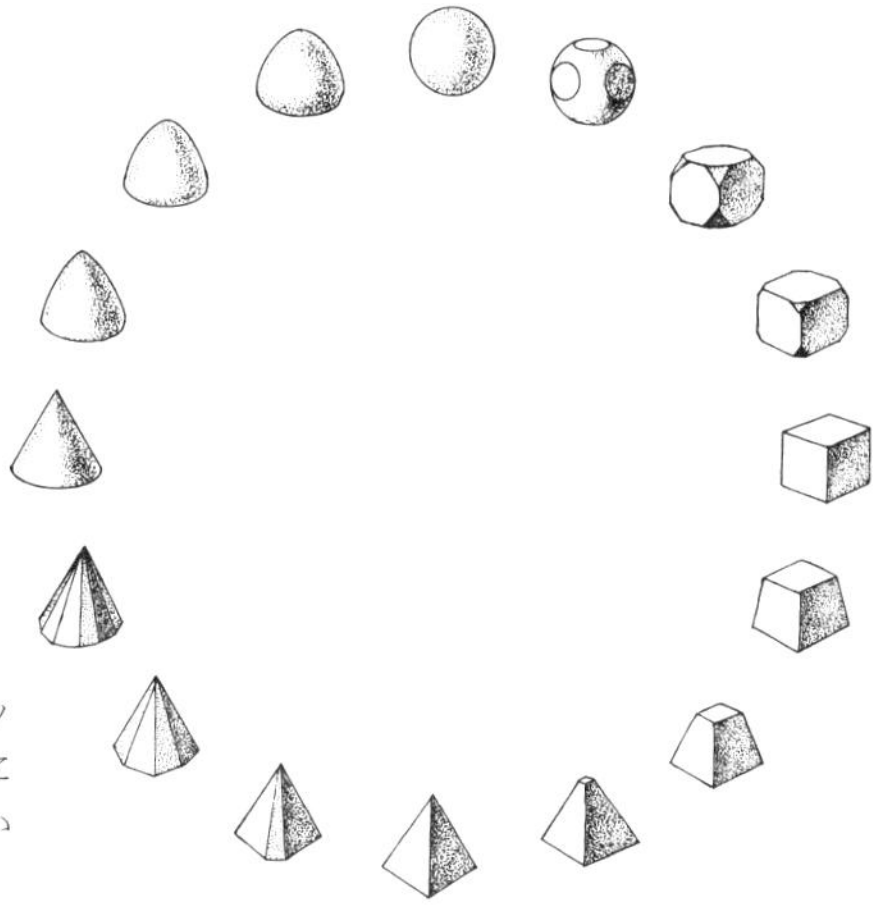

図4　マイケルの最初のパイロット実験に使った解答用紙。円状にならんだ形が連続的に変化している。

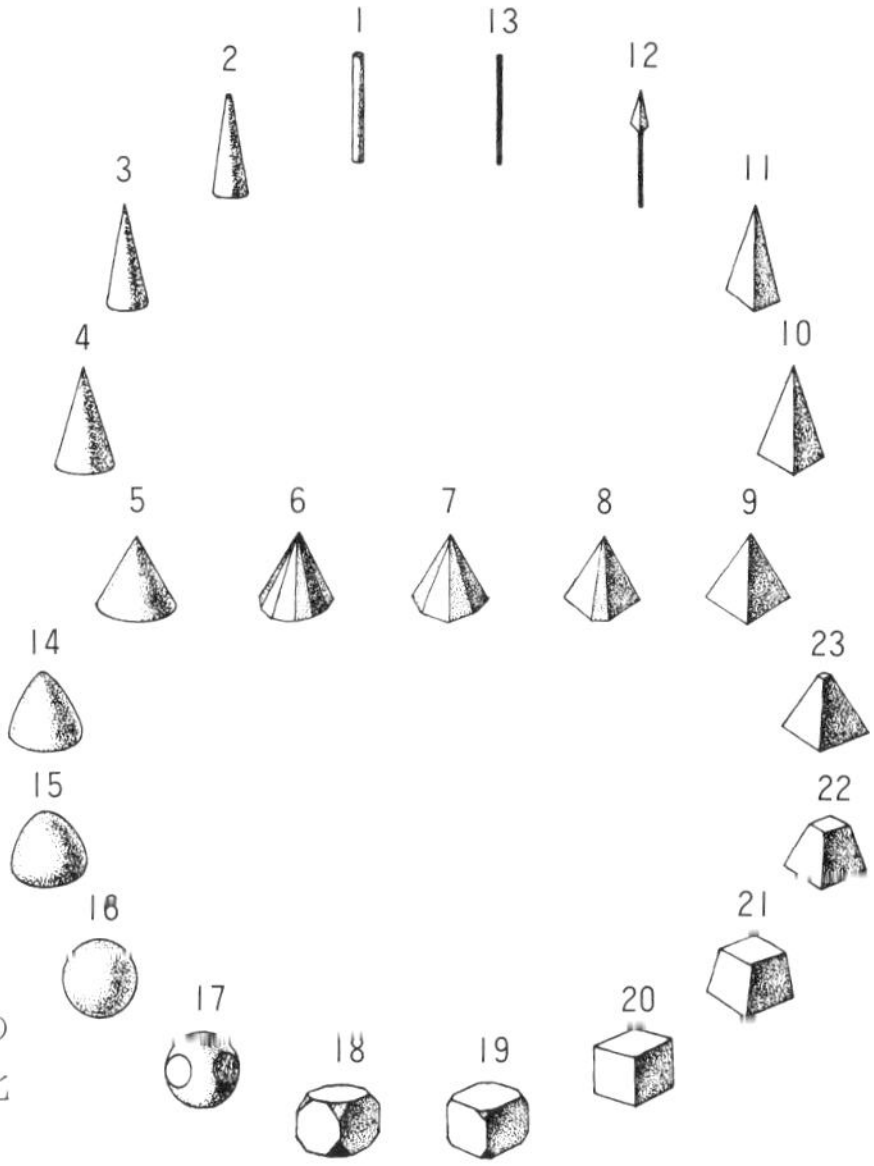

図5　味と形のマッチング課題のために修正した形。連続的に変化して8の字状にならんでいる。

と、塩味の形がくるときとで変わるだろうか？　それともどんな味が前やあとにきても、つねに同じだろうか？

最初の一巡で、マイケルの味と形の対応にはっきりとしたパターンが示された。甘味や塩味といった単純な味は概して、アニスやアンゴスチュラ・ビターズのような複雑な味よりも解答の幅がせまかった。あてずっぽうではないのは確かだ。しかしマイケルが頻繁に感じるという線や柱やとがりをとらえるのに、この解答用紙が不適切だということもはっきりした。そこで私は解答用紙に修正をくわえて、彼が感じる幾何学形によりマッチした8の字タイプにした（図5）。こっちの解答用紙にすると、マイケルはどの味のサンプルでも、すみやかに形を選びとり、それから言葉で質感や温度やそのほかの触覚的な性質をくわしく説明することができた。

マイケルのテストと並行して、ヴィクトリアにも同じような調査をした。彼女の場合はピアノの鍵盤とテープに録音した音を使った。私たちがやっていたような刺激と反応の対応は、心理学では時代遅れだったが、マイケルとヴィクトリアの場合は新しいひねりがあった。いわゆる精神物理学では、ふつう刺激の閾値《いきち》（何かを知覚するのにどれくらいの刺激が必要であるか）や量（音の大きさ、体積の大きさ、ほかのものとの差など）を調べる。一つの感覚と別の感覚との比較は、異種感覚間連合（異種モダリティ間連合）と呼ばれており、聞いたことがないというわけではなかったが、私たちがしているような字義どおりの意味ではなかった。

「もしだれか来たら、二人とも頭がおかしいと思われるだろうな」。マイケルが休憩中にそう言った。

私たちは笑ったが、二人とも直観的に、この仕事がほかの人からどう思われるかを、その言葉が正確にいいあてているとわかっていた。共感覚は一九八〇年の科学の主流からみるとあまりにもとっぴすぎた。同僚たちの反応はすでに経験ずみだ。ヒルを使おうと提案したほうが、まだしも受け入れられやすかっただろう。しかし私は共感覚はおもしろいと感じていた。それになぜみんながタブー視するのか、それにも興味があった。

私はマイケルに仲間の研修医たちがどんな反応をしたかを話した。

「そうだろうね。僕がどんな気持か考えてみてくれよ。生まれてこのかたずっと、頭がおかしいかドラッグをやっているかだと思われてきたんだぜ。親からは想像力がありすぎると思われ、友だちからはばかだと思われていた。だから君が夕食にきた夜、あんなにどぎまぎしたんだ。人からばか呼ばわりされると、共感覚がいやになる」

「どうして？」

「ばかをやっているんじゃないからさ。僕は僕でいるだけだ」

「共感覚の記憶でいちばん古いのはいつ？」

「ものごころがついたときは、もうそうだった。本当に。共感覚がなかったときというのは思い出せない。ほかの子どもとはちがうんだって、最終的に思い知ったのは、たしか小学校のときだったと思う。形のことを言っても、友達はだれも、何の話かわかってくれなかった」

「家の人たちも支えてくれなかったの？」

「子どものころはあまりしあわせじゃなかったんだ」。彼は淡々と言った。「ひとりぼっちだった。いつからそうだったのかわからないけど、僕はずっと嗅覚が鋭かった。楽しい思い出の一つは、アーカンソー州のおばあちゃんの家だ。地下室でよく何時間も過ごした。においの組みあわせが最高だった——オイルヒーター、野菜の貯蔵庫、貯蔵室。あそこへ行くと天国にいるような気分だった」

私はマイケルにカウンターの前に座ってもらって、神経の検査をした。「勝手にそうなるって言ってたね。自分の意志でどうにかなることは何もないの?」

マイケルはちょっと考えた。「何もない。まったく何も。形はふりかかってくる。自分ではまったくコントロールできない。疲れているときや、ほかのことに気をとられているときは、それほど形を感じないような気がする。たとえば朝は、おもしろい形をたくさん感じる時間帯ではないらしい。たぶん夜になって、ちょっと飲むと、形に注意がいくんだろうな」

「夜のほうがリラックスしているからかもしれない」

「かもな」

私はマイケルに片足とびをしてくれと頼んだ。平衡感覚と運動の協調を調べるためだ。「このパイロット実験は退屈だよね」

「それに不愉快だ。なかにはまったくひどい味のサンプルがある」

「君はとても協力的だよ。この実験に何を期待している?」

「答だな、たぶん」。マイケルは即座に言った。マイケルが私の研究に協力することを同意したのは、自分がなぜ人とちがっているのか、その説明がほしかったからだ。彼の父親はエンジニアで、機械が働く仕組みを説明してくれた。マイケルと父親は家の修繕チームだった。しかし悲しいことに、二人が一緒にいるのは何かを修繕するときだけで、コミュニケーションがあるのもそのときだけだった。

「専門家に説明してもらえれば、もっと安心できるような気がする。ものが働く仕組みを父が説明できるなら、科学は――つまり君は――僕が働く仕組みを説明できるんじゃないかって、期待しているんだ。僕の共感覚が本物だってことを知りたいんだ」。マイケルはまだ自分自身の体験を疑っていた。

神経学的な検査の結果は正常だった。私たちは彼の自宅のキッチン・テーブルでコーヒーを飲みながら話していた。私は自分の頭と分析で共感覚を攻略しようと、箱いっぱいの瓶やガラス容器やスポイトをもって彼の家にやってきたのだった。それからの一カ月というもの、私は頻繁にマイケルの家を訪れ、袋やビーカーをもって飛びこんでは、このにおいをかげだの、その味を試せだのと彼にせまった。そしてマイケルの内面生活についても多くを知るようになった。

「僕はね、大学で植物学を勉強したんだよ」

「そうなのか」

「科学が好きでね。実を言うと医者になりたかった」。マイケルはほほえんだ。私たちはそれぞれの立場の皮肉を笑いあった。私は化学専攻を経て医師になったが、芸術家になりたかった。マイケルは芸術家だが、医師になりたかった。私の場合は父が自分と同じ道に進めと主張した。マイケルは不運にも受けたガイダンスが悪かったため、メディカル・スクールに行く適性がないと思いこんでしまった。

「ほんとに残念だよ。自分の声を聞くべきだった」。私たちはまったくそうだというふうに、うなずきあった。「だから僕は実験のやりかたに理解があるんだ。順序をばらばらにするとか、何百回もテストするとか、そういうことに。科学って本当は単調なものだ、ちがうか？」

「そうだよ。実際の実験は単調なことが多い。本当の科学は精神に基盤があるので、機械にあるのではない。テレビに出てくるような大型の機械やコンピュータが科学なのではない。わくわくするものは着想や説明にあって、測定にはない」

「たいていの人は賛成しないだろうな。こんな着想とかあんな理論とかをもっている人間はごろごろいる。新聞の編集人や、テレビのリポーターや、エリック・フォン・デニケンのような変人を見てみろ。クモが巣をかけるみたいに、しろうと理論をつくっている」

「たしかにばかげた発想はどこにでもころがっている。そういう言いかたをするならね」。私は同意した。

「世間はまともな考えとナンセンスとの区別がつかない。あるいは証拠なしでは受け入れられない主張との区別がつかない」とマイケルが言い直した。「僕が言いたいのはそういうことだ」

　私は部分的に賛成した。「単調でときに実りのない労働をするのが科学だというのが、一般的な見方だと思うよ。たしかにたいていの科学者は、すでに確立された枠組みのなかや縁《ふち》のあたりで仕事をしているから、理論の組み立てをしているわけじゃない。しかし彼らも新たな可能性をたえず追求しているし、結局のところ科学は着想で、測定は二義的だ。もう一つ、大型の機械やコンピュータが科学だという考え方もまちがっている。着想にはかならずしも金はかからない。わずかの資金でも科学はできる。僕たちがしているようにね」

「そういうふうに考えたことはなかったな」。マイケルはうなずき、「でかい建物や設備がいるとはかぎらないようだね。アインシュタインの例もあるし」と言って笑った。「相対性理論は政府の補助金なんかもらわなかった」

「そしてわれわれの宇宙観を変えた」と私は言いそえた。「何かが証明できればそれは科学的だという世間の考え方もまちがっている。ある理論が科学的なものになるのは、反証が可能でなくてはならない」

「本当に？」

「本当だよ。これは科学哲学者のカール・ポパーが具体化させた考えだ」。私は自分のプランのことをちょっと考えた。「君と一緒にやりたいと思っているのは、君の感覚がふつうの人とまったく同じに働いているという仮説を提示することだ。それから、その仮説のまちがいを立証したいと思っている」

私は深い谷間についてじっくりと考えた。そのときは橋がかけられないと思えた、科学が客観的に「証明」できることと、個人が主観的に知っていることとのあいだにある深い谷間について。伝統的な医学がその型にはまらない患者をあつかうのに不適当であるのを考えると、カロ・シロップの味を「完璧な球形だ。小さなまんまるの球が何百もあるみたいだ」というマイケルの言葉を聞く機会を得られたのは歓迎すべきことだった。マイケルの正気を疑う根拠はどこにもない。パイロット実験のデータをみるかぎり、彼の感覚はふつうの人のようには働いていないようだった。マイケルは才能のある知的な人間だ。それに自分が感じたことを私に言うだけの勇気もある。私は彼の信頼を得たことがうれしかった。

頭をひねって共感覚の問題に取りくんでいくうちに、二人はたがいに心を開くようになり、ついにはどちらも予想しなかったほど大きな成果を得た。共感覚が実在すること、マイケルがおかしくもないしばかでもないことが、いささかの疑念もなく立証できたのだ。マイケルは何年もあとで、「奇妙かもしれないが、これが僕だ。それでいいんだ」と言った。

第10章　共感覚を診断するには

私は文献から得た知識と、新しく直接に得た経験をもとに、共感覚の診断のための明確な基準をつくる作業にとりかかった。共感覚の「実在」を認めない、あるいは科学的検討に値する現象であることすら認めない批判にはいろいろ出会ったが、なかでもいちばん古くからあるのは、主観的だという批判だった。外的な徴候が何もないというのだ。共感覚は、共感覚があると主張する人の言葉を通してのみ、知りうる状態だった。

神経心理学の分野の変わった症例は、偶然に発見されたものや、社会から「現実ではない」と言われる状態にあることを恥ずかしく思っている患者をしつこく説得したあげくに見つかったものが多い。それでも多くの人は、体験報告にもとづく調査は客観的ではないから「非科学的」だと、直観的に感じる。そういう人たちは、機械がそれを数字に還元するのを望んでいる。

それはナンセンスだ。主観的体験は臨床神経学の基本だ。たとえば古典的な神経学では、主観的体験はあらゆる感覚属性の、とりわけ痛みを評価する唯一の手段である。言葉による報告が脳機能の概念を変えたという例もたくさんある。もっとも顕著な例はＲＥＭ睡眠時の夢だ。もしだれも、眠っている人を脳波の各相で起こし、どんな状態だったかたずねることをしなかったら、REMの脳波の意味はいまも謎のままか、まったく意味のないものとみなされていただろう。

たしかに共感覚の「いかに」と「なぜ」を解きほぐそうとすれば複雑な問題にいきあたるが、私は、共有できる基準がないことを除けば、ごくふつうの体験と同様に、原則として理解できるだろうと信じていた。体験報告はしばしば神経科医にとってのロゼッタストーンとなるが、このロゼッタストーンには両面がある。体験報告はまぎれもなく神経科学を進歩させた。したがって神経科学は私たちが直接体験をよりよく理解するのに役立つはずだ。

主観的体験に対する批判は、主観的体験が神経科学の歴史ではたした役割を忘れているのを別にしても、無意味である。病状として認められているものの多くはまったくの主観であるからだ。それらは症状だけで診断されている。頭痛、めまい、側頭葉てんかんは、外的徴候のない病状のわかりやすい例だ。年に一度、主治医のところに行って「頭が割れるように痛い」と訴える患者は何百万人もいて、その言葉はそのまま信じられている。だれも「本当に」痛いのかと聞き返しはしないが、そういう人たちはほぼ全員が、検査結果は正常だし客観的徴候もない。客観的証拠がないにもかかわらず、医師は躊躇せずにいろいろな治療を試みる（検査もたくさんするが、結果はほとんどが陰性である。またしても証拠に欠けるのだが、だから治療はやめようということにはならない）。頭痛は、すべての疼痛性症候群と同様に、主観的である。痛みがあると言っている人が、実際は痛みを感じていないと立証するすべはない。

言葉の意味は私たちの思考過程をあきらかにする。診断《ダイアグノーシス》（diagnosis）という言葉は「知識を通して」という意味である（ギリシア語のdia〈通して〉+gnosis〈知識〉）。知識は診断において、ある疾患を別の疾患と識別するのに役立つ。症候群は症状や徴候のパターンを明白にして、病状の診断を容易にする。症候群《シンドローム》（syndrome）はギリシア語で、「同時発生」という意味をもつ。症候群は、情報の体系化や、比較検討や、除外に役立つ簡略化である。

たとえば慢性関節リウマチは、痛みがあって、関節のあたりが赤くなる。関節の変形は直視あるいはX線検査でわかる。関節によってかかりやすさに差があるので、パターンが存在する。たとえば指のつけねの関節は、ほかの指関節よりも先にかかる。慢性関節リウマチは炎症であるから、症状や徴候は抗炎症剤に反応する。これらの特徴が慢性関節リウマチという症候群を構成し、ほかの種類の関節炎と区別をする。たとえば指のつけねの関節の変形があって慢性関節リウマチに似ているのだが、痛みはないとすると、本気で別の診断を考える必要がある。

症候群のひとまとまりの特徴は、訓練をした人には容易に認識できる。それらの特徴は、多くの場合、患者が話す病気の経緯から出てくる。「頭が割れるように痛い」と言う人は大勢いるだろうが、片頭痛の話は副鼻腔炎による頭痛の話とはちがうし、脳腫瘍による頭痛の話ともちがう。患者が「本当に」主張どおりの体験をしていることを医師がふつう疑わないのは、患者の話がなじみ深いものだからだ。それらの特徴はある症候群にぴったりあう。

共感覚との関連で言えば、側頭葉てんかんのほうが頭痛や関節炎よりも例として適切である。側頭葉てんかんでは、大発作のようなけいれん発作はめったに起こらないが、奇妙な主観的体験——時間感覚の乱れ、体外離脱（自己像幻視）、突然の強い情動、幻覚やゆがみなど——をともなうことが多い。共感覚もときどき生じる。

側頭葉てんかんは珍しくなく、九六〇〇人に一人の割合でみられる。非常によく知られた病状なので、神経科医は患者から病歴を聞いただけで診断ができる。つまり患者の話はなじみ深い。断片がおさまるべき場所におさまって、パターンにぴったりあう。その診断は、発作をおさえる薬で症状が消えることによって確認できる。そして最終的には、特徴的な脳波形によって立証できる。

共感覚は側頭葉てんかんよりもずっとまれ（およそ一〇万人に一人）だが、共感覚者の話はよく似ているので、私は、病歴の特徴だけで診断できるという結論に達した。五つの診断基準にあえば、共感覚であると確認できるだろう。そして立証は、共感覚者と非共感覚者を区別する実験的な検査でできるのではないかと考えた。

ある疾患の一つの症例が、その症候群の特徴として知られているものをすべて備えていることはめったにない。たとえばXという疾患に教科書的な特徴が一〇あるとしても、ある症例はそのうち三から四にあてはまるだけだ。症候群の構成要素には、それがなければ診断が疑わしい主要な徴候と、かならず見られるとはかぎらない第二の徴候がある。

私は共感覚について、科学研究の三本柱の一つめである「歴史」を調べ終えたので、二つめの「記述」に進んだ。そして共感覚の診断のために主要な特徴を五つ提示した。

1．共感覚は不随意的だが、誘発されるのはまちがいない

共感覚は抑圧できない。勝手に起こるのであって、意志の力で発生させることはできない。共感覚

を生じさせる外的な刺激は容易に同定できる場合が多いが、それがいつでも共感覚的な反応を引き起こすわけではない。共感覚者のなかには、数少ない決まった刺激だけに反応する人もいれば、広範囲な引き金に反応する人もいる。共感覚者はよく、彼らの天賦の才はものごころがついたときにはすでにあった、ほかの人たちは自分と同じように周囲の世界を知覚しているのではないと発見して驚いた、と言う。

大多数の場合、共感覚は日常の精神的、身体的活動のさまたげにはならないが、スイッチを入れたり切ったり、意志の力で抑制したりすることはできない。何かに没頭しているときは共感覚があまり目立たず、リラックスしているときに意図的に注意をむけると鮮明になるということはあるようだ。それ以外は、共感覚の知覚を自分で変化させることはできない。

2. 共感覚は投射される

誘発される並行的な感覚は、ふつう「心の眼」にうつるのではなく、体の外で知覚される。視覚の共感覚なら、顔の近くに感じられる。そのほかの様式の感覚の場合も、遠くではなく個人空間（体のまわりの空間）で感じられる。

3. 共感覚の知覚は持続的、個別的、総称的である

共感覚者の感覚の結合は、生涯つづく。その人にとってある音が青なら、それはつねに青のままだし、レモンがとがった形をしていたら、それはずっと変わらない。この特徴は、間隔をおいて予告な

しに同じ刺激を調べる方法によって、これまでにくり返し確認されている。間隔の最長は四六年である。

共感覚の知覚が個別的であるというのは、音と色、味と形などの組みあわせ課題をすると、対照群の非共感覚者は選択肢全体から広く選ぶのに対し、共感覚者が選ぶのは一つかせいぜい二、三種類であるという意味だ。また、共感覚者が体験する感覚が独特の「署名」のような性質をもっているという意味でもある。私たちはだれでもピアノの音を識別できるが、それはピアノがピアノらしい音をしていて、掃除機の音や歯医者のドリルの音のようではないからだ。ある被験者は、この点を次のように説明した。「形を聴覚と区別することはできない——形は聞くことの一部なので。楽器のビブラホンは丸い形をつくる。ひとつひとつの音が小さな金色のボールのように落ちてくる。それがビブラホンの音で、ほかのものではありえない」

共感覚の知覚が総称的だというのは、複雑な光景ではないという意味だ。共感覚の知覚は素朴だ。しみ、線、渦巻き、格子といった形。つるつるした、あるいはざらざらした手ざわり。塩味や甘味や金属味といった、いい味や悪い味。共感覚者は、牧草地や寺院を見たり、お母さんがよくつくってくれたチキンスープの味を感じたり、スポンジに触れたりするのではない。そういう具体性はない。

対称的な反復もよくある。たとえば一本の線が四本の平行な線になったり、一つの円が池のさざなみに似た同心円になったりする。共感覚の知覚は、このような基本的で単純なレベルを超えない。もし超えたら、それはもう共感覚ではなく、立派な幻覚、あるいは白昼夢で見るたぐいの心象である。

4．共感覚は記憶に残る

　並列的な感覚は、しばしば引き金となった刺激よりも容易に、また鮮やかに記憶に残る。「彼女の名前は緑色だったわ。エセルかヴィヴィアンか忘れちゃったけど」と、ダイアンという女性が言う。どちらも緑色なので、実際の名前がどっちだったかわからなくなってしまったのだが、共感覚が緑色だったことは憶えているのだ。

　共感覚と写真記憶（直観像記憶）や、そこまでいかない記憶増進とのあいだには強い関連がある。共感覚者は共感覚を記憶を助ける手段として使っている。共感覚と記憶の関係については、ルリアの著書『偉大な記憶力の物語』がもっともくわしい。ルリアの被験者の記憶には限界もゆがみもなかったが、それはおもに、すべての感覚に共感覚が不随意的にともなっていたからだった。

5．共感覚は情動的、認識的《ノエティック》である

　共感覚者は自分の知覚しているものが現実であるというゆるぎない確信をもっている。彼らの知覚はいわば「エウレカ」を、つまり電球がぱっとついたようにある洞察がひらめく感じ（「それだ」という感じ）をともなっている。まちがいないという感じがそれほど強く、かならず存在するからには、辺縁系が共感覚に関係しているはずだと私は考えた。

　辺縁系は皮質よりもずっと古い部分で、情動や記憶に関与し、個人が自分の考えや信念に付与する確信を生みだす。私は共感覚の体験に情動と確信が付随するところから、エクスタシーとして知られる一時的な自己意識の変化について考えた。エクスタシーとは、思考力を奪い、しばらく正気を失わ

せるような激情を指す。ウィリアム・ジェームズは、神秘的な体験について論じた著書『宗教的経験の諸相』のなかで、エクスタシーが言葉で表現できない、受動性、認識的性質、暫時性という四つの属性をもつと述べている。共感覚にもこれとまったく同じ属性がある。

「認識的（noëtic）《ノエティック》」というめったに使われない言葉は、知性あるいは理解を意味するギリシア語のnousからきている。それは私たちに「知識」をあたえるものであり、直接経験される知識や確信感をともなう啓示を意味する。それはリアリティの表面を突き破り、超越的なものをかいまみせる。ジェームズは「認識的な真実」と、それらの状態があたえる影響力について述べている。

神秘的状態は感情の状態に似ているが、体験者にとっては、知識の状態でもあるようだ。論証的な知性ではうかがい知れない、深い真実を洞察する状態なのだ。それは、明瞭には言いあらわせないながらも、啓発であり、啓示であり、意味と重要性にみちている。そして原則的に、奇妙な影響力があとまでつづく(1)。

これで共感覚とは何であって、何でないかについての私の考えは明瞭になった。そして次の段階である構想の組み立てに進むことができた。

ほとんどの人は科学を道具あるいは機械とみなし、考えを組み立てる仕事、自分の考えを明確にする方法であるとは思わない。これが、ある考えを支持あるいは反証するために、もし必要であるとすれば、どんな道具が必要かという発想につながっている。こうした科学の一般的な見方は、医学の一般的な見方――とにかく検査をたくさんして、結果を見る――と酷似していると私は思う。

マッカードル博士は、思慮深い診断のあと、診断を立証あるいは反証するために検査を賢明に利用するべきであると私たちをさとした。CTスキャンは「ただ何となく」指示するものではなく、「おそらく腫瘍らしい」と考えてすべきものだ。したがってCTスキャンの結果を手にしたときは、「腫瘍らしいという自分の診断をCTスキャンで確認できるだろうか。その場合は、可能性のある腫瘍A、B、Cの鑑別もできるだろうか」と自問することになる。

同様に、科学者としては、何を問いたいのかはっきりとした考えをもったうえで、その答を出すために注意深く実験を組み立てなくてはならない。ただあれこれと試すだけで、何かが出てくるとは期待できない。医師が症状について考えるように、科学者は疑問を熟慮し、ど、ん、な、疑問に答を出すのか、ど、う、い、う、ふうに取りくむのがベストであるかをじっくりと考える。共感覚について私がまず知りたかったのは、「リンクはどこにあるのか？」だった。二つの感覚の結合は脳のどこで起こっているのだろうか？

第11章　共感覚はどこで起きているか――一九八〇年四月二十五日

「図書館で何がわかった?」とウッド博士が聞いた。

「共感覚者と非共感覚者の直接的な比較はありませんでした。十九世紀初期の文献までさかのぼったのですが、一例もみつかりませんでした」

「これまでだれも、知覚の仕組みを比較しなかったという意味かね?」。ウッド博士はタバコをもみ消しながら聞いた。

「そうです。われわれが最初のはずだと思います」

「そうだろうな。ほかには何がわかった?」

「たいていの文献は神経系に関する概念が古いので、こっけいな感じがしましたね。たとえば感覚反射だという説明があって、気に入りました」。私はにやっとした。

「どんな説明?」

「反射だということになっています。膝の反射のような」と、私は説明した。「ただし後半の運動反応がなくて、そのかわりに別の感覚に接続しているというわけです。巧妙じゃないですか」

「解剖学は想像力が豊かだよ」。ウッド博士は笑った。「しかし忘れちゃいけない。かつての心理学の理論は行動主義一色だった」。ウッド博士は大学院で心理学史を教えていたので、くわしいはずだと私は思った。「心理学者は何かおもしろいことを言っているか？　それとも反射の連中と同じくらい見当がちがっているか？」

私は検索カードをくった。ウッド博士はこのときは何も食べていなかったので、研究室のなかをぐるぐると歩きまわった。「一九二二年に〈連想説〉というのがあります」と、私は声をあげた。「共感覚は偶然の結びつきだという説明です。AがBを触発するなら、AとBは過去のどこかで同時に体験されている」

ウッド博士はあきれたように目をぎょろつかせた。「それが何か役に立つのか？」

「少ししかないので、あるだけ全部紹介しようとしているだけです」。私はカードをくった。「一八九五年には〈情動トーン説〉という、情動の力を重視した説が出ています。刺激と共感覚の反応が共通の情動的背景をもっているという説です」

じかに経験した症例と、文献から集めた一〇〇あまりの症例を考えあわせると、それはありそうになかった。仮にこの説が本当なら、情動はすべての感覚を潤色するのだから、割合からみて共感覚はまれどころかどこにでもあるはずだし、論理的に言って、快い色は甘美な音やすばらしい美味、あたたかい感情、花の香りなどを引き起こすはずだ。私たちは共感覚の結びつきが特異的であって、この説の言うように無差別ではないことを知っていた。

「ざっと目を通したところでは、意味の共有というのが昔の説のなかでもっとも説得力のある説明だと思いました。言語がリンクだという説です」

「どういうふうに」とウッド博士が聞いた。

「われわれは日常生活で感覚どうしをイメージ的につなげます。『君の話が見えた』とか、『このチーズは鋭い味がする』とか言いますよね」

「それは比喩的な表現だ」

「わかっています。チーズが本当にナイフの刃のようだと言っているわけじゃありません。しかし共感覚の体験がこの言語習慣の誇張表現かもしれないというのが、昔の研究者にできた最善の提言だったんです。この説にしたがえば、共感覚者は、想像力が旺盛すぎてメタファーを文字どおりに受け取る人間だということになります。これは〈意味仲介説〉という説で、共感覚はメタファーをより全般的に使用する特殊な例であるとしています」

「意味仲介説を支持する根拠は？」

「研究が一つだけです。それも生身の共感覚者を使っていません。研究の結論は、それ以前の文献の症例や、それらの症例と非共感覚者との比較にもとづいています。この非共感覚者たちは、ある感覚特性と別の感覚特性とを意識的に結びつけるよう指示されました」

「それはどういう意味？」

「つまりこの研究は、共感覚者も非共感覚者も、低音と、大きくて暗い共感性光覚《フォティズム》とを結びつけるということを示したのです」

「共感性光覚というのは光のパッチのこと？」

「そうです。光った線や斑点のことです」。私はつづけた。「ともかく彼らは、低音は大きくて暗い共感性光覚と、高音は明るくて小さい共感性光覚と結びつき、大きな音ほど明るく大きな共感性光覚と結びつくという結論を出しました。共感覚者は、大多数の人がことなる性質を結びつけるように指示されたときの傾向と同じ傾向をもつということを示したのです」

「それが何を証明したことになっているのかね」。ウッド博士は部屋を歩きまわっていた足をとめて、そうたずねた。

「そこが問題なんです。何の証明にもなっていません。両者の体験の性質はまったくかけ離れています。共感覚者は、さまざまな大きさや明るさや色が、心の目に見えるのではなく、実際に見えると主張します。ふつうの人はただ、それらがともかく『調和する』とイメージしているだけです。興味深い関係ですが、あてはまるのが色聴だけで、ほかの共感覚にあてはまらないのが問題ですね」

「そうだ。この結果を一般化することはできない」。ウッド博士はそう賛成して、低く鼻歌を歌いはじめた。「意味の共有が、ある感覚と別の感覚をむすぶリンクであると提言しても、何かを明確にしたとは言えないのじゃないか?」。博士はまた、慎重な足どりで歩きはじめた。そして顔をあげてきっぱりと「君が最初のほうに言った言葉が気に入った」と言った。「共感覚者が知覚する特性と、非共感覚者が知覚する特性を直接に比較する必要がある」

「どういうふうにしますか?」

「まずは、昔の説をもう少し聞かせてくれ」

私は十九世紀から二十世紀初期にかけての理論を三つのカテゴリーに分け、それぞれを感覚もれ説、連結説、抽象説と呼んでいた。

感覚もれ説は、ある感覚にともなった神経エネルギーが、揺れるボートのなかでバチャバチャとはねる水たまりの水のように、脳の別の部位にもれるのではないかと考える。この説の基礎になっているのは、乳幼児の運動からの類推である。赤ん坊がおもちゃに手をのばすところを考えてみよう。赤ん坊が片手でおもちゃをつかもうとするとき、残りの手足はもちろん、胴体までが、不随意的に曲るのが容易に観察できる。運動経路は成長とともに成熟し、それぞれ絶縁される。そうすると、経路どうしの混線はなくなり、子どもは体のほかの部位を動かさずに、ものをきちんとつかめるようになる。

不随意運動のなかには成人後も残るものがある。たとえば小指で手のひらのまんなかを触ろうとするとき、(親指を除く) ほかの指三本をまっすぐのばしたままにしておくことはできない。[2] この、ほかの指の不随意的な屈曲を連合運動 (synkinesis、ギリシア語の syn「ともに」+kinesis「運動」) という。連合運動はすべての乳幼児に見られるところから、この説は、「一緒になった感覚」という意味の共感覚が、一つの感覚から別の感覚にエネルギーが無差別に漏れるのを防げない未成熟な神経系から生じるのではないかと類推する。

「言ってみれば一種の先祖返りだな」とウッド博士が口をはさんだ。「動物には感覚の区別がない発達レベルがあると考えられているから」

「脳のある領域と別の領域との区別がないという考え方です」。私はつけくわえた。「感覚もれ説から論理的に出てくる予測は、重度の先天性障害や脳奇形です。この説が正しければ、共感覚者は、仮に生存できたとしても、重度の精神遅滞になるはずです」

「それに刺激に対する共感覚の反応も無差別になるはずだ。特異的ではなく」。というわけでこの説も、予測が観察事実に反するために、捨てなくてはならなかった。共感覚者の反応はなみはずれて特異的であるし、共感覚者は聡明な人たちなのだから。

「連結説というのは、共感覚者は脳の結線にどこかちがうところがあるという考えを基盤にした説明に対して僕がつけた名前です。つまり混線があるという考えです。と言うか、むしろ一対一の連結を生みだしている直接の結線のようなものです」

私は黒板のところまで歩いていった。「そういう結線は、色と音程が対応するスケールをつくりだすでしょう。たとえばaX、bX、cX……」と、私は黒板に書いた。「もしそれが音階の振動数なら、共感覚によって誘発された波長を、aXY、bXY、cXYといった単純なかけ算で予測できるでしょう」

「つまり基本的に言って、翻訳の辞書のようなものだね」

「そのとおりです。ニュートンやエラズマス・ダーウィンが、感覚どうしのあいだに身体的な翻訳アルゴリズムを探したとき、試みたのがこれでした。しかしこれも真実ではありえません。結びつきは共感覚者によっていろいろだからです。音と色には、系統的な一対一の対応はありません」

「ほかの感覚にもな」とウッド博士がつけくわえた。彼はまた鼻歌を小さく歌いながらカーペットを見つめた。「するとどういうことになるんだろうか」

「事実として翻訳辞書がつくれないのですから、言語が本当にリンクなのか疑問ですね」と私は言った。「もし、われわれの知っているもっとも抽象的なものである言語が、共感覚の基礎であるなら、ある感覚を別の感覚に翻訳する二言語辞書が可能なはずです。そうであるなら、結びつきに普遍的な一致がなくてはいけません」

「つまり、言語はリンクではありえないという否定的な証拠がまたくわわったわけだ。共感覚者は一致していないのだからね」。ウッド博士は顔をあげた。「カンディンスキーのようじゃないか？　彼の『芸術における精神的なもの』に、一つの感覚の本質を別の感覚に翻訳する普遍的な辞書のことが書いてなかったかな？」

「どうでしたか。彼は一つの感覚を別の感覚に移す象徴主義の考えをすすめましたが、象徴主義の概念と身体感覚とを混同しないように気をつける必要があると思います。たしかにカンディンスキーは共感覚があって、綿密な概念をつくりあげましたが」

「重なりあっているところがおもしろいと思わないか？」と、ウッド博士はたたみかけてきた。

「思います。ですが僕は、不随意的な感覚について話しているのだという点をはっきりさせておきたいと思います。これは感覚の融合という芸術上の概念や、意図的に考案した色彩音楽などとは、まったく別物です」。私は検索カードをくり、共感覚の歴史のなかで芸術についての言及がどれほど多いかに気づいた。そして考えながら言った。「とはいえ、そういう創造的な問題は共感覚が示す、より大きな帰結の一つかもしれません」

「どういう意味だ？」

「共感覚はちょっとタコに似ていると思いませんか」と私はたずねた。「いろいろなところに触手をのばすところが。共感覚は、一握りの人だけに影響をおよぼす、奇妙な神経科領域の症候群というだけでのものではありません。私はふつうの人たちにとっても重要だという直観をもっています。どういうふうに重要なのかはまだわかりませんが」

「手にあまる仕事をはじめてしまったのかもしれないな、リック」。ウッド博士はほほえんだ。「地下の書庫を探しまわって、話はどこまでいったのかな。われわれは最初よりいくらか進んだか？」

私は進捗状況をかいつまんで説明した。「われわれは観察事実に反する材料をたくさん除外しました。共感覚の明確な定義を得ました。共感覚は未成熟な脳のために起こるとか、言語が基礎になっているとかいった、古い説を反証しました。これできれいに片づけて再出発と言いたいところですが、一つだけわからないことがあります」

「それは何？」

「アリストテレスです」

ウッド博士はタバコに火をつけた。「アリストテレス？　どんな関係があるんだ」

「よくわからない抽象的な考えに行きあたったんです。おそらくリンクがあって、それがアリストテレスの常識《カモンセンス》と何らかの関係があるという」

ウッド博士はくすくすと笑って、「それは共通感覚《カモンセンシブル》のことだろう」と正した。「哲学用語だよ」。彼が興味をかきたてられたようすで、本棚のところに歩いていって、首を傾けて書名を見わたした。

「アリストテレスは僕の好きな哲学者なんだよ。知っていたかい、リック」

「それなら運がよかった。説明してもらえて」と言って、私はメモにざっと目を走らせた。「抽象説は、つまり言語がリンクだと提唱する説ですが、意味を伝達する抽象的概念としてアリストテレスの共通感覚をよりどころにしているようなんです。共感覚が一緒にする二つの事物は同じ意味をもっているようですが、しかし僕は共通感覚が何であるかを知らないんです」

ウッド博士は緑色の分厚い本を、デスクに山積みされた書類のてっぺんにどんと置いた。期末レポートの山の上で、いかにもあぶなっかしそうだった。「ここだ、『動物誌』のなかだ。アリストテレスが、特定の感覚と共通感覚を区別できると述べているところだ」。彼は、その部分を読んだ。

「『ある特定の感覚に固有の対象というのは、ほかの感覚によって知覚されないものであり、これについて誤ることはありえない。たとえば色は視覚に固有の対象であり、音は聴覚に、味は味覚に固有の対象である。それぞれの感覚は、それぞれに固有の対象を判断し、それが知覚する色や音の存在について誤ることはない』」

「しかし」とウッド博士は説明した。「われわれは、周囲の事物を二つ以上の方法で認知することができる。対象物の大きさや形は、見て感じることも触って感じることもできる。ある場所から別の場所に移動する物体の動きは、目でも耳で感じられ、動きが遅いか速いかさえわかる」

「すると、共通感覚の例は、運動、数、静止、大きさ、長さといったようなものになるんでしょうか?」

「そのとおりだ。そういう特性は単一の感覚だけでわかるのではない。いくつかの感覚に共通しているからだ。共通感覚はある特定の感覚器官を通して知覚されるのではなく、むしろ間接的に五感を通して知覚されるのだ」

ウッド博士は手でそのページをたどり、その次のページもたどった。鼻歌はとまっていた。「まだ聞いていますよ」と私は念を押した。

「ある一節を探しているところだ」。彼はゆっくりとそう言いながら、慎重にページをめくった。「アリストテレスは、感覚は外界から五つの感覚器官のそれぞれ別のチャンネルを通って入ってくるが、人間はそれを別々のまま経験するのではないと考えていた」。彼は顔をあげて、私が話についてきているかどうかを確かめるようにこちらを見た。

「われわれの感覚がもたらす世界は、さまざまな大きさや形の対象物が、動いたり静止したりして、多様な空間的関係をもっている。われわれがこれらの対象物を体験するとき、そこにはさらに多くの属性がある――それらの色、それらが出す音、粗さやなめらかさ、などなどだ。われわれはこうした感覚を、五つの感覚器官を通して受動的に受けとるが、渾然一体とした経験にまとめあげるときは、もっと能動的だ。感覚エネルギーは外界からくるが、その外界についての感覚経験には、われわれの側の記憶や想像力が含まれている」

私はゆっくりしゃべりながら、聞いた内容をまとめようとした。「つまり統合は、一つの対象のさまざまな属性を同時発生的に知覚する結果として生じる」

「そうだ」とウッド博士は大きな声を出した。「アリストテレスは『胆汁が苦くて同時に黄色いように』と言っている。これはわれわれがたまたま黄色いものを胆汁とまちがえるわけを説明している」

私はこの同時発生認知という発想について、じっと考えた。

「おお、あったぞ」とウッド博士が叫んだ。「アリストテレスは識別の本質について語っている。『それぞれの感覚は、対象の特定の差異を識別するが、それらはそれぞれの感覚に固有である。たとえば視覚は白と黒を識別し、味覚は甘さと苦さを識別する。しかしわれわれは白と甘さの識別もできるし、そればかりかどんな二つの属性も識別できる。どのようにして、この総括的なちがいを知覚しているのだろうか。

白と甘さのちがいをどちらか一方の感覚で識別することは不可能である。したがって、比較される属性の両方を識別できる、一つの感覚が存在するはずだ。そうでなければ、二つの対象の一つを君が、もう一つを私が知覚して、その差異を確定しようとするのに似たことになってしまうだろう。

対象は、それらの差異を識別する単一の機能があってこそ、判別できる。白と甘さの場合も、差異が認識されるとき、その差異を確言する、したがって両者を考え知覚する単一の機能があるはずだ。このことから、別々のものをそれぞれ別の器官によって識別することはできないという結論に達する』」

「論点が見えてきたような気がします」と私は言った。「でも、その本をお借りして何回か読みかえしてみたいと思います。アリストテレスはある種の事物に、われわれの知覚の仕組みに、根本的すぎてわれわれがあたりまえだと思っている、固有の類似性があると言っているのですか？　そうなんですか？」

「ある意味ではそう言えるだろう」とウッド博士は認めた。「しかしアリストテレスの議論をつきつめるとどうなるか、考えてごらん」

「識別についての議論をですか？」

「そう。アリストテレスの議論をつきつめると、白と甘さを識別するその同じ機能が識別に失敗する、あるいは共有属性のために同義と知覚する可能性がある——したがって共感覚を生みだす可能性がある——と言わざるをえなくなる」。ウッド博士は人さし指で開いているページをたたいた。「そこでわれわれはあることに気づく」。ここで本がデスクからすべりおちた。

彼は本を床から拾いあげて、こっちをまっすぐ見た。「アリストテレスの言う共通感覚がリンクだと信じるなら、共感覚が脳のもっとも高次レベルの抽象的な処理過程で起こるということも信じなくてはならなくなる」

「わかりました。それは仮説になりますね」と私は結論をだした。「その仮説の反証を試みればいいわけです」

ちょっと間をおいて私は言った。「レ、ベ、ル、という言葉を使われたのはおもしろいですね。神経学者にとっては特別な意味のある言葉ですから」。私が言ったのは、それぞれが物理的な対応物をもつ、垂直的レベルにわけた神経系の組織体制のことだ。神経科の検査は、機能が喪失しているレベルにいきあたるまで、各レベルの統合的な働きを調べていくようになっており、いきあたると「損傷のレベル」が確定されたことになる。この解剖学的な部位の特定なしに診断をするのは不可能だ。

「機能レベルを下から考えていきましょう」と私は提案した。「どのレベルで共感覚が起こりうるかを考えるんです」。私はまず筋肉それから末梢神経と、口に出して考えた。末梢神経は筋群を刺激して動かし、また感覚インパルスを脊髄に送りこむ。筋も末梢神経も、共感覚の知覚の精神的局面をになうことはできないので、候補ではなさそうだ。私はつづいて順番に考えていった。

脊髄は運動と感覚を統合する。脊髄そのものにもいくつかのレベルがあって、膝などを反射検査用のハンマーでたたいて検査をする。脊髄をのぼって頭蓋のなかに入ると次は脳幹で、その脳幹にも下位区分があるというふうにレベルの区分がつづいて、最後に高次の精神機能に関与する大脳の複雑なレベルがある。[3] このように神経系のおもなレベルをたどっていくと、神経の処理過程に関与するレベルの大部分が意識にのぼらないことがあらためて目についた。

「共感覚が高次の機能であるのはあきらかです。問題はどの程度、高次なのか、どのレベルで起きているかです」

ウッド博士は本から目をあげた。「それがアリストテレスとどう関係するんだ？」

「私たちがいましている、共感覚についての諸説をカテゴリーにわけるという行為自体が、共感覚が作動しうるレベルの解明に役立つのではありませんか？　つまり、諸説を通して論理的に考えることができるという意味です。たとえば視覚の共感覚は網膜の細胞層で生じるのか、それとも視覚皮質のもっとも処理過程の進んだ部分で生じるのかを知るのに役立つと思います」

「あるいは、そのあいだのどこかでな」

「そう、あるいはそのあいだのどこかで。アプローチ法は、そのレベルがどこかを問うものにすべきです。それさえわかれば、リンクの性質を問うことができますから」。私たち二人は、つづく数週間、レベルについて考えた。科学の思考の抽象的な部分がはじまったのだ。

第12章　すばらしい戦略

創造性について、「神の伝令」説と呼ばれる見方がある。完成作品は創造する人の心のなかにそっくりそのまま植えつけられているとみなす考えかただ。神の伝令説が指し示すのは、自分は頭のなかに聴こえる完成した交響曲を書きとめるだけだと主張した、モーツアルトのような人たちの存在である。

創造性を見るもう一つの、多くの人の体験と一致する見方は、創造的と言われる人を突然ひらめく天才というよりも、骨をもった犬に似ているとみなす。アイディアをつかんだらはなさない。いつまでもしがみつく。仕事机の前でも、もっと日常的な場所でも、問題を考えつづける。犬が何時間でも同じ骨を嚙みつづけるように、嚙みつづける。

骨のイメージはいきいきとしてよくわかる。犬はかじっていないときも、骨を足のあいだにおいて守る。創造的なアイディアを育てるときも同じで、取りくんでいないように見えていても実はそうではない。犬は大きくて肉の残った、嚙んでおいしい骨をとる。そして創造的な人たちは、簡単に答が出るような問題には何のやりがいも見いださず、嚙めば味の出る、嚙みごたえのあるものに食らいつきたがる。

創造性のほんとうの特徴はこうだ。①どの問題が結果を生みそうか、したがって取りくむ価値があるかを感知する能力。②選び出した問題を解けるという自信。③ほかの人があきらめるような場面でもやりつづける、不屈のねばりづよさ。創造性は夢にでてくる神秘的なビジョンや、幸運な環境の結果ではない。創造性と持続性は同義なのだ。意識的にせよ無意識的にせよ、その問題についてたえず考えていると、偶然の出来事が解決の役に立つ可能性が最大になる。


私はノースカロライナ州ウィンストン‐セーレムの自宅で、地下の貸し部屋の天井にペンキを塗っていた。借主だったフレンチホルン奏者が結婚して引っ越していったのだ。さいわい付近にセーレム・カレッジ、メディカル・スクール、芸術学校、ピードモント・バイブル・カレッジなどがあったので、借主には事欠かなかった。ウィンストン‐セーレムでは、地下室や屋根裏部屋や空き部屋を学生に貸すのが家内産業だった。そして、研修医として一万一〇〇〇ドルたらずの年収しかなかった私には、ローンの支払いの助けになるありがたい救済だった。

私は塗装用のローラーを、カロライナ塗料社の「シーリング・ホワイト」の容器のなかにつけた。地元の製品で品質がよく、驚くほど安い。ローラーをしみのでた天井の板紙タイルに押しつけて、タイルのつぎめの斜面のところにもペンキがついているのを確かめながら、動かしていく。テキサコ・ラジオ・オペラハウスの放送時間にあわせて作業をしていたので、一階のラジオを大きくつけてある。メトロポリタンオペラ劇場からの生中継で、チレア作の『アドリアーナ・ルクヴルール』が地下室に流れおりてきて、日曜日の仕事を晴れやかにしてくれた。

ペンキはマヨネーズのように濃く、ホイップクリームのように白く輝いていた。壁用の白ペンキは選択肢が二〇〇もあるのに、天井用の白はどうしていちばん明るい色しかないのか、あの男に聞いてみればよかったな。その明るさは、母のためにしぼりだした絵の具の色を思い出させた。ローブーのペンキを足そうとして手をとめたとき、ちょっと前に塗って乾いた部分が目に入った。その部分は羊皮紙のような光沢が消え、色調が暗くなっていた。

「色の恒常性はどうなったんだろう」。私はひとりごとを言った。アドリアーナが高い声で歌っているとき日がさして、ぬれた部分と乾いた部分のちがいがいっそうきわだった。色の恒常性についてくわしく勉強しなおしたばかりだったので、一定であることを拒絶する天井の色に当惑を感じた。私はぬれた布で手を拭いた。ついたばかりのペンキは落ちたが、てのひらや爪のまわりの乾いたペンキはこびりついたままだった。

その瞬間、私は自分のまちがいに気づいた。色の恒常性とは、同一のものが、変化する光の条件のもとで同じに見えるという意味だ。しかしぬれたペンキと乾いたペンキは同一ではない。一時間前に塗りおえた部分は、ついさっき塗った部分とは物理的にちがう。溶剤が蒸発し、色素が硬化するにつれて、物理的に変化するのだ。私は貸し部屋の手入れで、世界の法則が破られなかったことにほっとした。そして天井を見つめているうちに、アリストテレスの共通感覚が乾いた部分と似ていることに気づいた。乾いたペンキは、いわば、さっきまでそこにあったぬれペンキの抽出物、あるいは蒸発濃縮エキスだ。

私は感覚の知覚がエキスになるようすを示すあれこれの例を、めまぐるしく思い浮かべた。知覚できる物体が家の前にあって、それが熱い太陽に焼かれているところを想像した。その物体はしだいに一部が蒸発して風に運ばれていき、やがてつぶれて二次元のパンケーキになる。そしてまもなくそれも消え、かつて直接感覚だったもののエキスだけが残る。場面は急変して、いろいろなものが散在する裏庭になる。ナイロンの物干しロープや、ヘビや、ボウリングのレーンが蒸発して、一定の長さだけが残る。暖炉のうえの置時計や、頭上を通過するヨーロッパ行きのジェット機も、同じことになる――時間も距離も長さだ。杭をうった垣や司教のかんむりも乾燥して、ただの尖形が残る。まっすぐなピンや、ピンが刺さってできた指の刺し傷は点だ。人が二人、激しい口論をして、ぶつかりあう言葉が最高潮に達して点をつくるのが見えた。ある状態が別の状態へ移行するという概念、最大が最小にむかって方向を転じる点は、デカルト点という次元のない存在として表現される。私はオレンジを食べているマイケル・ワトソンを思い浮かべた。その味はどういうわけか尖端性をもっていて、彼はそれを感じることができる。これらは抽出された共通感覚の例だ。

私は天井の灯りのまわりにローラーを慎重にすべらせた。まぶたを半分閉じて、むきだしの一〇〇ワット電球二つの光をさえぎりながら。そして茶色くなった古い水のしみの上に帯状に塗ったペンキをながめ「もう見ても見えなくなった」とつぶやいた。私はローラーをおろして、しみがあったところを見た。水のしみは無意識の考えに似ていて、本当はそこにあるのに、新しく塗ったペンキに隠されて見えない。私はふりむいて、乾いた部分の色がどう変わっているかをもう一度見た。そして、共感覚はこれとはちがう、と思った。共感覚は何かが蒸発したあとの残留物ではない。共感覚は豊かで、感覚に訴える、直接的なものだ。それを感じる人にとっては現実である。

階上では、アドリアーナが牢屋に連れていかれるところで、威厳をもって歌い、パリジャンの貴族に平然と反抗していた。私は興奮でどきどきしていた。そうか、共感覚はアリストテレスの共通感覚とほとんど正反対なんだ。私はにわかにそう悟った。引き算の経験などではまったくない。触覚や味覚や嗅覚の経験をコーヒーフィルターに注ぎこみ、一部の属性をそこに残して、長さや尖端性や奥行きといった抽象的な概念だけを通す、というのとはちがう。共感覚は足し算の経験なのだ。二つ以上の感覚を結びつけ、それぞれの個性を失うことなく、より複雑な経験にする。

例として、ガラス容器に入った色のちがうビー玉をかきまぜるというのを考えたが、これはすぐに捨てた。玉どうしの相互作用あるいは溶けあいがなくてはいけないからだ。共感覚という足し算の経験は、むしろ料理に似ている。そうだ。共感覚はパスタプリマヴェーラに、いろいろな野菜と緑と白のパスタがまざったあの料理に似ている。それぞれの部分は見わけられるが、それらが渾然一体となって新しく複雑な経験になるのだ。

どっという賞賛の叫び声で、私は物思いからさめた。オペラ放送の幕間だ。感動のパフォーマンスだった。

地下室で熟考したおかげで、自分が何を問いたいのかがはっきりした。共感覚は、言語やアリストテレスの共通感覚のように、抽象的で融通性のあるものなのだろうか。それとも膝蓋腱反射のように直接的で変えられない、組み込まれたものなのだろうか。

前に連合運動のアナロジーを考えたように、別の運動反射について考えてみた。これは結局、表面的に類似しているだけだとわかったのだが、好都合なことに、ウッド博士と検討したレベルの話が中心になっている。この反射は、新生児が単純な味に反応して見せる顔面運動反射で、専門的には味覚顔面反射という。

味覚顔面反射は、新生児が甘味でほほえみ、苦味で嫌悪の表情をし、酸味で口をすぼめる反射である。つまりいろいろな味が固定的な定型化した顔面の表情を生みだす。この反射は共感覚とはちがって普遍的で、どの乳児でも同一の反応を生じる。

味覚顔面反射は脳幹の下部に支配される行動で変動がない。コンラート・ローレンツなどの動物行動学者は、これを生得的あるいは本能的と呼んでいる。こうした遺伝的な運動協調のパターンは変化しない。反復による疲労がなく、哺乳類に幅広く見られる。また味覚顔面反射は識別に関する私たちの仮定を打ち砕く。味覚は誕生のずっとまえからよく発達し、機能する。人間の場合、胎生五カ月で成人型の味蕾がはっきりと見える。味覚顔面反射は新生児にごくふつうに見られ、無脳児（生まれつき脊髄と脳幹だけしかない子ども）にもある。

味覚顔面反射の驚くべき点は、脳幹下部が感覚シグナルを識別して、これは生体に歓迎されるもの、これは不快あるいは有害として拒否すべきものと「判断」する、その能力だ。人は、いいものと悪いものの識別を、生活体験、学習、習慣、情動的傾向などにもとづく認知機能であると思いがちだ。しかしこれはそうではない。私は脳幹に無意識レベルの識別能力があるところから、神経系のレベルの下限として脳幹までは、共感覚が働く可能性があると考えた。

これで神経系のレベルのどこまでを調べるのか、その範囲を制限する錨を二つおろしたことになる。私は味覚顔面反射を通した推論から、共感覚のメカニズムとリンクは脳幹より上のレベルにあるはずだという結論に達した（共感覚反応は、味覚顔面反射のように個人間で同一ではなく、特異的であるので、おそらく脳幹そのものにはないと考えられる）。同様に、それまでに集めた言語に関する所見から、共感覚はおそらく、この最高レベルの抽象的な処理過程では起こっていないと思われた。リンクはそのあいだのどこかにあるはずだった。

「こういう円錐形になっているんです」。私は円錐形を黒板に書きながら、ウッド博士に言った。「リンクは高、低、中間のいずれかにあります」。私は、脳のなかで共感覚の連合が起こる可能性のあるルートを書いた（図6）。

「これは共感覚とアリストテレスの共通感覚が対極的であるという事実によっています。この事実によって、共感覚がどのレベルで起こるのかを突きとめられるでしょう」

「どうして？」

「共感覚の特性はなんでしょうか？」と、私は修辞的にたずねた。「共感覚は人が感じ、味わい、触れる、具体的な直接経験です。意味は何もありません」。私は強調した。「共感覚がものを記憶するのに役立つという本人たちの話を思い出してください。彼らが実際になじみがあると認識するのは共感覚の感覚なんです」

「色やら何やらを、それがはりついた事実よりもよく思い出すという意味かね？」

「そうです。エセルという女性に会ったとき、緑色の斑点が見えたとします。次に彼女を見かけると、『ああ、あれはエセルだ』と思うのではなく、『ああ、あの緑色の斑点だ』と思うのです。彼女の名前よりも感覚のほうをよく憶えているわけです。名前を確認したときにまちがいないと思うのは、その名前についてくる共感覚が前回とまったく同じだからなのです」

ウッド博士はうなずいた。「おもしろい考えかただ。憶えやすいのは感覚のほうで、名前ではない。名前はそれにくっついた単なる意味の荷物なんだね」

「ルリアの患者Sがこのことを非常にはっきり示しています。Sは驚異的な記憶力をもっているにもかかわらず、ときどきミスをします。そうしたミスは、憶えるように言われたものをまちがって再生するのではなく、ずらずらと長くつながった事項のなかのあるものを抜かしてしまうというミスです。彼は場所で憶えるという昔からある記憶法を使っています。イメージした町のなかに共感覚のイメージを置き、あとでそこを歩きながら読み取っていきます。事項を抜かしてしまったとき、彼は、『忘れた』とは言わず、イメージの町を通ったとき見なかったというふうに説明しています」

「それは読んだな」。ウッド博士は立ちあがって本棚のほうへ行った。「一見すると、思い出すのに失敗したようだったが、実は知覚の失敗だった」。博士はルリアの本を取りだしてページをくり、「この前、君と話をしてから、読みなおしたんだ」と言いながら、眼鏡ごしにこちらを見た。そして隅の折れたページをめくっていった。「ここだ。これを憶えていたのは、奇妙だったからだ。思い出すときに抜かした事項について、彼は共感覚のイメージを『識別』のむずかしい場所に置いたからだと説明している。白い壁に立てかけた白いものや、隅のほうに置いた黒い物体は、それに『気づかずに』通

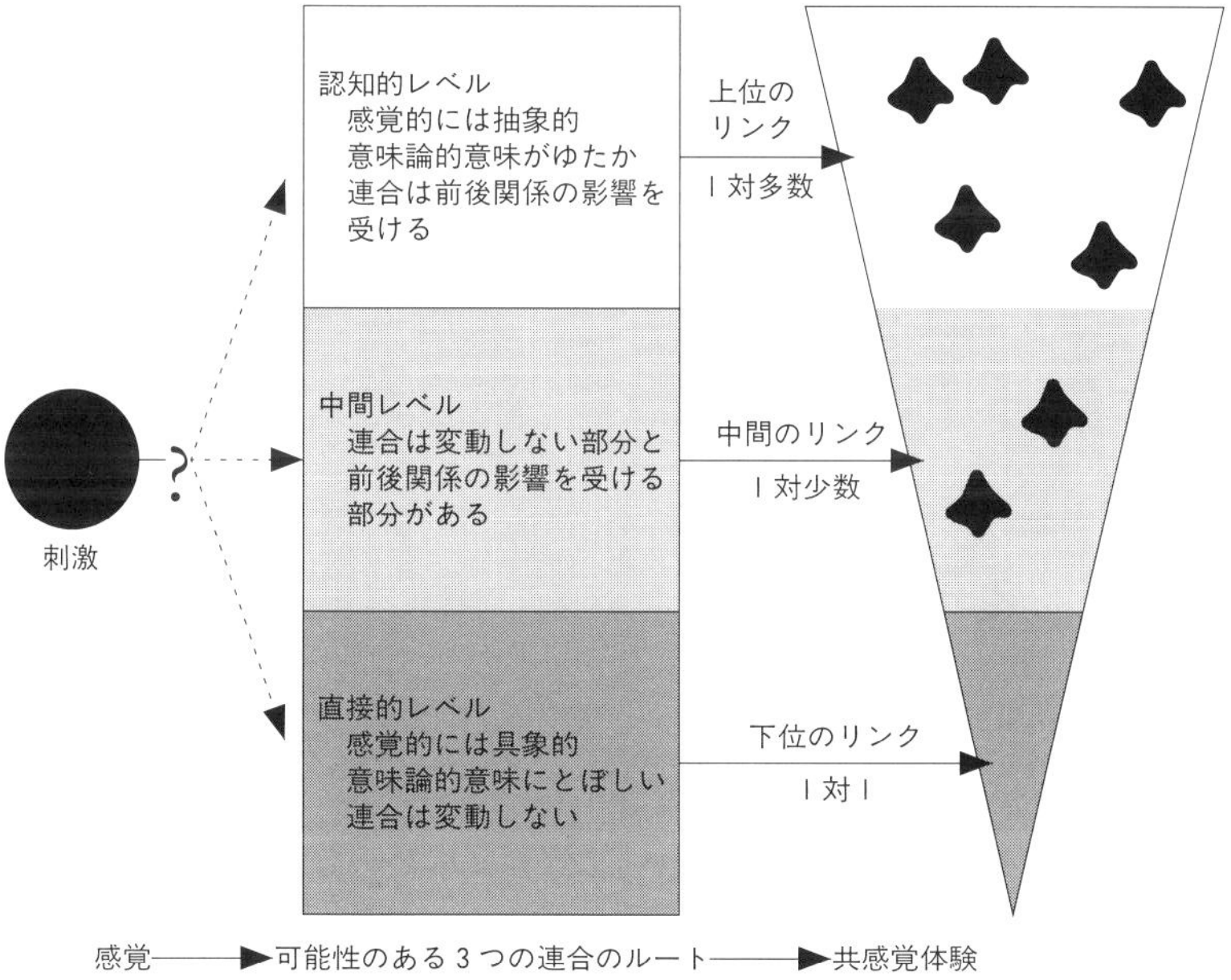

図6　可能性のある共感覚の連合のルート

りすぎるので抜けてしまうとね」

私たちはほかにも、これに関連する一節を見つけた。Sはその部分で、「物音がしたり、ほかの人の声が侵入してきたりすると、かすみでイメージがさえぎられてしまう。思い出すのをじゃまするのは、こういうかすみだ」と言っている。

「ほら、すべて感覚なんですよ。意味はないんです」。私はウッド博士の注意を黒板にむけた。「この図を見てください。左側の刺激が右の共感覚の知覚の引き金を引きます。リンクは三つのルートのうち一つをとります。もしリンクが下位の直接的レベルにあるのなら、膝蓋腱反射のように組み込まれているでしょうから、刺激と反応の組みあわせは変わらないはずです。膝をたたくと何度でも同じ反射が起こります。これは身体的な問題で、認知的な意味は何もありません」

「そうだな」

「刺激の前後関係も問題にならないはずです。たとえばヴィクトリアにいろいろな音程の音を聞いてもらって、彼女が『A』は赤だと言ったとすると、『A』の前後にどんな音を鳴らしても、それで『A』の赤さが変わることはないでしょう。前後関係で変化しない刺激と反応は一対一のリンクをもっていて、それは神経系の下位レベルにあるはずです。そういう場合は網膜や、耳の神経節細胞、あるいは脳幹といったものを見るべきです。そこまで下のレベルを」

「わかった。上位レベルについて聞かせてもらおうか。君が『認知的』と分類したレベルのことを」

「上位レベルは意味をのせています。アリストテレスの共通感覚や正常な人の異種感覚間連合はここに入ります」。私はそう言いながら、逆円錐のいちばん幅のある部分を指した。

「異種感覚間連合の説明をしてくれ」

「二歳の子どもを考えてください。その子に何かを見せて、それからその子を物がいっぱいある暗い場所に入れます。その子は触覚だけで、さっき見た物体と同一のものを選んで認識できます。これが異種感覚間連合で、幼い子どもでももっている人間の能力です」

「わかった」

「異種感覚間連合の能力が言語の基礎であることは、ずっと以前から知られています。サルはこれができません。人間以外の動物で容易に確立できる感覚と感覚の連合は、快などの情動刺激と、視覚、触覚、聴覚といった非情動刺激との結びつきだけです。非情動刺激を二つ結びつけられるのは人間だけです。だからこそわれわれは、物に名前をつけられるのです。


サルの話に戻りますが、サルはたとえばバナナの味のような味覚と、それを『おいしい食べもの』として登録する辺縁系との連合を成立させることができます。解剖学的にみて、ヒト以外の動物の脳で可能なのはこの種の結びつきだけです。ヒトの場合は脳の発達によって、バナナの味のような非辺縁系の感覚どうしの異種感覚間連合が可能で、それにバナナという抽象的な名前をあたえられます。そしてそこから、ほかの抽象的事実を言語的に結びつけることができます。バナナはカリウムが多いとか、収穫しているのは搾取されている移民の農場労働者だとか、カルメン・ミランダの帽子の飾りになっていたとか。

何が言いたいのかというと、異種感覚間連合が言語の基礎であるということです。標準的な見解によれば、言語はもっとも高次の異種感覚間連合で、とりわけ三次連合野や皮質の各領域のつながりに依存しています。プロセス全体が、この進化的にもっとも若い部分で起こっているのです」
「話はわかった。しかしその話は、共感覚の連合がどこで生じるのかという問題とどう関係しているんだ？」
「異種感覚間連合は、われわれの思考の正常な一部ですが、無意識レベルで起こっています。共感覚者の場合は、あたかもこうした連合が、厚い雲のなかから少し顔をのぞかせる太陽のように、意識のなかに顔をのぞかせているという感じです。太陽が顔をのぞかせると、われわれはそれが見えるし、あたたかさを感じられます。しかし、どんより曇った日でも、われわれは空に太陽があることを知っています。じかに体験はできなくても。

われわれは聞くものと見るものを別個の出来事として区別するにもかかわらず、それらの感覚を、それについての思考を形成する過程で統合できることは経験からわかります。その統合は、われわれの意識にのぼらないレベルで起こります。共感覚者と呼ばれる少数の人たちは、あたかも感覚のチャンネルの一部が意識のもとで混合されているかのように、通常は隠れている正常な知覚過程が意識の前にむきだしになっているかのようにふるまいます」

私は黒板の円錐形を指した。「この幅の広いところを見てください。もし共感覚の連合のリンクが神経処理の最上位レベルで起こっているなら、それは言語やアリストテレスの共通感覚のように、抽象的なものになるはずです。この上位レベルの連合は人間が生得的に使うメタファーに似ています。この場合、共感覚の知覚は意味論的な意味に満ちているはずだし、直接的な感覚属性をすべて失っているでしょう。体験は具象的ではなく抽象的になるはずです」

「そして前後関係が体験に影響をおよぼすはずだな」。ウッド博士がつけくわえた。

「はい。非常に大きな前後関係の影響があるでしょう。たとえばヴィクトリアが高音を赤いと知覚するとします。私がいろいろな音程の音をだして、そのなかで『A』がいちばん高かったとすると、彼女は『A』を赤いと感じるでしょう。しかしその次に、『A』がいちばん低くなるように設定した音のグループを聞かせたら、『A』の色は変わるでしょう。相対的な『高さ』が前後関係によって大きく変化するからです」

「これはすばらしい戦略だな、リック」。ウッド博士はうなずいた。「図のまんなかの部分は、どういうことになるのかな？」

「リンクが最上位にも最下位にもないという可能性もあります。その場合は、中間のどこかにあるはずです。この案の冴えているところは、下位、上位、中間のいずれにおいても、予測される結果が実験で立証あるいは反証できるという点です。特定の刺激をあたえたとき、可能性のある三つのルートのそれぞれについて、予測される共感覚者の反応の数や範囲がまったくちがうのです」

「それをもう一度、くり返してみてくれ。正確にわかっているかどうか確認したいから」

「三つの可能性はそれぞれ、刺激の前後関係が問題になるかどうかを予測します。もちろん、体系的に変化させて、マイケルやヴィクトリアの反応がどう変わるかを見たいわけです。もしリンクが下位レベルにあるなら、連合はつねに同じで、前後関係の影響は絶対にないでしょう。しかし、もしリンクが上位レベルで起こるのなら、刺激は複数の連合を生み、それがみなその刺激と同じ意味を共有しているでしょう。上位レベルのリンクは一対多数のリンクで、生じる共感覚連合は、共感覚のない対照被験者のそれと変わらないはずです。第三の可能性である中間レベルが予測するのは、刺激の前後関係に応じて少し変動があるが、生じる連合は一つで、意味論的な意味は、仮にあったとしてもごくわずかだという結果です」

ウッド博士はうなずいた。「よし、いい戦略だ」

ＩＮＳへの提出期限が近づいている。論文を練りあげなくてはならない。「さっそく実験にとりかかったほうがよさそうですね」

第13章　実験をおこなう――一九八〇年夏

実生活にはいろいろな事情があって、すっきりとした結着はなかなかつけられない。共感覚の研究の第三段階である実験をしているさなかに、特別研究員の期間が終了してしまった。私はすでにワシントンDCのジョージ・ワシントン大学メディカルセンターから提示された任期一年のポストを受けていたので引越しをしなくてはならない。マイケルは実験を終了できるよう、ワシントンDCを訪問してくれることになった。

リンヴィル峡谷の大自然のなかでキャンプをするのも、パイロット山でロッククライミングをするのも大好きだったが、それに劣らず、大都市に行くべきときでもあった。ワシントンには強くひかれていたし、定住するならワシントンがいいと何年も前から思っていた。おそらく訪問したときに受けた刺激のせいで、都市生活に戻ろうという気になったのだと思う。それでもいざ出発となると、複雑な気持だった。ニュージャージーから移り住んで以来一〇年間、ノースカロライナは私のすみかだった。多彩な方言もたくさん仕入れた。もっともアクセントは身につかず、「君は僕らと同じように話すけれど、同じようには聞こえないよ」と、友人たちから指摘を受けたものだったが。

ワシントンは（かつて北部と南部との境界だった）メイソン＝ディクソン線の南にあるが、私が知っている南部とはまるでちがっていた。私は、たぶん田舎の雰囲気を忘れたくなかったのだと思うが、国立動物園のすぐそばのアパートメントに入居した。夜明けにはライオンの咆哮が聞こえ、夕暮れどきには、夜を過ごすために枝に飛びうつるクジャクたちの、一度聞いたら忘れられない身の毛もよだつ叫び声が聞こえた。だが、いちばんすばらしいのは眺望で、首都のなかを一マイル以上にもわたってみごとに広がる樹木を見おろせた。

劇的な変化は多々あったが、共感覚への関心は失わなかった。私はウッド博士と検討した可能性を立証あるいは反証するために、共感覚者と非共感覚者に同一の課題をしてもらい、それぞれの特徴を直接比較する方法を工夫した。ヴィクトリアには、テープに録音した一二種類の音程の音に対応する色を選んでもらった。マイケルの課題は、七種類の味の調合液に対応する形を、二三種類の形から選ぶことだった。マイケルとヴィクトリアのそれぞれに、標準的な対照被験者として同年齢で同性の非共感覚者を用意したほか、別に二人を雇った。この人たちは味、形、色、音にプロとして反応する人を選んだ。マイケルのほうには料理人と大工、ヴィクトリアのほうはビジュアル・アーティストと肖像画家である。

対照群の被験者はだれもそれまで共感覚のことを聞いたことがなく、課題に取りくむときは興味しんしんだった。医師仲間とはちがって、みな共感覚についてひどく知りたがったが、実験が終了するまでは、何も言うわけにはいかなかった。私は彼らに、マッチング課題をするときは、音であれ味であれ、刺激の感覚に集中し、それから解答用紙の色や形を一つ選ぶように指示した。かならず一つ、それぞれの刺激にもっともよくあうものを選んでください、と私は言った。マイケルのほうの対照被験者だったトムという医学生は、どうして味と形を組みあわせられるのかまるでわからないというので、交代させなくてはいけなかった。熱意はあったが鈍い男で、組みあわせを思いつくことさえできなかったのだ。ほかの人たちは、問題なかった。

実験の課題そのものは簡単だったが、「共感覚のリンクが働くのはどのレベルなのか」、「そのリンクは不変なのか、それとも相対的なのか」という二つの問いに答えるためには、それぞれの刺激について何百回も実行する必要があった。相対的かというのは、刺激の前後関係に影響されるだろうか、という意味だ。これらの問いに答えるには、刺激を体系的に操作すればいい。低から高までの範囲を網羅し、かつ、所定のグループのなかで刺激の順序を入れ替えるのだ。

パイロット実験によって、マイケルにとっては溶液の味、ヴィクトリアにとっては音程が、つねに共感覚を引き起こす、取りあつかいが容易で確実性のある刺激であるとわかっていた。ヴィクトリアのパイロット実験では、最初、色彩の業界標準であるマンセル表色系のチップから色を選んでもらっていた。しかし先人の研究でも、私自身がパイロット研究のなかでした調査でも、色を名前で示しても実物で示しても結果に変わりはなかったので、チップはやめて、「黒　青　茶　緑　グレイ　オレンジ　ピンク　紫　赤　白　黄」と色の名前を一行に印刷した解答用紙を使うことにした。

表1と表2は味と音の刺激の配列を示している。どちらも低部と高部、それに両方を含む拡大範囲からなるように工夫してある。「低い」、「高い」という概念は味よりも音程のほうでなじみが深いので、ヴィクトリアの実験用の録音テープ三本をどのように準備したか、という話からはじめよう。

テープIは音域の低音部を調べるもので、中央C（中央ハ）の隣のD♭（変ニ音）からオクターブ上のC（ハ音）までの一二の音程の音が一二回くり返される。くり返しはそれぞれ、音がちがう順番にならんでいる。一回目の順番はランダムだが、二回目以降は各音がそれぞれ、総あたり式にほかのすべての音の次にくるように、また一番目から一二番目まですべての順番にくるように設定した。したがってヴィクトリアは、一二の音をそれぞれ一二回、合計でテープ一本あたり一四四の音を聞いたことになる。

テープIIIは音域の高音部を調べるもので、一オクターブ高いほかは、テープIと同じである。テープIIは全音域を低オクターブ、高オクターブで使ったのと同じピッチで調べるが、範囲が一オクターブではなく四オクターブ半になっている。この拡大範囲も、一二の音を一二回、総あたり式にくり返す。

解答用紙には、色の名前をならべた列が一二行、同じページに印刷されていて、これが一二の音の一回分と対応する。したがって一二ページでテープ一本分の解答冊子になる。ヴィクトリアと三人の対照被験者には、テープの音を聞いて知覚した、あるいは思い浮かんだ色にしるしをつけるように指示した。

マイケルの組みあわせ課題に用いた形は、8の字に配列されていて、尖形から円柱、円錐、球、立方体、そしてまた尖形と、系統的に変化する。私は、濃度の等しい溶液を、完全な甘味（砂糖）の一番溶液から、完全な酸味（クエン酸）の一三番溶液まで一三種類、用意した。

二番から一二番までの溶液は、甘味と酸味がさまざまな割合でまざっている。ヴィクトリアの実験

味覚性共感覚													
	甘												酸
実験Ⅰ	1	2	3	4	5	6	7						
実験Ⅱ							7	8	9	10	11	12	13
実験Ⅲ（範囲拡大）	1		3		5		7		9		11		13

表1　味覚刺激の「低部」から「高部」の配置

聴覚性共感覚	
	低　　　　　　　　高
テープⅠ（A-440 ヘルツ）低音部	D^{b} D E^{b} E F $F^{\#}$ G A^{b} A B^{b} B C
テープⅡ（4 オクターブ）範囲拡大	D^{b} F A^{-220} D^{b} F A^{-440} D^{b} F A^{-880} D^{b} F A^{-1760}
テープⅢ（A-880 ヘルツ）高音部	D^{b} D E^{b} E F $F^{\#}$ G A^{b} A B^{b} B C

表2　聴覚刺激の「低部」から「高部」の配置

で音の高低の範囲を三種類にしたのと同様に、マイケルの実験も味の範囲を三種類にした。低い番号の範囲は一番（砂糖のみ）から七番（砂糖とクエン酸が半々）までの溶液とし、七つの味を七回、ヴィクトリアの場合と同様に総あたり式に配列した順番で調べた。

高い番号の部分、すなわち味のスペクトルでいうと酸味の多い領域は、七番溶液（砂糖とクエン酸が半々）から一三番溶液（クエン酸のみ）までを使って調べた。そして最後に、奇数番号の溶液のみを使って、全範囲を調べた。マイケルと対照被験者は、低部、高部、拡大範囲の三通りのテストで、それぞれ七つの味を七回味わったわけだ。

私がたてた、マイケルもヴィクトリアも対照被験者とまったくちがわないという仮説は、二人が共感覚の連合をでっちあげているとみなす立場である。もしこの仮説が正しければ、共感覚は「実在」しないことになる。彼らが各刺激とそれに対する自分の反応を憶えていられないようにするのは、この仮説がまちがいであることを示すための戦略の一部だった。ここが、考えとしての科学と観察としての科学のちがうところだ。ヴィクトリアとその対照被験者は四三二の音を聞き、マイケルたちは一四七のサンプルの味をみた。この反復は単調で退屈だが、共感覚の仕組みについての私の考えが正しいか正しくないかを知るためには必要な作業だった。対照被験者とまったく変わらないという仮説を反証することができるだろうか？

ヴィクトリアの場合は、刺激がテープに録音してあったので、彼女が一人で課題をこなした。実験が自動的に進行しても、それで実験者としての私の退屈や、実行者としての彼女の退屈が軽減されたわけではない。マイケルの場合は私自身が彼に刺激を投与しなくてはならなかったので、二人でさらに話しあう機会がもてた。

「予想とはおおちがいだ」。マイケルは一回分の実験が終わったあとでそう言い、「おもしろくないよ」と不平をもらした。

「サイクロトロンのなかに放りこんで、加速してやろうか？　火花や閃光がほしいんだろ？」マイケルは笑い、体をのけぞらせて額にしわを寄せた。「実は本当に閃光がほしい。脳を調べたいと思ったのは、わくわくしたいからだ。映画みたいにさ」

「『追伸　君の猫は死んだ』以来、ずっとスターになりたいと思っているんだろう」と私は応じた。

それはマイケルが舞台照明のデザインを担当したブロードウェイショーで、トニー賞を獲得していた。それ以来マイケルは、いつか自分自身がトニー賞の照明デザイン賞をとれるかもしれないという希望をいだいていた。「ヴィッキー・レスターというよりは、フランケンシュタインの誕生という感じだろうけどな」。私は『スター誕生』の主人公の名前を出して、そう言った。

「勝手に言え」。マイケルはにやっと笑って、こぶしでテーブルをどんと打った。

私は首をふりながら「君もほかのみんなと同じだ」と言った。「たいていの人はテレビでしか科学を知らない。白衣を着た男と女が〈何かをしている〉あれだ。ごく単純なレベルでさえ、じかに触れる機会がほとんどないからね。たとえばアメリカの高校は、半数以上が物理をまったくやっていない」

「初耳だな」

「物理はそういう状態だし、化学はいまだに生徒がバーテンダーにでもなるみたいな教えかたをしている。そんなことだからアメリカ人のほとんどが、科学とテクノロジーが同じだと思ってしまうんだ」

マイケルは当惑したようすで、「だって、関係はあるだろう」と言いはじめた。

私はさえぎった。「便利なものを作るのが科学だという人もいるけれど、それはテクノロジーであって科学ではない。科学は人間の想像力をきたえるものだ。科学にはさまざまな哲学や見解があって、一枚岩じゃない」

「それでも結果は同じじゃないのか?」とマイケルが指摘した。「世界が動く仕組みについてもっとよくわかるようになるが、そのおまけとして目新しい道具も生まれる。ベルクロ〔マジックテープ〕だってそうだ。劇場じゃあちこちに使っている。あれはアポロの月面着陸からきてるんだぜ」

「ベルクロみたいな道具のことは、みんなよく憶えている。しかしごくふつうの人が月面着陸から何を学んだ? この一〇年間で何がわれわれのところまで浸透してきた?」

マイケルは黙っていた。私はつづけた。「テクノロジーはおうおうにして理解よりも驚きを引き起こす。だからときに反対せざるをえないような、むしばむ力になるのだと僕は思う。テクノロジーを理解できない人はびっくりして受身になり、それに支配されるようになる」

「有害だと思っているわけじゃないだろ?」とマイケルがたずねた。

私は首をふった。「いまのところはね。ただ最新のテクノロジーの巧みさを称賛するのに、人類の業績の頂点を代表するものだと信じこむ必要はないと思っているだけだ」。マイケルはどうもよくわからないという顔をした。

「いいか、テクノロジーはすばらしいよ。世界を再構築して、われわれの手や声や精神をより遠くまで届かせる。しかしいつも、テクノロジーの社会的影響が、とくにマイナスの影響が、事前に考慮されていないように思えるのだ」

「すると君は、科学が誤解あるいは誤用されるのを心配しているのか？」

「かならずしもそうではない」と私は答えた。「しかし人はテクノロジーを信奉しすぎると思う。それと同時に、科学の権威をまとったものをますます喜んで信じるようになって、だれの主張であろうと批判的に判断することができなくなっていると思う。世論操作などいくらでもできると思うとぞっとするね」

「科学は真実を告げるものではないのか？　われわれに世界がどうなっているか、真の姿を見せてくれるのが科学ではないのか？」

「人がそう考えるのは、道具では科学の価値観がわからないからだ。科学の主題は、たしかに事物が働く仕組みだ。しかし科学には価値観もあって、とりわけ証拠と論理的な推論を尊重する。いろいろな考えに対して開かれているし好奇心もあるが、新しい主張を評価するときは批判的な姿勢をたもつ。科学研究の目的は検証可能な知識の生産、それだけなんだ。僕が知るかぎりどんな科学も、提供する知識が絶対的真実だなんて主張はしていない。科学はただ、一つの理解をあたえてくれるだけだ」

　話はつづいた。私たちは、友人どうしがよくやる、活発な、しかし結論の出ない議論をした。私にとってマイケルは、もうただの研究の対象ではなく、一人の人間なのだとわかって興味深かった。しかし私は、残念ながら、彼の共感覚について調べた結果を彼に言うわけにはいかなかった。それ以降の結果に影響をあたえてしまうからだ。もしマイケルやヴィクトリアが、自分がどう反応すると「思われている」かを知ってしまったら、そこから先の実験は無価値になる。マイケルは私の友人と、意図的に「かやの外」におかれる実験の被験者の、一人二役をすることを承知してくれた。

「さっきのフランケンシュタインの話だが」とマイケルが言った。「ちょっと心配なんだ」

「僕がＩＮＳに提出する報告で、奇人みたいに見えるんじゃないかという話か？」

「そう。また自分をばかのように感じることになりそうで」

私はまだノースカロライナにいたころ、科学が有効なのは誤りを認知する能力があるからだと彼に説明をしたことがあった。「われわれが立てた仮説は、君がほかのみんなとまったく同じだという仮説で、その反証を試みるつもりなんだ。その仮説が誤りだと立証されれば、君が自分をばかのように感じなきゃならない理由は何もない」

マイケルは、落ちつかないようすだった。「もし誤りではなかったら？」

私は答えるのをためらった。「もし誤りではなかったら、われわれの研究は単なる幕間の余興になってしまう。もし君がそれでも特別でありたいと思ったら、世に出てトニー賞を勝ちとるしかないだろうな」

ジョージ・ワシントン大学での新しい仕事も忙しかったが、新しい医師の社会やワシントンそのものにもはまりこんだ。その年はたちまち過ぎて、ところどころに刺激的な出来事がはさまった。なかでも小さくないのが、レーガン大統領の暗殺未遂事件とジェームズ・ブレイディ報道官がこうむった脳損傷だった。私は一般社会や報道官の同僚たちの誤解に唖然とした。

その夏に『ニューヨークタイムズ・マガジン』に記事を書き、編集長と二日間にわたって会談するという幸運をえた。華やかな場所を期待していたのだが、『ニューヨークタイムズ』のオフィスはゴミの集積所のようだった。ここを職場にしている人たちは、ここが文筆業界で有名だからここにいるんだろうなと思った。しかしすぐに、ここは野心のあるライターの集積所なのだと納得して、非常に楽しいときをすごした。

そして最後にもう一つ、自分の診療所を開設するという大仕事にも着手した。人生のうちでもおおいに充実した時期の一つだった。以上のような出来事のさなかにも、学問の歯車は静かにまわっていた。私の論文は次の国際神経心理学会北米大会の発表論文として受理された。発表は一九八一年二月、アトランタだった。


「共感覚の体験は具象的である」。私は出席者にむかって要点を述べた。「抽象的な概念というよりは、感覚に似ている」

「実験は、連合が不変か、それとも前後関係の影響を受けるのかを調べ、その結果によって、この図に示した三つのレベルのどれかが選択されるように設定した」。私はスライドの円錐形を指した。

「各被験者に、いくつかの刺激をそれぞれ多数回ためし、ある形や色が各刺激と結びついた頻度をプロットしていくと、どんなパターンが生じるかがわかる」

「両共感覚者の組みあわせのパターンは、中間レベルの連合の予測と一致していた」。私はここを強調した。「一方、対照群は、連合が上位レベルで起こっていればそうなるだろうと予測されるたぐいの組みあわせを示した。共感覚者と対照群の連合がことなるレベルで起こっていることから、両者の共感覚的知覚に差異はないという仮説は反証される」

マイケルもヴィクトリアも、中間レベルの予測である、前後関係によるいくぶんの変動を示した。その変動は程度の問題というよりは属性の問題だった。頻度パターンは、共感覚の連合がテスト範囲の一部分では不変であるが、全範囲を調べたときは前後関係の影響を受けることを示していた。甘味と酸味をさまざまな割合で混ぜた溶液に対するマイケルの反応は、味覚領域の酸味の部分では不変だった。酸味の領域で彼が組みあわせとして選んだ形は、二三の選択肢のうちわずか三個で、いずれもとがった、あるいは角ばった、たがいに概念的に近い形だった。

六人の対照被験者は、音と色、味と形を組みあわせるのに、さまざまな戦略を使った。彼らの選択は選択範囲いっぱいに広がって、ランダムではないものの、拡散したパターンを示した。選択は、抽象的な属性をもとに選択をしていればそうなるだろうと予測されるように、前後関係に支配されていた。一人は、味がほぼ甘いか、ほぼ酸っぱいかの判断によって一定の形を意図的に決定しているのだと説明したが、別の一人は、論理的なやり方は何も使わず、「頭に浮かんだものをそのまま選んでいるだけだ」と言った。また対照被験者は全員、どれを選ぶかを意識的に決定したと認め、共感覚の体験はなかったと述べた。

低オクターブ、高オクターブ、四オクターブ以上の拡大範囲の音を聞いたヴィクトリアは、テープIIIの高オクターブを聞いたときだけ、不変の結果を示した。パターンを見ると、彼女が「高い」と知

父								
いい		○						悪い
速い					○			遅い
固い							○	柔らかい

表3　意味微分法の判定例

覚する音はピンク、「低い」と知覚する音は青い傾向がある。このあきらかな極性は、彼女の連合に固有の意味があるかどうかを探るのに、申し分のない状況だった。私は「意味微分法（セマンティック・ディファレンシャル法）」と呼ばれる方法でそれを行なった(4)。「一九五七年にイリノイ大学のチャールズ・オズグッドが、意味はわれわれの心的表象を媒介すると提唱した。オズグッドが開発した意味微分法では、被験者がある概念の意味を対置スケールで判定し、それによって意味を『微分』する。

このスライドは、『父』という概念を、正反対の形容詞を両端に置くスケールで判定したところを示している（表3）。被験者は『父』はどのくらいいいか悪いか、速いか遅いかなど、自分の判断にしたがって印をつけていく。

言語的に洗練された人においても、ある概念について意味のある判断のバリエーションの半分は、わずか三つの要素で説明される。その要素は、評価性、力量性、活動性である。評価性とは、あるものがいいとみなされているか、悪いとみなされているかを指す。力量性とは、力や力に関連する属性、すなわち大きさ、重さ、じょうぶさなどについて言う。活動性は敏捷さ、興奮性、あたたかさ、感情の揺れといった特性を言う。

過去二〇年間に得られた知見から、意味微分法は一般化のできる尺度であることがわかっている。意味微分法には、標準概念も標準スケールもなく、研究者がそれぞれ何を研究しているかにもとづいて尺度を設定する。概念としては言葉がもっともよく用いられるが、意味微分法の過程は、ロールシャッハのインクブロットや絵画や彫刻、それにソナー信号にもうまく使われている。

意味微分法は、意味の明示的な局面よりも暗示的な局面を引き出すため、共感覚など、美感に関する問題や概念に適用できる」。私は断言した。

ヴィクトリアに二五の判定スケールを使って色と音程の両方を意味微分してもらったところ、彼女が「高い」と知覚する音とピンクとのあいだにも、「低い」と知覚する音と青とのあいだにも、何の共通性も見いだせなかった。それどころか彼女は、青を「高い」、「よい」、「いくぶん受動的」、「効力としては中立」と判断していた。ピンクのほうは、高くも低くもなく、よくも悪くもなく、受動的でも能動的でもなく、わずかに効力があるという判断だった。

「彼女が高音をピンク、低音を青と知覚する傾向がどういう原因によるとしても、それはこの二つの概念に共通の意味があるからではない。一方、対照被験者の一人である肖像画家は、高音と赤、黄、ピンクとを結びつけるさいに、前後関係の影響を示した。意味微分の結果、彼はこれらの色すべてを、よい、効力あり、受動的、高いと判断した。以上から、非共感覚者の感覚連合は意味に媒介されているが、共感覚者の感覚連合は意味に媒介されていないと結論できる。

アリストテレスの共通感覚を思い起こすなら、われわれが物体の落ちる音を聞いて、軽い、あるいは重いと知覚できるのはあきらかである。われわれはボウリングのピンが倒れる音を聞いて、何本倒れたかを見積もれる。この種のなじみ深い異種感覚間連合は、異なる対象に共通する重要な感覚属性を都合よく際立たせるために、心がする速記のようなものかもしれない。しかしこの種の特性は共感覚の体験とはまったくかけ離れており、混同されるべきではない」。私は注意をうながした。

私は容疑者を客間に集めた探偵よろしく、自分の論点や論拠や結論をならべたて、参加者に語りかけた。「私はあらゆる事実を考慮しながら、まず共感覚は想像力の飛躍ではなく、感覚経験であることを示した。第二に共感覚は、異種感覚間連合とはことなる体験である。異種感覚間連合は言語のような抽象的能力の基礎であり、高次の精神レベル、皮質の高次レベルで起こることが知られている。第三に、共感覚の連合は中間レベルで起こっている。このレベルでは、組みあわせは完全な一対一でもなく、一対多数でもない。リンクはほとんど不変であり、これも連合の起こっている部位が神経系の下位から中間のレベルであることを支持している。

推測に近い意見として述べさせていただくが、これらの特徴は、共感覚が通常の異種感覚間連合がもたらす抽象的な考えよりも、感覚に似ていることを説明していると考える」

私は聴衆から丁重な拍手と、いくつかの質問を受けた。私が発表をしたセッションは、写真記憶やサヴァン能力（精神発達障害をもつ人にまれに見られる驚異的な能力）など、なみはずれた能力に焦点をあてていた。「このセッションで、変わった話題がいくつか出ました」と、ある女性がコメントした。「主観的経験をふたたび研究するのは安全でしょうか。主観的経験の研究から何が学べるとお考えでしょうか？」

私は彼女の質問を歓迎したが、発言者を見ようとする参加者の頭の動きから、これがまだ微妙な話題であるのがわかった。「今日の主観対客観の論争はいきすぎではないかと思っています。主観的経験は今世紀の前半からすでに評価されていました」と、私は指摘した。「人間の判断はあいまいあるいは複雑であるから信頼できないという前提や、測定できないものは存在しないか関連性がないかのどちらかだという前提を再検討することをおそれるべきではないと思います」

何人かがうなずいた。「神経科学は主観的経験をもっとよく理解するのに役立つものであるべきです。それがやっかいなのはわかります。しかし創造的な考えや方法で、このやっかいさに立ちむかう必要があります。でなければ内的経験は、いつまでたってもわれわれの理解がおよばないままになってしまいます」

「共感覚は感覚であると強調されていましたが、私にはまったくそうは思えません」と、赤毛の男性が言った。

私はちょっと考えた。「精神のカテゴリーのあいだにある境界線は、それほどはっきりと引けない場合が多いのではないかと私は思っています。たとえば幻覚は、感覚のようでもあり、夢のようでもあります。直観像記憶も同じで、知覚に似ていている部分もあるし、回想に似ている部分もあります。カテゴリーは世界が白か黒かであるかのように見せますが、世界は白か黒かではありません」

質問者はじっと座っていた。私はつづけた。「創造的な人はみな、人生が白でも黒でもなく、両極のあいだで変化することを知っています。たとえば、自然はどうして美しくも醜くもあり、創造的であると同時に破壊的でもありえるのでしょうか?」。私は例になりそうなものを探した。「成長したオタマジャクシが幼いオタマジャクシを食べているところを想像してください。それは美しいでしょうか、それとも醜いでしょうか。私は両方だと思います。同様に人間も、多くの局面と多様な心をもっているのです」

「その点について、もう少しつっこんだ考えを聞かせてもらえますか?」と別の人が言った。

私は彼女の言葉を受けてつづけた。「そうですね、夢はもっともわかりやすい例だと思います。あなたが夢を見ているとき、あなたが〈私〉だと思っている人はどこへ行ってしまうのでしょうか?あなたは夢を見ているとき、まったく別の人生を生きています。しかし目が覚めたときは、まるで心がどこにも行かなかったかのように、目覚めているときの人生の状況に対して連続感があります。

また別の例として、何かを見抜く、美的体験や霊的体験をする、これといった理由もなく泣く、あるいは怒る、といったことがあげられます。このような体験は表面的に知る出来事を超えたところから来ているように思えますが、つねに起こっています。

複数の面という考えかたは、認知的精神——つまり分析し理屈を求めるあの部分——と、それ以外の精神生活の側面——理屈はほとんど気にかけず、生活体験にかかわる部分——との区別にかかっています。人間の精神のことなる面と、光の二重性とのアナロジーを考えてみましょう。

二重性の原理は、光子はそれぞれ量子とよばれる光の粒子であると同時に、連続的な波動であるとしています。現代物理学は、完全な個物である何か(一つの光子)が、連続性をもつ何か(波動)でもありうることを証明しました。波動と粒子は両者とも、光とは何かの正しく確かな記述ですが、人間の精神もこれと同様に、ことなった時にことなったものでありえる、あるいは同時にことなったものでさえありえるのです」

ＩＮＳの学会発表で、私の研究は終わった。つづく数カ月で細部をしあげた論文は、『脳と認知（*Brain and Cognition*）』誌に掲載された。私はもちろん誇らしく感じたが、長い目で見ればそれが大合唱のなかの小さな声、毎年何十万編も出版される医学論文の一つにすぎないことも承知していた。

ともあれ私は象牙の塔を出て、キャピトル神経科という病院を開設した。成人および小児神経科、眼科、神経外科、耳鼻咽喉科のすぐれた専門家を集め、時代の所産として、テクノロジーもおおいに導入した。

アリストテレスや共感覚といった高尚なパズルを考える時間がもてる日々は終わった。卒中、腫瘍、多発性硬化症、てんかん発作などをもつ人たちとむきあっていると、学問的な問題がクロスワードパズルのように見える――精神的な刺激になり、おもしろい娯楽にさえなるが、日常の世界とは関係がない。

こうして私は、静かに深く考える世界を離れ、日常世界というシステムの一部となった。

第14章　共感覚者は世界じゅうにいる——一九八三年九月

「これは先生のことにちがいないと思ったんです。こんな変わった名前の別人だなんてことはありえないですもの」

私はその見出しにぎょっとした。「奇怪な症状が何百万人に！」

「職場のみんなに教えたらどう言うか、楽しみにしていてください」。セシルは笑った。「私の先生が『ナショナル・インクワイアラー』に載っているだなんて、絶対だれも信じないわ！」

私は次々と過去の場面を心によみがえらせながら、見出しをみつめた。『ナショナル・インクワイアラー』の記事は、載って経歴の役に立つというような代物ではない。同僚の反応を思うと胃のあたりが重苦しくなった。「コピーをとってもいいかな、セシル」。私は声をはげまして言った。

「いいえ、二部買いましたから、よかったらさしあげます」

セシル・ボウルディングは開業当初からの患者で、その後、長く診ているうちに好みの患者の一人になった。これはあまり知られていないが、医師にも、心にその人の居場所があるような好みの患者がいる。好きになる理由は人が人それぞれであるように、さまざまだ。セシルは言葉では表現できないすばらしい性格をしているし、医療に必要なものは何でもこわがり、とくに注射針、脊髄穿刺《せんし》、大型の機械類がだめだった。CTスキャンをとるなどは、考えただけでおそろしく、気を失いそうになる。たぶん彼女が好みの患者になったのは、最小のテクノロジーで最善の治療をするという、やりがいのある難題を彼女が提示したからだと思う。

見出しに出ている「何百万」もの共感覚者というのは、タブロイド版特有の誇張法だ。しかし共感覚についての報道は『ナショナル・インクワイアラー』の記事だけではなく、『オムニ』誌が学会の後追い記事を掲載して以来、洪水のようにつづいていた。INSの学会を取材したある記者が、共感覚は気のきいた見出しになると考えたのだ。「空色の言葉、ミント味の三角形」という見出しは、共感覚が病気ではなく「特別手当のようなもの」で、「感覚がくれたおもいがけない贈り物」だという説明をあざやかに伝える。

『オムニ』の報道から一〇年、共感覚に対するメディアの関心は、山火事のようにではなく、氷河のようにゆっくりと着実に広がっている。これまで取材を受けたおもなメディアは、一般向けの心理学月刊誌『サイコロジー・トゥデイ』、ナショナルパブリックラジオ、『ワシントンポスト・マガジン』、カナダ・ナショナルラジオ、アメリカおよびカナダのテレビ・ラジオのトーク番組、VOAなどで、なかには、私が詳細に研究し、最終的に教科書的な著書『共感覚——感覚の統合（*Synesthesia: A Union of the Senses*）』にまとめた四二人のうちの一人と一緒にインタビューを受けたものもある。

このような関心は予想していなかった。一般の人たちは共感覚に魅力を感じ、医師たちの場合とはちがって、自分の見解がおびやかされることもないようだった。実際、共感覚がおおやけの場で語られたのは、過去一世紀で初めてのことで、マイケルのように、自分の体験に名前があることすら知らなかったという人たちから、熱のこもった手紙がとどいた。最初の一通はフロリダ在住の教育者からのもので、以来何年にもわたってつづいた手紙の典型だった。

「親愛なるシトーウィック博士。私は『オムニ』誌のあなたの記事を見て、ひっくりかえりそうになりました。そして『見て！　私のことよ！　本当だって言ったでしょ。私はおかしくないのよ！』と叫びながら、夫のところに走っていきました」

「私は初めて、自分はおかしな人間ではないのだと感じました」と、狂喜したアーカンソー州のコンピュータ・プログラマーは書いている。「子どものとき、音に色があるという話を人にすると、精神病院に入れる必要があるんじゃないかという顔をされました。その話をしなくなって、もうずいぶんたちます」

マサチューセッツ州の都市計画者はこう書いた。「残念ながらテレビ番組の最後のほうしか見られなかったのですが、なんとか見たその部分は、まったくの驚きでした。私は四十八歳の今日まで、聞いてくれそうな人みんなに話してきましたが、私のようにたくさんの色があざやかに見えて、その色を記憶の助けに使っているという人には、一度も出会ったことがありません」

カナダの外科医は私がラジオで共感覚についてしゃべっているのを聞いて、大きな声をあげたという。「これが実在のものとわかっただけで、どれほどほっとしたか、わかってもらえないでしょう」と彼は書いている。

共感覚者らしい人たちからの手紙には、それぞれ個人の連合の逸話が書かれていたのだが、同じ手紙を書いてもよかったのじゃないかと思うくらい、どの話も非常によく似ていて、驚きと安心と感動に――とりわけ人からくり返し存在を否定されたものに名前があったという事実に対する驚きに――満ちていた。それまでは私的な体験だったものの存在を医学博士が認めたと知り、何年も隠してきたことがほかの人にもあるのだと知って、情動のカタルシスが起こり、気持が軽くなって、喜びがわきあがったのである。

予想していたことではあるが、共感覚という奇異なものがおかしな連中も引き寄せるのは避けられなかった。そういう人たちも私の住所をつきとめて手紙を送ってきた。おかしな手紙も似かよっていたが、次の三つの抜粋からわかるように、芝居がかっている、奇妙である、特別だと思われたいという書き手の差し迫った願いが露呈している、という点がちがっていた。

私はこの六年間に二度、極度のストレスがかかったときに幻覚と精神病的な反応のため、入院しました。共感覚のテレビ番組を見て、おかげでセラピーにかかる費用が数千ドル浮いたのではないかと思いました!

私はずっと以前から、心霊現象に興味をもっています。夫は透視能力者で、たえず目の前に映像が流れて見えます。

私は両手に特別な能力があって、それを発揮するには協力者が必要です。目隠しをして、友人にてのひらを植物の上にかざしてもらうと、エネルギーを感じます。長い葉のときは、腕全体が一枚の葉になったように感じます。針葉の束なら指先にチクチクと断続的に感じます。おかげさまで、これまでの人生の大部分を占めていた、ストレスのたまった状態から抜け出しつつあります。

私はどうすればいいのだろうか？　もう共感覚にはけりをつけたのに、新しい症例らしきものが雨あられと降りかかってくる。このまま放っておくのはおしい。数がどんどん増えてくるなか、私はデータを集めてできるかぎり研究をしようと決意した。

文章を書くことと臨床所見を集めることとは、すでに習性となっていた。「ウィンストン・セーレム・センティネル」紙に音楽評論を書いていたこともあるし、「ワシントンブレード」紙にはちょっとのあいだ、リチャード・エスコフィアーという筆名でレストランの取材記事を書いていた（この筆名は、私が提案したなかでいちばん「つくりもの」らしくないと編集者が言った名前だ）。そのほか雑誌にも、制癌剤のレアトリルや食品添加物についての記事、前述のモーリス・ラヴェルについての小論、豚インフルエンザについての小論、それにアントン・チェーホフの医学の経歴をみじかくまとめた読み物を書いた（私は『ワーニャ伯父さん』の芝居を観るまで、チェーホフが医師だったという事実をまったく知らなかった）。初めて書いた医学的な論評は、海辺で日光浴をする人たちを解剖学的に詳述したもので、まだ医学生だったころに『ニューイングランド医学雑誌』の手紙欄に掲載された。この雑誌につづいて採用された記事はそれぞれ、味覚、情動、脳震盪後の月経不順（冗談ではない）がテーマだった(5)。頭部外傷の患者に関して集めた知見は、教科書的な著書の一部になった(6)。

臨床研究の論文を出版するほんの一握りの開業医たちというのは、私を含めて、頭が切れるというよりも、むしろやむにやまれずそうしているのではないかと想像する。研究と出版は、時間と助成金にめぐまれた大学教授の仕事だとみなされている。しかし私は、自分が学んだことを人と分かちあうには、そういうものはほとんど必要なく、おもにやる気と、まだ医学知識の一部になっていない観察結果をしかるべき刊行物にゆだねる意志さえあればいいのだと気づいた。

毎月一二冊の専門誌を購読していたので、大学教授がどんな論文を出しているのか、きわめて幅の広い見本がそろっていた。報告が先駆的な研究か陳腐なたわごとかにかかわらず、著者はかならずと言っていいほど助成金に感謝をしていた。なかには、わずかな資金で科学とかかわった私の経験からみて、いったい何のために金が投入されたのだろうかと考えてしまうケースもあった。

有名な大病院まで足を運んでくる患者は、大きな期待をもっている場合が多いが、病院のなかには病人のためというより、病院そのもののために存在しているところもあるのだと知ると、その期待が粉々になってしまう。だれもが同等にあたたかく歓迎されるわけではないのは、病院側が助成金のついた研究計画の要件にみあう特定の疾患の症例を集めたいからなのだ。患者は、「どこも悪いところはありません」という決まり文句を聞いて、さらにがっかりする。

しかし私は、患者の話に口をはさまずに耳を傾け、「ありえないとわかっている」ことの向こう側を見ようとすれば、患者の体験の説明がつく場合がよくあるのを知っていた。もっとうれしいのは、何年間も苦しんできた人たちの治療法を、古い書物で発見したときだ。こうして古い書物を調べるやりかたから、もう一つの教科書的な著書が生まれた。今度は慢性的な痛みの治療法についての本である。[7] 強迫的に仕事をする習性と、医学に対する全般的な姿勢からは、三つの結果が生じた。一つ、有名病院に紹介されたことのない、したがって教授たちにはなじみのない種類の患者を診た。二つ、たいていの開業医がするよりも患者を深く調べた。三つ、遭遇したものを記録にとどめたいという気持に駆られた。

こういう昔ながらの習性を共感覚にも適用したのだが、その間にも、共感覚者らしき人たちからどんどん音信があった。私は彼らの体験をより詳細にたずね、研究を希望するかどうかを聞くために、アンケート方式の質問票をつくることに決めた。質問は私がつくった五つの診断基準を反映した表現になっていて、その人たちが本当に共感覚者の可能性があるのか、それとも単なる変人なのかを判断する助けにもなるものだった。私は、ほかにだれもいないので、共感覚の専門家ということになっていた。

私に接触してきたのは、もっと知りたいと願う共感覚者を自称する人たちだけではなかった。共感覚者ではない人たちからも、問い合わせやコメントがとどいた。なかでも多いのが共感覚と芸術の関係についてだった。現代音楽やコンピュータミュージックの作曲家が一〇人以上、見えるものと音との変換アルゴリズムについて知りたいと言ってきた。そうすれば作曲法を「正す」ことができるのではないかというのだ。音楽を通して共感覚の色を伝えようとした作曲家としては、すでにスクリャービンの名前をあげた。共感覚の教科書のほうでは、デイヴィッド・ホックニーの絵画や、独特な様式のオリヴィエ・メシアンの音楽に、彼ら自身の共感覚がどのような影響をおよぼしたかを探った。[8]

こうした手紙のやりとりのおかげで、私は「感覚の統合」という言葉でひとまとめにされる、各種の意図的な多感覚のしかけについてよく知るようになり、それが不随意の共感覚の歴史について先に学んだ内容の仕上げに役立った。たとえば色彩音楽の起源は、ルネサンス期に流行し、イエズス会士で音楽理論家、数学者のアタナジウス・キルヒャー（一六〇二‐一六八〇）が体系化した理論にあるらしかった。楽音はそれぞれ、ある決まった色と必要かつ客観的な対応関係にあるという理論である。十八世紀以降は、さまざまな鍵盤楽器を応用して、鍵を押すと音と色光が同時に出るようなしかけがつくられた。

　共感覚によるものであれ、意図的なものであれ、色彩音楽にともなう神秘主義は、色彩音楽に特有というわけではない。音と色の調和という考え方は、ワーグナー以降の後期ロマン派に典型的だったからだ。たとえばシェーンベルクは、共感覚者ではなかったが、スクリャービンの『プロメテウス』とほぼ同じころの『幸福な手』という短いオペラで、色彩音楽を試みた。シェーンベルクは、目覚めているときの現実と夢との区別を取り払いたいと願っていた。彼の楽譜は、音楽にあわせて、また登場人物の感情を反映して、色を変化させることを要求する。

　色と音楽がたがいに翻訳できるという意見はおもしろいが、共感覚の歴史のところで見たように、あやまった考えにもとづいている。スコールズの『音楽事典』では、色彩音楽の話題は学問的なあつかいを受けている。ほかの音楽の参考資料でもそうなのだが、そこでは底流にある懐疑によって、共感覚はいわば音楽のパープルプローズ（過剰な感情移入などで表現効果をねらった文章）であり「単なる」心理的な連合の結果にすぎない（！）とほのめかされている。おそらく不随意の共感覚体験から生じる芸術作品と、意図的に工夫されたものとを混同しているのだろう。これこそまさに神経科医が関与して、共感覚が、絶対音感より稀であるとはいえ、真の感覚対象であることを示すべき理由である。

意図的につくられた音と色の楽曲があるように、画家も音楽に心を動かされる。ジョージア・オキーフが一九一九年に描いた『音楽――ピンクと青II』は音楽からインスピレーションを受けた一連の作品の一つである。それらが共感覚ではなくインスピレーションによってできた作品であるというちがいは強調しておく必要があるが、それでもオキーフがカンディンスキーの『芸術における精神的なもの』に影響を受けたという事実は興味深い。オキーフ自身は共感覚の直接経験はないが、おそらく、言葉では表現できない自分の主観の認識的属性を、もっと遠まわしな方法でとらえていたのだろう。オキーフは、色で心の心理的、情動的状態を伝達できることを発見し、抽象絵画の表現力を確信していたことを、一九三〇年の手紙にはっきりとしるしている。

花を描けないのはわかっている。砂漠のあかるい夏の朝の太陽は描けないけれど、たぶん絵の具の色で、私の体験した花、あるいはその特定のときに花を私にとって重要なものにした、その体験を伝えることはできる。(9)

これはたぶん、共感覚と芸術のビジョンの両者に特徴的な知覚の直接性の例であろう。両者とも、言葉ではどうにも表現できない。こうした例から、私は、共感覚はほかから切り離された少数者だけの奇癖ではなく、その一部の局面はだれにも可能な認識的理解を指していると考えるようになった。つまり私たちが、どのようにして理解したかわからないまま、何かを直接的に理解する能力のことだ。

共感覚のインスピレーションはいろいろな場面に登場する。たとえばハンガリーの作曲家ゾルターン・コダーイ（一八八二‐一九六七）は、ろう者の生徒に音楽を教えるために、手話を使って、それぞれの手の位置が一つの音程をあらわす方法を考案した。コダーイの方法と聴覚と運動を結びつける発想は、エイリアンの乗った宇宙船が地球を訪れる、映画『未知との遭遇』で一般に示された。エイリアンの地球への「メッセージ」は、宇宙船から発せられる色光をともなったメロディだ。地球人はそのメロディと色をおうむ返しにするが、それが何を「言っている」のかまったくわからない。そしてついにある賢明な科学者が、コダーイの音と手の動きの定式を使って、そのメッセージがあいさつと握手のしぐさであることを解読する。

科学の世界で感覚の統合という考えがでてきたのは、ドイツの心理学者フォン・ホルンボステルが一九二六年に書いた、あまり知られていない論文が最初のようだ。(10) ホルンボステルは、超感覚的な感覚知覚という状態について記述し、それは、「すべての感覚を統合し、それをわれわれの（知覚によらないものまで含めた）全経験や、経験される外部世界のすべてと統合する」、重要な要素であるとした。「客観的な」科学者の言葉なのに、まるで象徴主義詩人の言葉のようではないか。

私に手紙をくれた人たちのなかで、いちばん魅力的な質問者は、共感覚についてレポートを書きたい、科学展示会で見せる共感覚のデモを工夫したいという、熱心な小中学校や高校の生徒たちで、実は私の甥もその一人だった。みんな私の研究のことを読んで興奮したが、地域の図書館では何の情報も得られずにがっかりしていた。私は、学校のレポートに助力がほしいという彼らのさしせまった要求に喜んで応じた。

年月がたつにつれて、主要な機関までが私の研究に関心を示しはじめた。それは主観性に対する専門家の抵抗がうすれてきたしるしだった。博士論文に共感覚をとりあげるつもりだという大学院生が四人、助言を求めてきた。全米科学財団とアメリカ科学振興会からそれぞれ講演の依頼を、『エンサイクロペディア・ブリタニカ』からは記事の依頼を受けた。共感覚も私も、うかうかしていると、まともな存在になってしまいそうな雰囲気だった。

第15章　共感覚者は何を感じているのか

それからの九年間、郵便配達人がたえず驚きを運んできた。まったく知らない人たちが、多大な努力をはらって、自分の共感覚がどんなものかを説明しようとした。送ってきたものが、感覚をとらえて説明しようと試みた、五ページにわたる手紙であるか、スケッチあるいは絵であるかにかかわらず、だれもが一様に、「ほんとうはどんなものか」を少しも伝えられていないとわびていた。郵便配達人がもってきたものは、共感覚体験の表現であって再生ではないのだと私は理解した。レイチェルという名の女性は、言葉では表現しがたい共感覚の性質について、こう書いてきた。

親愛なるシトーウィック博士。あなたの共感覚の研究をとりあげた記事を読みました。私がそれを読んでどれほど興奮したか、きっとわかっていただけないでしょう。これまで私が、「自分の想像ではない、自分の頭がおかしいのではない」という確信を一度ももてなかった体験のことを、まったく見ず知らずの人が話しているのですから。

私の場合、いちばん多いのは、音が色として見え、皮膚に一種の圧覚がともなう、というものです。私はこれまで一度も、音が見えるという人に出会ったことはありません。「見える」という表現が的確かどうか、自信がありません。見えるのですが、目で見えるのではないのです。こんな言い方で通じるかどうかわかりませんが。色がない状態は想像できません。夫の好きなところの一つが、声と笑い声の色なんです。すばらしい金茶色で、カリカリのバタートーストの風味があります。奇妙に聞こえるのはわかっていますが、とてもリアルなのです。

「見えるのですが、目で見えるのではないのです」というコメントは重要だった。共感覚は身体の外で感じられる場合でも、超自然的な体験である。この「見える」は、目か心かのどちらかですべてが行なわれるのではない。両方で部分的に行なわれると言うのがおそらくもっとも適切だろう。もちろん共感覚者もほかの人たちと同じように、想像でものごとを思い描けるのだが、そのうえで彼らは、共感覚体験は通常の想像とはまるでちがうと主張する。半分目覚めて半分はまだ夢を見ているときのように、二つの世界に同時に存在するこの感覚を、言葉で描写するのはとてもむずかしい。

手紙をくれた人たちは、言葉では表現できないものを説明しようとしていた。個人的な体験としての「言葉で表現できないもの」の定義で私が好きなのは、アメリカの先駆的な心理学者ウィリアム・ジェームズが一九〇一年の著書『宗教的経験の諸相』に書いた定義だ。「体験者は、表現は不可能で、言葉で内容の適切な報告をすることはできないと言う。したがってその『属性』は直接に体験するほかはなく、他者に告げることも伝達することもできないということになる」

共感覚はまさにこのとおりである。共感覚の経験を説明しようとするのは、生まれつきのろう者に聴くとはどんなことかを説明しようとするのと同じくらい不可能に思える。共有できる参照物がないのは、問題の一部にすぎない。どんな体験でも言葉を慎重に選べば、語ることはできるからだ。もちろん語ることは理解を保証するわけではない。問題をいっそうひどくしているのは、内的知識や高い創造性を調べることに対する抵抗と、何が「正常」かを決めつける権威主義的な傾向の結びついた、西洋学界の偏見である。

共感覚者は成人するまでのあいだに、あまりにも多くの不信に出会っているので、話を聞き出すのに説得を要する。彼らは「だれもわかってくれない」、「人から頭がおかしいように見られる」、「おかしな人だと思われたくない」と言う。もともと言葉にできないものを伝えるむずかしさがあるところに、こうした傾向が加わって、共感覚者は人に共感覚体験の話をしたがらない。これに対して奇人は、待っていましたとばかりに「ビジョン」、「精神の力」、「霊感」などの話をする。

こうした共感覚者の寡黙さが唯一あてはまらない、注目すべきケースは、共感覚が家系的に見られる場合だ。私が最終的に研究した四二人のうち、七人は共感覚の近親者をもっており、ある女性の家系は、四世代にわたってこの特性が見られた。[11] また作家のウラジーミル・ナボコフが『ナボコフ自伝』で自分自身と母親の色聴について書いているのも、うれしい発見だった。[12]

私は引き金となる刺激が人によって実にさまざまであることに深い印象を受けた。これは共感覚の表現に大きな個人差がある理由の説明になるかもしれない。共感覚は全か無かの特性（もっているかいないかのどちらか）なのだが、一部の人はほかの人より「多くもっている」ように見える。たとえばアンという名の女性は、特定の種類の音楽を聴いたときだけ、色のついた形が見え、他の音では見えない。

光った白い二等辺三角形が、割れたガラスのかけらのように見えます。青は鋭い色で、直線や角があります。緑には曲線があります。目の上のほうの空間が、このような眺めが映しだされている大きなスクリーンのように感じられます。

アンの場合の三角形や直線や曲線のように、共感覚者が実際に感じるものは要素的である。彼らの反応がもっと複雑に見える場合もあるが、それは言葉がうまく出ず、感覚を伝えようとしてアナロジーにたよるときだ。そういうとき彼らは、共感覚の体験を、なじみの深い何かほかのものに「似ている」と言う。この並列的な感覚が想像のあらわれにすぎないというまちがった結論にとびつくのは、批判力のない頭のせいである。私たちが赤は「あたたかい」色であるとか、ある種のチーズの味が「鋭い」とか言うのは、メタファーとして言っているのであって、色に温度を感じる、チーズの味に触感があるというふりをしているのではない。しかし共感覚のもちぬしが「君のカラーは鋭い」と言った場合は、字義どおりの意味である可能性がある。

アンのように、引き金が非常に限られていて、共感覚も一つの感覚に限られているという人たちの対極には、あらゆるものがつながっている人たちがいる。どの感覚の刺激も残る四つの感覚に共感覚を生じさせるという場合だ。例をあげよう。

ベルのなる音が聞こえ（中略）小さな丸いものが目の前にころがってきた（中略）指にロープのような粗いものを感じ（中略）塩水の味がして（中略）何か白いものを感じた。[13]

こんな世界は、感覚がそれぞれの領分にとどまっている私たちには、悪夢のように思える。よけいなものが脳のなかを飛びまわっているのに、いったいどうやって考えられるのだろうか、と私たちは思う。どうして過剰な感覚の重荷で、頭がおかしくなってしまわないのだろうか。おそらく共感覚の安定性と一貫性のおかげで、混乱や錯乱におちいらずにすんでいるのだろう。経験的にみて、共感覚者は正常だし、きわめて知性的だ。「過剰なもの」のために頭がおかしくなる危険性はほとんどないようである。

私たちは、共感覚体験を理解するのがきわめてむずかしいのと、何が正常かの思いこみのために、共感覚を正常な思考をじゃまする重荷にちがいないとまちがって考えてしまう。それならば盲目の人が、目の見える人はつねに「すべてが見えて」なぜじゃまにならないのかとたずねるのも、もっともだということになる。私たちはたえず変化するごちゃごちゃした視界に気を散らされてしまうだろうか？　私たちはみな自分の主観性を操作して、自分の体験の意味をとらえることができるようだ。たとえそれが、だれかほかの人の主観的経験と非常にちがっていても。

共感覚の世界に近づくには、あるべき事物のありかたについて、判断と先入観をとりのぞいてしまったほうがうまくいく。ふう変わりなものが見える、奇妙なものに触れる、奇想天外な味がするといった話にもかかわらず、注意深く見てみると、共感覚者が実際に感じているのはつねにきわめて単純ないものであるとわかる。たとえばベートーヴェンを聴くと何か風景が見えるとか、クラムチャウダーを食べると漆塗りの箱に触れるとかいったことは決してない。そうではなく、斑点や、格子や、平行線模様や、幾何学形が見えたり、粗い手ざわりや、なめらかな手ざわりや、トゲだらけの手ざわりがしたり、塩味や金属味を感じたりする。これらはみな総称的な知覚である。共感覚の単純な要素は、より複雑な人間の知覚を構成するブロックなのかもしれない。

問題は二通りある。一つは共感覚の、言葉で表現できない属性にかかわる問題だ。私たちは共感覚者の感覚を理解する能力に限界があるので、想像でギャップをうめようとする。うん、僕らもベートーヴェンを聴いて美しい景色を思い浮かべるかもしれないよね、と考える。しかし私たちが想像するかもしれないものと、共感覚者が実際に体験するものは、別物だ。共感覚者は彼らの身に起こるものをどうすることもできない。私たちは起こるかもしれないものを空想することしかできない。

二つめは、共感覚者が私たちと知覚を共有する方法が言葉で話す以外にないという問題で、その言葉を額面どおりには受けとるべきではないのは、神経科の症例からすでにわかっている。たとえばマイケル・ワトソンは、ミントの味を「冷たいガラスの円柱」と描写した。しかし彼がこの言葉で本当に言いたいのはどんなものなのだろうか？　彼の描写を聞いて、詩人のような表現だ、メタファーを使っている、と思う人もいるかもしれない。しかしそうではない。彼は感覚体験を言語的に解釈しているのだ。解釈をそぎおとして、できるだけ生《なま》のまま言ってみてくれと頼んだらどうなるだろうか？

ある晩私は、彼が感じた触覚の性質を描写してくれ、なぜガラスの円柱という解釈に到達したのか説明してくれとせまった。彼はサンプルを舌にのせ、じっと目を閉じた。そして右手を空中で上下させながら、心地よさそうにうなった。見えない物体を味わうかのように、指先をこすりあわせ、手を空中で動かしている。

丸い形が触れる。曲面があって裏のほうまで手がとどいて、とても、とてもなめらかだ。大理石かガラスでできているにちがいない。サテンのようにつるつるだから。小さい起伏もへこみも何もないから、きっとガラスだ。大理石だったら、石の粗さや小さい穴を感じるだろうから。それに冷たいから、温度からみても、ガラスか石だ。すばらしいのは、完璧ななめらかさだ。手を上下にすべらせることはできるが、てっぺんには触れない。どこまでもつづいているにちがいない。だからこの感じを説明するとしたら、長くてなめらかなガラスの円柱のようだとしか言いようがない。実際、亜硝酸アミル（共感覚を強める薬剤）をのむと、円柱がずらっとならんでいるみたいで、手を円柱のあいだに突っ込んで曲面の裏側をさわれる。手をつっこめるのが、おもしろい感覚なんだ。もう、すごく気持がいい。

マイケルの言葉による表現は、盲目の人にアナロジーを使ってどんなふうに見えるかを説明しているようだ。私はウッド博士との話のなかで、共感覚は言語の特殊な例ではなく、むしろ反対だという意見を言った。人類が共感覚に見られるような種類の異種感覚間連合を形成できるようにならなかったら、おそらく言語は進化しなかっただろう。この見解については先にサルの異種感覚間連合のところで述べた。サルは非辺縁系の感覚を二つ、連合させることができない。人間はそれができる。そしてそれが、ものに名前をつけ、より上位の抽象化のレベルを進んでいく能力の基盤になっているのだ。

「定形」

主観的体験の言葉で表現できない特性は、共感覚に特有ではない。一九二〇年代にシカゴ大学で幻覚の研究をはじめようとしたハインリッヒ・クリューヴァーも、同じむずかしさに直面した。クリューヴァーは、被験者が自分の経験を描写するときのあいまいさにいらいらした。被験者は自分たちのビジョンの「言語に絶する」特性に圧倒されておそれをいだき、起こったことを正確に描写する努力をせず、ただ無批判に宇宙的あるいは宗教的説明をつくりあげているのだと思った。私たちが見た共感覚にも同様の傾向があった。被験者がいいかげんな描写をすると、要素的な感覚がメタファー的な複雑なものになってしまうのだ。実際の感覚をそのまま描写するように強く言わないと、詩的な潤色を阻止できない。

クリューヴァーは被験者にせまって粉飾や解釈のない描写をさせ、知覚の基本的なパターンが存在していることをつきとめた。クリューヴァーはそれらのパターンを「定形」と名づけ、幻覚にたえずあらわれる四種類のイメージ、①格子とハチの巣模様、②クモの巣模様、③トンネルと円錐、④渦まきを確認した。主観的体験には、色、明るさ、動き、対称性、反復などのバリエーションによって、さらに細かな段階がある。クリューヴァーは、幻覚のもの珍しさとあざやかな色合いに注意を奪われるため、神経系が知覚するようにできている要素的な特性に、いわれのない複雑さが招来されてしまうのだろうと述べている。ポイントは、無限の多様性をもつ刺激に対して、脳がそれを知覚する方法は有限であるらしいということだ。
やがて神経科学の分野で、脳が実際に基本的なパターンを知覚するように進化してきたこと、私たちを容赦なく直撃するエネルギーの流れのなかから、一定した、おそらくは有用な特徴を拾いだして認知するフィルターが脳に組み込まれていることがわかってきた。辺縁系における結合に顕著な一貫性は、共感覚や、あとの章で論じるそのほかの意識変性状態において知覚される、総称的で一定した特徴の原因となっている可能性がある。
図7から図9に、クリューヴァーの定形の例を示した。形状のほかに、脈動、明滅、緩慢な移動、回転、見る側からの相対的な遠近感など、色や動きにも一定のパターンがある。定形は、主観的体験から原始文化の工芸や洞窟壁画を含む芸術作品まで、多くに見られる。[14]
時の経過とともに、定形という考え方が受け入れられるようになり、クリューヴァーの研究はほかの人たちによって発展的にくり返された。[15] クリューヴァーが示したのは、有限の知覚の枠組みがあって、それは神経系に組み込まれているようで、おそらくは遺伝的な資質の一部をなしているということだった。

分析によって(中略)、幻覚に典型的と思われるいくつかの形と形の要素が出てきた。個人内の差異や個人差がどれほど大きくても、上記の形状と配置に関しては、記録は驚くほど一様だった。これらは定形と呼べそうだが、それは、このうちのいくつかがほぼすべての幻覚に現れること、「非定型的な」ビジョンの多くが、よく調べると、これらの定形のバリエーションにすぎないこ

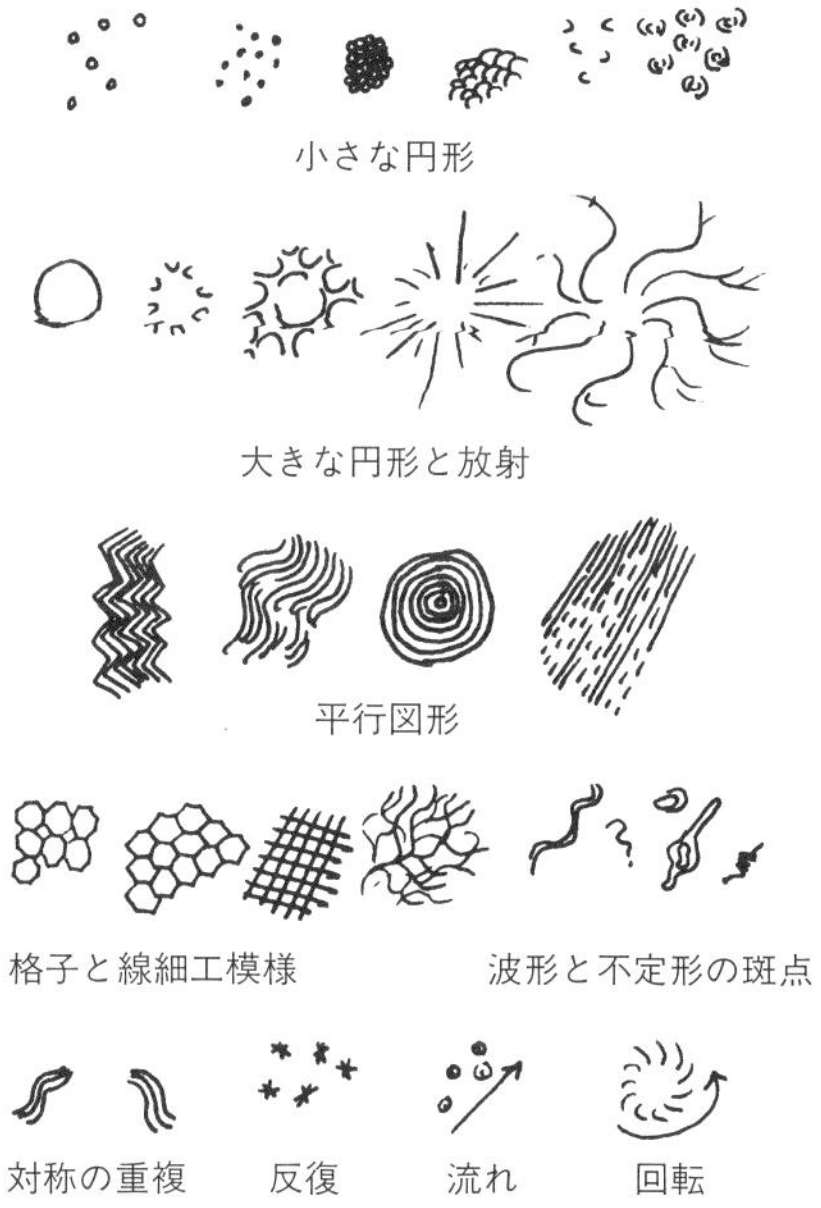

図 7　総称的な形（クリューヴァーの「定形」）は、共感覚、幻覚、片頭痛の前兆、心象に共通で、原始芸術にも見られる。

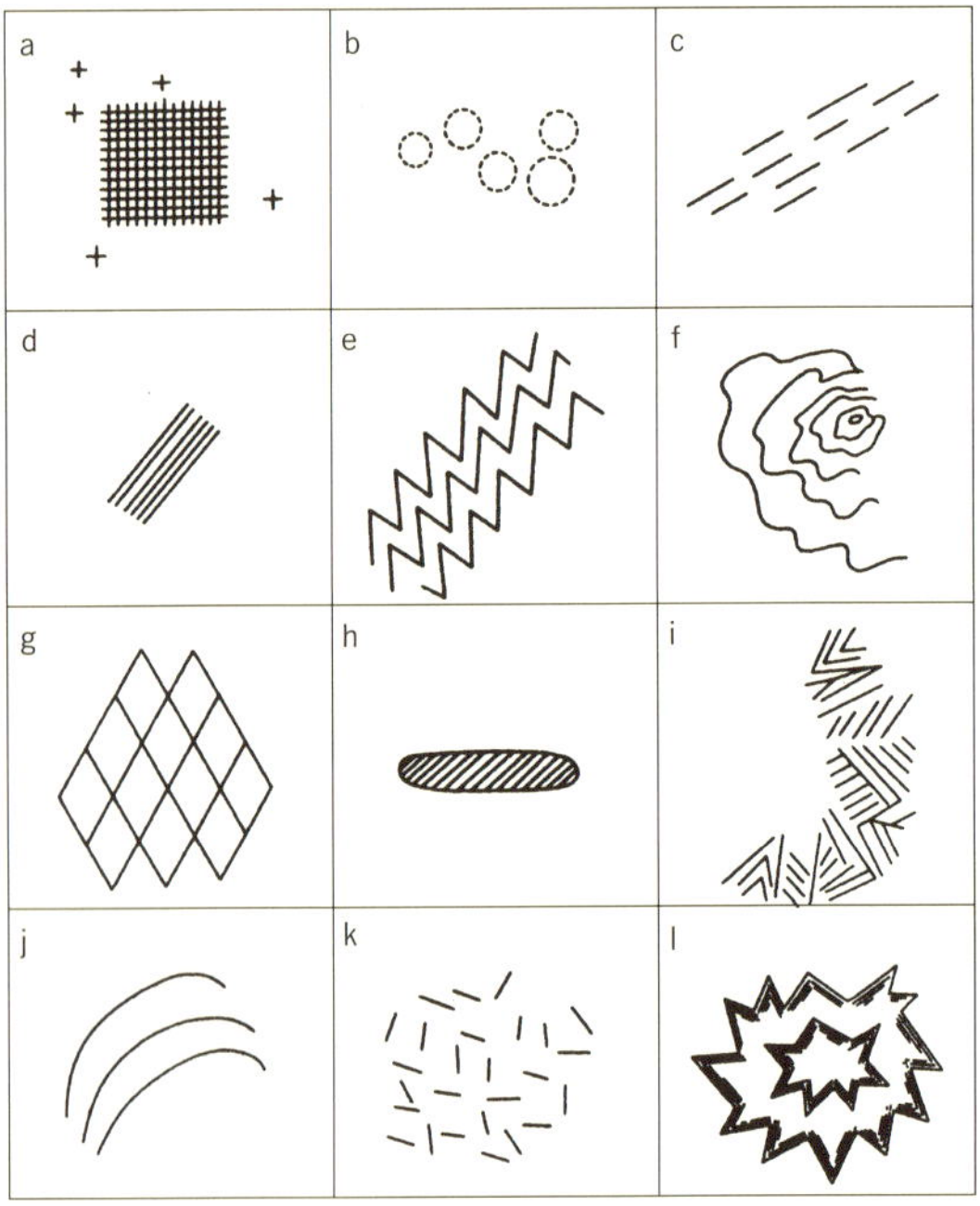

図8　コカインで誘発された、視覚イメージ。定形の典型的な格子や直線的な形態が示されている。軸対称性と放射相称はよくみられる。

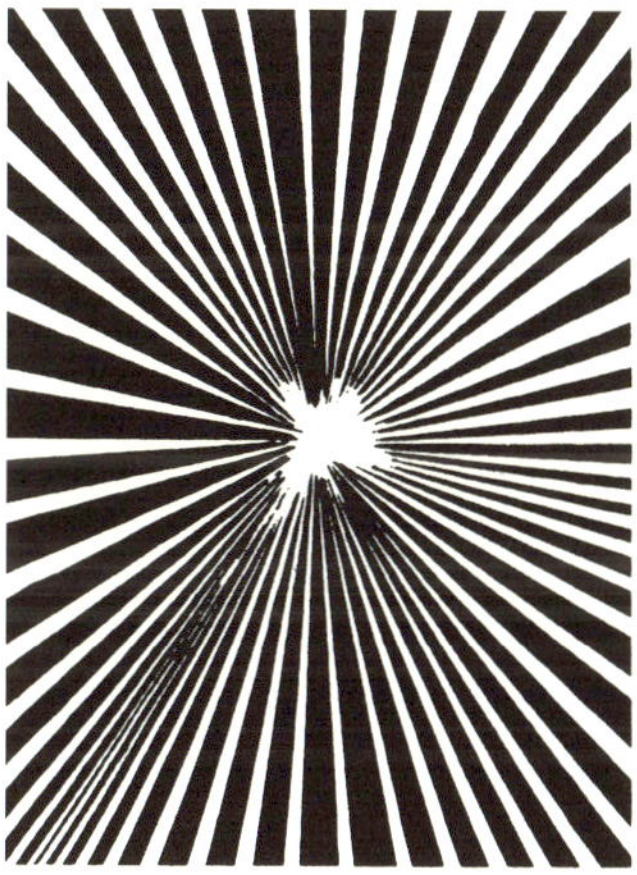

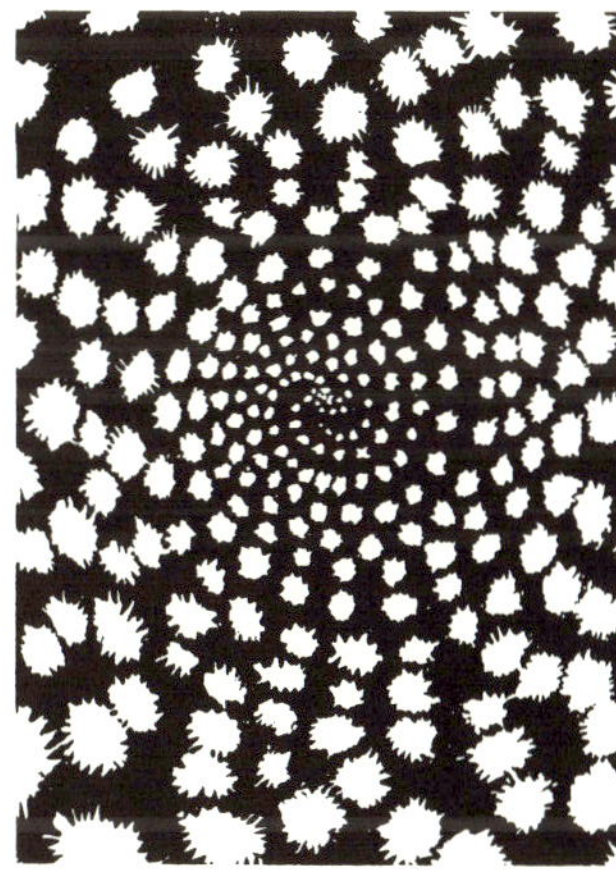

図９　上：トンネル定形。中心から周囲にむかって爆発的に放射する「明るい光」を示す。色の変化や、回転その他の動きが知覚される場合もある。下：トンネルと渦まきの定形の組み合わせ。回転と脈動をともなっている。薬物で幻覚を誘発された患者が描いた。

とを含意している。[16]

言いかえれば、総称的なイメージなどの感覚要素は、神経系そのものの「一貫性」が、通常の知覚と同様に、錯覚や幻覚にも関与していることを示している。こうした総称的な知覚は、共感覚の知覚と同一であるし、感覚遮断、片頭痛、側頭葉てんかん、薬物に誘発された状態、精神病、発熱による意識の混濁といった意識の変性状態における知覚とも同一である。たとえばカンディンスキーは、発熱によって意識が混濁していたときに見たものを「視野の暗いバックに、絵や、顕微鏡標本や、装飾的な図が描かれていた」と描写している。[17]

一九七五年にカリフォルニア大学の研究者たちが、さまざまなパターンのカラースライドを使ってボランティアを訓練し、薬で誘発される幻覚の形や色や動きの一定のパターンを認識できるようにした。ボランティアたちは、いったんこのカテゴリーを身につけると、幻覚を標準的な用語で描写できるようになり、体験に圧倒されたり畏怖したりすることも、あいまいな決まり文句に頼ることもなくなった。

ふつうではない経験に超自然的な意味を貼りつける人間の傾向は、知覚が参照的な性質をもち、それが情動的な衝撃をともなうところから出てくる。人間は呪術的思考が好きであるが、そのようなイメージに宇宙的意味を付与するのは僭越である。「ここで直面するのは、外界への感情の投射である見込みが大きい」と、ある研究者は言っている。「認知したと思う反応は、投射、反映された自分自身のイメージなのだ」[19]

第16章 共感覚に似ているもの

なじみのないものを理解するのに、自分が理解しているなじみ深いものを見るのが役立つことがよくある。これはアナロジーによる推論と呼ばれるもので、科学研究の第二の柱である記述に関連している。共感覚はほかのいくつかの体験と似ている。たとえば一部分は感覚に、また一部分は記憶に似ているが、どちらにも完全には似ていない。私たちは共感覚よりも記憶の働きについてはるかによく知っているので、たとえば写真記憶を調べれば、共感覚のリンクが脳のどこに局在しているのかにねらいを定める助けになるかもしれない。

共感覚と何らかの類似性をもつ意識変性状態は六つあって、どれも神経科では、共感覚よりもなじみがある。その六つとは、①ＬＳＤで誘発される共感覚、②写真記憶、③感覚遮断、④側頭葉てんかん、⑤解放性幻覚、⑥大脳皮質への直接的な電気刺激である。以上の状態について、少し説明をする。

これらの意識状態を調べると、共感覚が左半球だけに依存していること、辺縁系と呼ばれる構造体がその表出に不可欠であること、そして何より驚くべきことに、皮質に依拠していないことがわかる。

私は原因のわかっている共感覚の事例を調べることで、マイケル・ワトソンのように、脳にまったく病変のない人が生まれもつ共感覚に説明がつけられるのではないかという希望をもっている。

LSDに誘発される共感覚

LSDはときどき、もともと共感覚のない人に共感覚を生じさせる。この何十年かにヒッピーのカウンターカルチャーが残した印象から、この薬物でかならずそうなると思っている人がたくさんいるが、そうではない。それにLSDで一度、共感覚が生じても、その後毎回そうなるという保証もない。一九五〇年代に政府が行なったLSDが人間におよぼす作用の研究は、倫理上の観点から、今後二度と行なわれることはない。したがって最新の研究はないが、この薬物の神経系に対する全般的な作用に関する古いデータは信頼できる。LSDを摂取したボランティアの主観的体験は、生まれつきの共感覚のそれに似ている。[1] 両者とも、「実際はそこにない」鮮明かつ具象的な感覚を報告し、その体験に情動的な意味を感じ、あとに鮮明な記憶が残る。それにくわえて、生まれつきの共感覚者も、LSDによる共感覚体験者も、体験する知覚の数が少ない。イマジネーションの研究に参加するボランティアが、通常、意識の流れのなかに多量の連合を生じるのとは、まるでちがう。

脳組織に電極を挿入すると、LSDにさらされているあいだは活動性のパターンが、正常な動きとちがっているのがわかる。この話は、一九章でくわしくする。ここではLSDが三つの生理的な作用をして、そのうちの二つが対立的な作用であることだけ知っていれば足りる。LSDは、感覚器官からきて視床と呼ばれる中継所にいたる下位レベルのシナプスを促進し、それと同時に、その中継所と、その先の高次の脳領域とを結ぶシナプスを抑制する。また同時に、LSDは全体的な変化と、辺縁系につながる回路のシナプスの特異的促進を引き起こす。辺縁系は、出来事に突出性（関連性）をあたえる領域で、情動と記憶に深く関与している。以上三つの生理的な出来事は、変性した知覚の主観的体験と同時に起こる。

これは辺縁系が刺激される一方で、分析とこまかい区別を担当する皮質が抑制されていることを示す。神経感覚の流れの正常なバランスがこのように変化した結果、その人は、区別ができず、通常よりも強く感じられる感覚に情動的に反応する状態になる。ＬＳＤは経験が統合される手前で神経インパルスの正常な流れを阻止して、止まったレコード針のように、ばらばらの細かい知覚のところでとめてしまう。そして、それが主観的体験を支配する。たとえばＬＳＤの幻覚体験をしているときにバラを一輪見た人が、あとで巨大なバラの花が「部屋いっぱいに」広がっていたと、その様子をくわしく話したりする。また視覚だけでなく、音や味の幻覚も誘発されることがある。

共感覚との関連で、ここから言えるのは、孤立した知覚の断片（色、動き、方向、数、大きさ、などなど）が、感覚の流れから切り離されて、そのものとして体験されうるということだ。その切り離された側面が、どのようにして、正常では連合しないほかの感覚にくっつくのかという問題は、また別の問題である。

写真記憶

共感覚者はすばらしい記憶力をもっている。[2] マイケル・ワトソンは、子どものころの、フッパスイセンに日光があたったときの特別な記憶のことを自分から話してくれた。日光の「角度」についての記憶は、年に一度起こる知覚の出来事のなかでも、非常に明確な記憶だった。彼は太陽の光が「ぴったりそうなる」まで、毎日観察をした。そうなるのはほんの短いあいだだけだった。

四月のある特別な朝、僕は毎年のその日を割り出せたのだけれど、日光が家の前庭のラッパスイセンに特別なあたりかたをした。それはとてもあざやかで、僕は毎年同じ日の同じ時間にまったく同じになるのを楽しみにしていた。それが僕にとっての春のはじまりだった。春がそこにいるのがわかった。僕は春が大好きだった。すばらしかった。それからはもう寒くならない。光がやってくるその日を待ちきれなかった。

共感覚者はこのように細部にわたるすばらしい記憶力にくわえて、ずっと消えない共感覚そのものの記憶をもっている。私たち二人は、マイケルがチキンに「とがりが足りない」と言ったあの日から七年後に、たまたまローストチキンの夕食をとった。私はおもしろいねと、そのときのことに触れ、君は角がありすぎると言ったっけ、と彼の言葉をまちがえて言った。マイケルは私のまちがいを訂正して、僕は君のように単なる逸話としてではなく、そのときの味覚刺激そのものを憶えているのだよと言った。

僕はあの味を、とくにあの形を思い出す。「丸すぎてとがりが足りない」と言ったんだよ、と君の言葉を訂正したのは、あの形がそうだったから、まんまるだったからだ。僕はあの形を憶えているんだ。逸話ではなく。あのチキンにがっかりしたのを憶えているよ。味見をして、「これじゃ、客に出せない」と思った。とがりをつけなきゃだめだってね。

こうした記憶の鮮明さは、直観像記憶を想起させる。直観像記憶は一般には、記憶が細部まで正確で消えないところから「写真記憶」として知られている。直観像は共感覚と同様に、外部の「スクリーン」に映って見え、非常に安定しているので、最初に見たときから何年たっても、細部まで正確に思い出せる。(3) 直観像保持者の皮質は、脳波計で見ると、細部を回想しているあいだ抑制されている。これらもろもろの証拠は、ＬＳＤと同じ方向を、すなわち皮質から遠ざかり、辺縁系にむかう方向を指している。

一九五三年以来、辺縁系のある部位が新しい記憶の形成に不可欠であることが知られるようになった。これがわかったのは、不運にも記憶喪失になったＨＭという有名な患者の事例からで、彼は重度のてんかん発作を軽減する目的で、その部位を切除された。(4) 手術のあと、てんかんは大きく改善されたが、辺縁系のその部分を失ったＨＭは、日常の出来事を起こったそばから忘れてしまうようになった。手術後の出来事はどれも、固定記憶として記号化されず、そのあいだじゅう世話をしてくれていた人たちの顔さえ憶えられなかった。手術から年月がたち、年をとった彼は、いまでは自分の最近の写真を見てもそれが自分であることがわからない。文字どおり一九五〇年代に生きていて、現在の出来事を取りこめない。

記憶増進はＨＭと反対の状況である。おそらく辺縁系の促進が、写真記憶やＬＳＤ体験や共感覚のことこまかな記憶の原因になっているのだろう。皮質と辺縁系は相反する結合をもっているので、辺縁系を促進するものは皮質を抑制する。ルリアの患者Sや、共感覚に思考を制圧されてしまう若干の事例は、辺縁系と皮質の強さの相対的なバランスが変化しうることを示している。Sはもちろん驚異的な写真記憶のもちぬしだったが、共感覚の知覚を抑制できず、そのために会話の意味を理解できないことがしばしばあった。

> 最初にとびこんでくるのは、その人の声の色だ。(中略)彼の声はすぐにくずれそうな黄色い声で、繊維が飛び出ている炎のようだ。声に気をひかれすぎるあまり、何を言われているのかがわからないことがときどきある。(中略)もしそこに別の人の声が割り込んでくると、かすみがあらわれる。それが言葉の音節のところにはいりこむので、相手の言っている意味がとれなくなる。[5]

Sはよく共感覚の感覚のもつれにつかまって、目下の対象から気がそれた。「雑音」や「蒸気のかたまり」や「苦い味」に圧倒されて、理解することが不可能になり、わき道にそれていってしまうのだ。思考そのものが支配的なのではなく、具象的なイメージと感覚が思考を誘導した。Sは、遭遇した個々の事象を一般化することができなかった。私たちは日常的にこのプロセスをたどって一般的概念を形成していて、もとになった個別のものはすぐに忘れてしまうことさえある。

おそらくSは帰納的推理ができなかったと思われる。経験の細部は本質的に二度とはくり返されず、人生の一回限りのエピソードを構成しているからだ。しかし一般化の基礎となる、ある経験から抽象化した意味は、いわば言語の通貨で、そのあとの出来事においても容易に想起できる。したがって、Sのような鮮明で永続的な記憶を容易にするのは、概念としては貧弱だが感覚としては豊かな、具象的なレベルの記号化であるらしい。私が共感覚のリンクとして提唱した中間レベルも、この具象性をもっている。

解放性幻覚

視覚を例にとってみよう。旧来の見解では、脳がものを見る仕組みは直線的なプロセスで、形、大きさ、色、コントラスト、空間的位置などの特性が、鎖がつながるように次つぎと付加されていくとされていた。現在は、そうした細目が同時に抽出されると考えられている。いま見ているものの形を決定する仕事はある方面に流し、どんな色かを見きわめる仕事はほかのところに下請けに出す、というぐあいだ。細目はそれぞれ別のマップで処理されるし、抽出は連続的にではなく並行的に行なわれるのであるが、すべてが同時に処理されるわけではない。したがってある体験の構成要素である特性がまとめて組み立てられるには、ごく短い有限の時間が必要となる。

この組み立てのあいだにエラーが発生する場合がある。神経インパルスの流れが、初期段階の一次皮質で遮断されると、単純な盲目、ろうなどが起こる。しかしもっと下流のどこかで遮断されると、あるマップは処理されて、あるマップは処理されないということが起こる。言いかえれば体験はするが、不完全になる。解放性幻覚のときは、これが起こっている。

どの感覚においても一次皮質が損傷すると、下流の皮質領域がその影響から「解放」されて、外界からの情報をまったく受けとらないまま独自のシグナルを発生する。そして見えない部位や、聞こえない部位、あるいは麻痺した部位に知覚を生じさせる。たとえば視覚皮質の第一中継所に卒中が起こると、見えない部位ができる。そういう患者は、卒中が起こった視覚皮質の局部に対応する視野の一部分が真っ黒になる。

その先の連合皮質が解放されて、拘束を受けずに、独自のインパルスを下流に送るために、ある女性患者は、視野の「見えない」部分にものが見えた。解放性幻覚においても共感覚の場合と同じように、ごく特定の事象だけが引き金を引く場合がある。この女性の場合は、本を読んでいるときかテレビを見ているときに、「四、五人の男が、何人かはビジネススーツ、一人はカウボーイの服、もう一人は格子縞のシャツを着て動きまわっている」のが見えた。それは読書やテレビを見るのをやめるとふいに消え、またはじめると戻ってきた[6]。

解放性幻覚は、損傷部位が皮質の第一中継所から離れて辺縁系に向かうにつれて、しだいに特異的でも詳細でもなくなって、要素的になる。さらに言えば、定形のようになってくる。その種の損傷をもったある（共感覚者ではない）患者は、自分に向かってくる赤と緑の縦線、静止している赤と青の点、それに黒と白の波動という、三種類の幻覚を体験した。

LSDのところで見たように、感覚の単一の属性を表象する個々のマップが、それぞれ単独で知覚されうるという証拠がたくさんある。それに解放性幻覚のある人たちを見ると、「感覚皮質」に損傷があっても感覚体験はできる（！）ことがわかる。味覚顔面反射のところで学んだことと同様に、これもまた直観に反するが、それは私たちが古い見解によって、意識にのぼる知覚体験は皮質で起こるという考えを植えつけられているからだ。

感覚遮断と単純な共感覚

解放性幻覚の生理は、感覚遮断を考えると理解しやすくなると思う。脳はたえず感覚入力にさらされているが、意味のあるものはそのうちの一部だけで、ほとんどは除外されてしまう。有名なジョン・リリーのアイソレーションタンクなどの感覚遮断の経験から、感覚入力をすべて除去すると、精神病的な考えや、知覚のゆがみや、幻覚が生じることがわかっている。もう少し程度のおだやかな感覚の喪失（白内障、聴覚障害、末梢性ニューロパチーと呼ばれる触覚鈍麻など）の場合は、結果もそれほど派手ではない。しかし脳は原則として、外界からの入力を奪われると、独自の外的現実を投射しはじめ、「本当はそこにない」ものを進んで知覚する。この感覚の解放は、とりわけ視覚と聴覚ではあまり珍しくない。たとえばあなたも、シャワーの音で耳がばかになっているとき、電話が鳴っている、だれかが呼んでいるといった幻聴を体験することがよくあるのではないだろうか？

正常な人が感覚を遮断されると、中程度から重度の幻覚を生じるようになる。はじめは定形によく似たもの（幾何学形、モザイク、直線、列をつくった点など）が見え、遮断が長くなるにつれて、もっと発展した夢のような知覚の配置ができていく。

聴覚と視覚の共感覚は、視神経をやられた患者にはさほどまれではなく起こるのだが、眼科医の尊大な態度と視野のせまさのせいで、発症がめったに認められない。しかもその共感覚は一時的で、視覚の喪失のすぐあとで消えてしまう。例外的に注意深いある医師が、音に誘発される共感性光覚のある患者九名を調べた。[7] その患者たちは、ラジエーターの音や、夜に壁が冷えてきしむ音、暖房機が着火するときのシューッという音、それに犬のほえる声などが原因で、単純な閃光から色のついた形（炎、斑点、脈動する花びら、飛び散った明るい点々、万華鏡のようなもの）まで、いろいろな共感性光覚が生じた。みなそれ以外は正常な人たちで、精神も健全であり、自分の異様な体験が架空のものであることもわかっていた。これと似た、単調さだけが困りものだという音楽と声の幻聴が、進行性の聴覚障害のある女性にあったという記録もある。[8] 感覚入力が減少するとふつうの人に幻覚が起こるという見解は、一八九四年に最初に提唱されてから一世紀たったが、いまもまだ一つの見解のままになっている。[9]

これらの例から類推すると、共感覚のリンクがどのレベルにあるかを論考したときと同じ結論に達する。つまり共感覚が作動しているレベルは、中継所である視床の核よりも上位で、かつ患者たちの皮質は正常に機能しているのだから、一次感覚皮質よりも下位であるはずだ。もしインパルスの流れを直線的なものと考えると、脳の仕組みに関する古い見解では、視床と一次皮質は隣りあわせになっているので、いきづまってしまう。あいだのレベルがない！　現代の見解は並行処理を考えるので、感覚インパルスが枝分かれする部位を指させば、レベルの問題は解決される。その部位とは辺縁系である。

この可能性を考えるとき、大きな助けになるのが、左側頭葉の腫瘍が原因で聴覚と視覚の共感覚があり、腫瘍を切除したあとは共感覚が起こらなくなったという症例である。[10] この症例は、共感覚の表象部位が非対称的である可能性を示しているというだけでなく、側頭葉内側の辺縁系領域を指さしてもいる。

側頭葉てんかん

神経細胞に固有の特性は、電気エネルギーの蓄積と放出をくり返すことである。てんかん発作のときは、多数の神経細胞が突然、同時に放電する。この急激な同期的放電がどこではじまるか、どのくらいつづくか、拡大するかどうか（大発作のときは、脳全体に広がる）で、臨床症状が決まる。てんかん発作の臨床的タイプは一〇以上もあって、身体症状だけのもの、精神、感覚、情動のいずれかに症状があるもの、その組みあわせの症状があるものと、さまざまだ。

側頭葉内側の辺縁系領域は、てんかんに対する閾値がたまたま非常に低いので、発作が辺縁系のなかにとどまって、ほかの脳領域に広がることなく、精神性や運動性の症状を生じさせる（側頭葉てんかん、精神運動てんかん、辺縁系てんかんは同義語として用いられる）。側頭葉てんかんの最大の特徴は、意識の質的な変化である。人間は複数の心をもっているという私の見解にも関係するが、側頭葉てんかんは、行動と主観的体験の両方に観察可能な影響をおよぼす。意識にはアクセスできない、あるレベルの精神作用が存在することをよく示している。

側頭葉てんかんの運動性現象に自動症というものがある。自動症のとき、患者は協調性のとれたさまざまな行動をして、事情を知らない人が見ると目的のある合理的な行動に見えるのだが、本人は憶えていない。こうした行動をしているとき、本人はそれをまったく意識していない。側頭葉てんかんの感覚性および精神性の現象には、嗅覚と味覚を中心とする幻覚、体外離脱や前述した逆転視などの感覚のゆがみ、既視感や未視感などの主観的体験、極度の宗教的至福感、確信感（「まさにこれだ」という感じ）などがある。

共感覚に関連して興味をひかれるのは、側頭葉てんかんの放電が嗅覚、味覚、視覚、触覚、聴覚、記憶、情動の要素と結びつく場合があることだ。てんかん性の共感覚は側頭葉てんかんの四パーセントに起こり、複雑な体験（たとえば「美しい建物の広い部屋」が見え、同時に「美しい音楽」が聞こえる）[11]から、「熱」、「味」、「麻痺」などの基本的な感覚まである。以下にあげる例は、四人の患者がそれぞれ実際に一回の発作で経験した現象である。[12]

・胆汁の味、左手首の麻痺、左口角部のひきつれ
・腹痛、悪寒、苦い味、吐き気
・胸のつかえ、口と舌の動き、上方と右側の共感性光覚、苦い味
・胃から口にむかって、ひどく熱いものが、いやな味といっしょにあがってくる

こうした症例の脳に電極を挿入して調べた結果や、ときには手術から、味やにおいの感覚が生じるのは、辺縁系の扁桃体と呼ばれる核と海馬（三層しかない単純なタイプの皮質）にてんかん発作が起こった場合であることがわかっている。味はおおまかに「苦い」とか「いやな味」とか、単に「味」と表現され、それ以上こまかく描写されることはない。これは共感覚が一般性の高い感覚であるのとあきらかに似ている。発作がより複雑な、六層からなる側頭葉の連合皮質まで広がっていくと、初め

て、より特殊性のある味覚（「さびた鉄」の味や「カキ」の味や「アーティーチョーク」の味）が知覚される。

したがって単純な感覚が生じるか、複雑な体験が生みだされるかは、側頭葉のどの部位が刺激されるかによる。進化的に古い海馬が、生まれつきの共感覚で見られるような総称的な体験を生みだし、進化的に新しい側頭葉皮質はもっと複雑な体験を生みだすというちがいは、脳への直接的な電気刺激など、ほかの方法でも示されている。

脳の電気刺激

カナダの外科医ワイルダー・ペンフィールドは、一九五〇年代に、患者の側頭葉を電気刺激すると、過去の出来事がまるで現在のようによみがえることを、だれよりもはっきりと示した。それは手術台の上のプルースト、電気の『失われた時を求めて』だったが、あきらかに「失われて」はいなかった。喚起された記憶、ペンフィールドの言う「体験反応」は、通常の象徴的な記憶を超えるもので、一度すんだ体験を、完全に再体験しているようだった。電極が脳に触れたときに生まれる回想は時間とともに動的に展開され、電流が流れているかぎり、患者の意志はまったくおよばなかった。

患者はよみがえった会話や、家庭の食卓や、教室に驚いた。ずっと忘れていた近所の人、何年も聞かなかった歌、楽しかったときやきまりの悪い思いをしたときのこともよみがえった。共感覚者と同様に、側頭葉を刺激された患者も、「両方の世界」をきちんと認識できた。いま体験しているものは現実であると強く確信しながらも、モントリオールで手術台の上に寝ているという事実を見失うことはなかった。ある患者はそれを「この世界の人たちも、あの世界の人たちも、同時に見える」と表現した[13]。

ペンフィールドの研究は、記憶の貯蔵のされかたが一様ではないことを初めて示唆したのだが、彼自身はそれに気づいていなかった。もっぱら知能にかかわり、情動にかかわらない生活経験を非特異的に一般化したものは、通常は言語的表象として貯蔵される。これが意味記憶と呼ばれるものだ。ペンフィールドと彼にならった人たちが示したのは、もとのエピソードを鮮明な感覚や感情の装いをすべてともなったまま再現するのも可能であるということだった。体験反応が喚起されたのは、辺縁系を刺激したときだけだった。

まとめ

以上にあげた意識変性状態のうちの五つは共感覚に似ており、残る側頭葉てんかんはほとんど同じである。しかしこれらがみな、確認可能な原因をもつ病的状態であるのに対し、私たちが問題にしている共感覚は、そうした条件を満たしていない。それでも、これらの確認可能な原因をもつ例は、突発性の（自然に起こる）共感覚のメカニズムを知る手がかりになりうる。また、用語の説明も必要になる。誘発性の共感覚は、後天的な脳損傷をもつ患者に見られる。たとえば視覚障害のある人が、ラジエーターの音で色のついた共感性光覚を誘発されるといったケースがそうだ。限定をつけずにただ共感覚と言えば、それは神経系に病変のない人たちが生まれもった特性で、われわれが研究している対象である。

これら六つに共通しているのは、大脳皮質の処理過程が混乱あるいは抑制状態にあって、同時に感覚入力が遮断されていることだ。またどれも、側頭葉と側頭葉内側の辺縁系が、意識の変性状態の発生に密接に関係している。そここそ私がずっと、共感覚の座を探し求めていたところである。

第17章　ドラッグを使った実験──一九八一年五月二十一日

科学者はときとして、物事をそのまま放っておけない。考えを証明するという話になるととくにそうだ。あるものが科学的であるには反証可能でなくてはならないので、科学の実践者は大事にしている仮説が複数の路線の証拠に支持されるほどやすらかな気持になれる。たった一つの否定的な事実で論破されてしまう場合もあるから、支持がどれだけあっても絶対ではないが、それでもいつかは肯定的な証拠が十分に集まって、反証の見込みが遠のいたという意味で、証明ができたと言える段階に到達する。私はすでに、共感覚の理論的および実験的な証明を終えていた。そして今度は、マイケルの脳の神経伝達物質を操作して、それを根拠に専門的な証明をしたらどうだろうとあれこれ考えはじめていた。

ノースカロライナをあとにしてからも、以前の同僚とはずっと連絡をとりあっていた。そしてある晩、ワシントンでウッド博士と夕食をともにした。刺激的な会話のほかに、彼がものすごい厚切りのプライムリブ・ローストをたいらげるという、無料のフロアショーがついていた。

「共感覚が起こっているあいだ、大脳皮質が〈弱く〉、辺縁系が〈強く〉なるという考えは、われわれがすでにだした複数の結果から示唆されています」と、私は念を押した。

「それで君の案は？　リック」

「辺縁系に対する皮質の相対的な強さを変化させれば、共感覚の強さが変わるのではないかと考えました。道具としては薬物が使えそうです」。私は彼に、記憶増進やＬＳＤ誘発性の共感覚が辺縁系の活動亢進によって説明できる見込みが高いことを思い出させた。

ウッド博士は満杯の口のすみっこを使ってしゃべった。「ＬＳＤは手に入らないぞ。それに君の案に使えそうなほかの薬物も、たいてい取調べの対象になっている。麻薬取締局の特別許可がいるんじゃないか？」

「僕が考えているのは、合成麻薬なんかよりずっと単純なものですよ。実はマイケルの日常がヒントになったんです」

マイケルの共感覚は日内リズムにしたがっているらしく、夜のほうが朝よりも鮮明である。彼に言って日記をつけてもらっていたのだが、それを見ると共感覚は一貫して一日中起こっているが、日中は低調だった。「あまり強くないんだ」と彼は説明した。「指先のところに小さいものがあってつかめない。だんだん小さく遠くなるから、手をずっとのばさなくてはいけない」

よく調べてみると、この一日のリズムは自然に起こっているのではなく、マイケルがカフェイン、ニコチン、アルコールという脳の機能に影響をあたえる三つの物質を摂取する、そのパターンに原因があった[14]。彼のふだんの朝食はタバコと大量のコーヒーだが、これは両方ともよく知られた皮質の興奮剤である。私は朝の興奮剤が共感覚を鈍らせるのだろうと推測した。そして夜は反対に人酒を飲む。

日記を見るとカクテルを数杯飲んだあとは、共感覚が鮮明になる。

「それはたくまざる実験だ」とウッド博士は感嘆し、一瞬、デザートのワゴンから注意をそらした。「すごくいいぞ。二、三日禁止して、それから計画的に興奮剤と抑制剤にさらしてみるといい」

「そうです」と、私はほほえんだ。「興奮剤は皮質を高めて辺縁系を抑え、抑制剤は皮質を抑えて共感覚を鮮明にするはずだと予測できます」

次にマイケルに会ったとき、彼はこの案を実行することを承知した。私たちは興奮剤として一般的なアンフェタミンを、抑制剤にはなじみの深いアルコールと亜硝酸アミルを使った。ポイントは外部からの影響が共感覚の主観的体験を変化させるかどうかだった。表4は予測が確認された結果を示している。

刺激はすべてスペアミントの吸入を使った。スペアミントで生じる共感覚はいつも、なめらかで冷たいガラスの円柱だった。マイケルが手を後ろの曲面にすべらせ、縦に上下させて味わう、あの円柱だ。

私はすぐに、亜硝酸アミルがアジュバントとして作用することに気づいた。アジュバントというのは、「補助をする」という意味で、ほかのものの作用を高める働きをする物質を指す。亜硝酸アミルはスペアミントで生じた共感覚をいちじるしく高めた。感じやすくなるだけでなく、ガラスの円柱の数も増えるらしく、マイケルは「何百も触れる。円柱のあいだに手を突っこんで、表面を触ったり感じたりできる」と言った。「手のとどくところよりも、もっと先までつづいているんだ」。むろんマイケルはどうしてそうなるのかを、とても知りたがった。亜硝酸アミルは当時「ポッパー」というドラ

	皮質への作用	共感覚への作用
アンフェタミン	興奮	阻害
アルコール	抑制	促進
亜硝酸アミル	抑制	促進

表4　共感覚に対する各種薬剤の作用

ッグとして使われていたので、なおさらだった。

私の父が開業していたころ、亜硝酸アミルは、昔からある薬として、狭心症という急激な胸の痛みを起こす心臓病患者に使われていた。一九七〇年代の終わりごろには完全に、ニトログリセリン錠にとってかわられたが、私はずっと亜硝酸アミルはいちばん特徴のある薬だと思っていた。それは投薬するとき（つまり薄いガラスのアンプルを折って、患者に蒸気を吸入させるとき）、ポンとはじけるような音がするからというだけでなく、どこか汗臭い古靴下に似た、忘れがたいにおいのせいでもあった。父が診療室でだれかに使うと、そのにおいがたちまち家中に入りこんできて、まちがいなくそれとわかった。

マイケルはポッパーのような外因的なものが、自分の意志では変えられない共感覚に影響をおよぼすことに驚いた。どうして影響するのか教えてくれと嘆願されたが、実験が終わるまで言うわけにはいかなかった。亜硝酸アミルは単独で共感覚を起こすことはなかったが、辺縁系の増強剤としてまさに私が求めているものだった。薬理的には、血管壁の筋肉を含む全身の平滑筋を弛緩させる。血管壁が弛緩すると、血管が拡張して血圧が急激に下がる。心臓はそれを補おうとして拍動を増やすが、結局、脳に対する影響としては、循環ラインの端で血圧が一時的に急低下する。その端にあたるのが皮質なのだ。適度な血流がないと、神経の機能は低下する。亜硝酸アミルは一時的に、皮質にむかう血流を激減させて、皮質を抑制する。これが辺縁系の相対的な活動性を高める。

ポッパーは、ディスコで踊るときやセックスのときに使うドラッグとして人気があった。臨床的作用としては、自分のなかに引きこもる、音楽が遅くあるいは遠く聴こえるなど時間の経過が遅く感じられる、変形視、脱抑制、それに恍惚状態になった群集のなかで踊ることに仲間意識を感じるような情動の高まりなどがある。また、性のパートナーとの茫洋とした一体感、オーガニズムの高揚、判断の放棄も見られる。使用者は決まって、亜硝酸アミルの影響がなければ実行を躊躇《ちゅうちょ》したであろう性行為をしたことを認める。

要するに亜硝酸アミルは、人をディスコで「狂ったように」踊らせ、それからベッドで「野性的に」ふるまわせる。「いくらあってもじゅうぶんではない」というのが使用者のモットーのようだ。行動に対する効果は、辺縁系によって増進される感覚的快楽の顕著な高まりや、それにともなう高次の判断の消失と合致している。亜硝酸アミルは皮質の溶解剤としてのあらゆる特性をもち、ものの何秒で効き、それが分単位でしかつづかない。「溶解剤」という言葉を使ったのは、社会的抑制や論理的思考といった皮質の高次機能が階層的に溶けてしまうからだ。アルコールは昔からもっともよく知られた皮質溶解剤で、精神的抑制を弱める。人がパーティで多弁になるのは、まさにこのためだ。そして量が多くなり、判断力が消え去っていくにつれて、さらに精神的抑制が効かなくなる。

そのあとの機会に、マイケルにアンフェタミンを一回分投与し、脈拍と血圧の増加を見て、身体に作用していることを確認した。つづいてスペアミントを試したマイケルは、共感覚が非常に弱くなっていることに驚いた。

「小窓から手を出してつかんでいるみたいだ」と、彼は大きな声をあげた。「感じる場所がせまくて、円柱は遠くに一つか二つあるだけだ」と言って、手をのばした。「触るのがたいへんだ」

彼はちょっとのあいだ立ったまま、手を前後に少し動かした。そして「すごくちがう」と締めくくった。

「どういうふうに？」

「感覚がくるのは前より速いけど、円柱はずっと小さい。鮮明さは、大きな絵をミニチュアにした程度にはある。感情的にも弱いが、でもまだ心地よさはある。ただ全体的に遠すぎるんだ」。彼は眼をあけて手を見た。「感覚が手からすべり落ちていくようだとしか言いようがない」

「それじゃ、亜硝酸アミルを試してみよう」。アンフェタミンはまだ効いていた。私はマイケルにスペアミントをかがせ、つづいてアジュバントの亜硝酸アミルをかがせて、アンフェタミンの抑制作用が中和されるかどうかを見た。

「信じられない」とマイケルが言った。「亜硝酸アミルが効かないよ」

「効かないというと？」

「この前みたいにすごい感じがしないんだ。この前は手や背中や首や腕に強く感じたのに、いまは感覚が指先に集まっている。前はずっと形があったから、さわることに集中できたけど、いまは小さいものをぱっぱっと、とびとびに、それも指先に感じるだけだ。触って感じるものが小さいから、円柱の性質が感じられない」

「冷たさや、なめらかさのことか?」

「そうだ。僕に何をしたんだ」とマイケルが問い詰めるように言った。身を震わせているのがわかった。共感覚は奇妙ではあったが、彼にとってはなじみ深いものだった。それがいまは、自分の一部ではない、異質なものに感じられるのだ。彼はテーブルの前にすわって、信じられない気持を言葉にしようとした。

「縮尺模型かミニチュアみたいなんだ。すべてが信じられないくらいちがう。感覚はずっとつづくんじゃなくて、パルスのように来る。一コマずつの映画のようで、一つの長い形じゃないから、集中できない。大きさも小さいままで、すべてが遠くにある。アンフェタミンが僕を円柱から遠ざけるから、うまくさわれない。亜硝酸アミルを使っても」

私たちはアンフェタミンが効いているあいだに、ほかのにおいや、味や、いろいろな食べものまで試してみたが、いつもの共感覚は起こらなかった。亜硝酸アミルを使いながら共感覚を引き起こす試みもたくさんしてみたが、亜硝酸アミルでさえ、アンフェタミンの阻止作用を打ち負かすことはできなかった。

後日、アルコールを使って実験を行ない、アルコールが共感覚を強めるという予測を確かめた。その数年後にまた、もう一つの予期せぬ「たくまざる実験」のおかげで、アルコールの作用を確認することができた。マイケルは初めて私と会った一九八〇年には、毎日アルコールを八オンス(約二四〇ミリリットル)飲んでいた。それが一九八五年に毎日五五オンス(約一六三〇ミリリットル)近くまで増えたところで、彼はすっぱりと酒をやめた。飲むのをやめたとき、共感覚もやんだ。

マイケルは酔いが覚めて共感覚を失ったことにショックを受け、当然のことながら、ひょっとすると自分の共感覚は、はじめから飲酒のせいだったのだろうかと考えた。しかしこの喪失は見かけだけのもので、医学的に言うと謎の答はリバウンドという現象である。これは脳の抑制剤を常用していた人が、それをやめたときに見られる現象で、神経の感受性が高くなる。アルコールの常用をやめると、皮質の活動性が高まるリバウンドが起こり、ときどき発作、自律神経の亢進（たとえば発汗、動悸）、不眠、鮮明な夢、悪夢、震えなどの徴候がでる。言いかえれば皮質抑制剤であるアルコールの常用をやめたために、皮質刺激のリバウンドが起こって、まるでアンフェタミンをのんだようになるのだ。ひどい二日酔いになったことのある人ならだれでも、このふらふらの状態を知っている。時が経過して解毒のリバウンド効果が減少するにつれ、マイケルの共感覚は戻ってきて、彼をおおいに安心させた。

第18章 生きている脳を調べる——一九八一年六月二十九日

「放射性ガスを僕の頭に入れたいだって？」マイケルが叫んだ。「気がおかしくなったのか」

「まだ、どういう利点があるか話してないよ」

マイケルは頭をのけぞらせた。「冗談だろ」

「まず、君が死んだとき防腐処理をしなくてすむ」

マイケルは笑いながら、ゆっくり首をふった。「もう、頭の上まできてしまったような気がする」

「実はガスのことで嘘をついた。放射能は君の全身の組織に充満するが、料金は脳のぶんだけでいい」。彼はにやりと笑った。

「まじめに言って、本当にあらゆるところにいく。しかし、われわれのいちばんの関心は、君の脳にガスがどういうふうに拡散していくかだ。放射能を追っていけば、共感覚があるあいだ脳のどの領域がどれくらい活動しているかを測れる」

マイケルは顔をしかめた。「『われわれ』ってだれ？」

「われわれというのは、この僕と、同僚のデイヴィッド・スタンプ博士だ。彼は世界的に有名な脳代謝測定の専門家でね。僕は特別研究員のころ、彼についてテクニックを勉強したんだ。はら、君は前に、実験が退屈すぎて、ハイテクじゃないから好みにあわないって文句を言っただろう？　こいつは世界に二、三〇台しかない機械で、ここにたまたまその一台があるんだよ。スタンプ博士が彼の機械を使わせてくれるんだ」

マイケルは身ぶるいをして、顔をしかめた。「気味が悪いよ」

「望みどおり有名になるいいチャンスなんだけどな」と、私は彼の気を引いた。「僕はトニー賞はやれないが、電線をつないだら、フランケンシュタインの花嫁よりもかっこよく見えるのは保証する」

マイケルはうわめづかいになって言った。「でも僕はトニー賞のほうがいい。もういっぺん最初から説明してもらったほうがよさそうだな」

私は考えをまとめた。「君が共感覚を体験しているあいだに、脳のいろいろな領域の代謝レベルを測る検査をしたいんだ」

「そんな検査があるのか？　まるでマッド・サイエンティストみたいじゃないか。『フランケンシュタインの花嫁』というのは、本当は冗談なんだろ？」

「半分だけね。君はマスクとヘルメットをつける。まあ率直に言ってB級映画から抜け出てきたみたいに見えるだろうな。ヘルメットから長い探査子と電線が出ていて、数十万ボルトの電気が頭の上を行き来する。君は何も感じないはずだ。君の質問に戻ると、放射性のキセノンガスのようなトレーサーを使って局所の脳代謝を調べる方法は、一九五〇年代に考案された。そしてこの一〇年で、信頼できる道具として神経学の研究に使われるようになってきた」

「僕たちがする理由は?」

「単純な理由が二つある。一つ、僕は共感覚の部位を突きとめられるかどうか、とても知りたい。神経学の分野ではずっと以前から、脳のいろんな領域がそれぞれ別の仕事をしているのが知られている」

「ああ、部位を突きとめるのは、君の専門家としての執念だからな」

「専門家としての執念なら君にだってあるだろう。話を戻すが、局所脳血流を見る方法が役に立つと思ったのは、あの亜硝酸アミルの件がきっかけなんだ。亜硝酸アミルが血圧を下げるのはだれでも知っているし、君の共感覚があんな劇的に亢進したわけだからね。それを考えあわせると、ふつうに共感覚が起こっているときのほかに、亜硝酸アミルで共感覚を高めた状態でも、脳のスナップ写真をとるべきだ」

「それはどんな種類のスナップ?」

「なま撮りだ。CTスキャンやMRIでは脳の構造しか見えない。どの部位が働いているか、いないかは、わからない。しかし脳血流なら、活動している脳のスナップになる。精神的な課題や、身体的な課題をしているとき、いろいろな部位の代謝がどれくらい活発かがわかる」

「とても信じられないな」とマイケルが驚きの声をあげた。「本当にノースカロライナでそんなことができるのか」

「しちゃいけないという法律はない」。そう答えた私は、すぐにまじめな気分になって、まだちょっとマイケルを安心させるにはSFっぽく聞こえすぎるかもしれないと考えた。「順序よく説明したほうがいいかもしれないな。脳の働きのところから」

「そうしてくれ、僕は飲み物をつくる」。そう言ってマイケルはバーのほうへゆっくり歩いていった。

「話がすむまでに、一杯必要になるような気がする」

「生体の働きはエネルギーを転換する」。私は説明をはじめた。「たとえば骨格筋は、階段をのぼるとき、重力にさからって体重をもちあげるとかいった機械的な働きをする。腎臓は血液をろ過して尿中の老廃物を濃縮するという、化学的な働きをする。生体の働きが多いほど、組織はそれだけ多くのエネルギーを消費する。脳は大食いで、全身が使うエネルギー総量の二五パーセントを消費する」

「食欲旺盛の器官って、好きだな」。マイケルが部屋の向こう側から叫んだ。

「話を最後まで聞いたら、きっとやりたくなるよ。ある特定の課題に脳のどの部位が関与しているかを知りたいときは、課題をしているときにいちばん活発に代謝している部位を探す。脳血流が理想的なのは、たくさんの脳部位を同時に、そして別々に見られるからなんだ。ボールをぎゅっと握るとか、読むとか、思い出すとか、形を見わけるとか、計算するとか、どんな課題をするにしても、皮質のいくつかの部位の代謝が、その課題に関与していない部位にくらべて活発になる。血液は必要な燃料のグルコースと酸素を運ぶから、脳血流量を調べると、脳のどこでも、問題の部位でどれくらい代謝が起こっているかがわかる。うんと働いている領域は、休んでいるところにくらべて、血流量が多くなるんだ」

マイケルは興奮してきた。「それはつまり、僕の脳のどこで共感覚が起こっているか、すでに場所を突きとめたっていうことか？　発見したことを教えてくれるのか？」

この時点では、共感覚についての私の推測をもらしてもさしつかえなかった。マイケルが知っても、もう結果に影響しないからだ。彼に何も知らせないようにする必要がある実験は、もう終わっていた。私はレベルについての自分の考えと、皮質は共感覚に大きな役割ははたしていないだろうという予測を説明した。

説明が終わるとマイケルは言った。「ばかな質問だと思うかもしれないけど、脳血流法はおもに皮質の活動性を見るのだと言ったよね。皮質が共感覚に関係していないと思っているなら、どうしてその機械を使うんだい？」

「いい質問だ」。私は軽くうなずいた。「たしかに、論理の筋道が通っていないように見える。しかし実際問題として、使える機械はこれだ。これは生きている脳を調べるのに、いまあるなかでいちばん進んだ道具で、皮質に焦点をあわせている。それに僕は、共感覚が起こっているとき、君の皮質がすっかり止まっているとは思っていない。皮質は共感覚の活動を発生させる場ではないと言っているだけだ。僕が見たいと思っているのは、共感覚の活動がないときとくらべた、全体的なエネルギー消費のパターンの変化なんだ。それは有益な情報になるはずだ」

マイケルはしばらく黙って立っていた。それから「それで、どうやって僕を言いくるめて、そのおそろしいことをさせるつもりなんだい？」と聞いた。

「だいじょうぶか？」と私は聞いた。マイケルの体は長いすに固定され、頭を入れたヘルメットからは、電気の仕掛けがあらゆる方向に数十センチほど突き出ていた。暗くした部屋の彼のまわりには、何トンもある放射能や電気やコンピュータ関係の装置がならんでいる。彼はサイボーグのように見えた。私は彼の顔をおおった黒い麻酔用のマスクのひもを調整した。

彼の眼がヘルメットの下から私を見つめている。「どういうふうに見えているのかわからないけど」。マイケルはマスクごしにもごもご言った。「君の言ったとおりだ。フランケンシュタインの花嫁になったような気がする」

そのマスクは、マイケルとシステムをつなぐものだ。彼はそこから、自然界にあるキセノンの放射性同位元素であるキセノン１３３というガスを吸う。ガスは容易に血液に溶けこむが、そのものは生物学的に不活性で、身体的な作用は何も起こさない。ヘルメットにうめこまれた放射能探知器が、脳の一六の領域でキセノンが溶けこんだ血流を刻々と追跡するあいだに、被験者は課題にとりくむ。マイケルの場合は共感覚体験である。

血流量の測定は念入りに計画をたてないと、一度にたくさんの放射線をあびせることになりかねないので、注意を要する。私たちは一回で三つのセッションをセットで行なう方法を選んだ。最初のセッションは安静時の基準線を決めるために行ない、その基準線をつづく二回の「賦活化された状態」と比較する。基準線は安静状態と呼ばれる状態——患者が長いすに寝て眼を閉じ、まわりの機械類がたてる一定したノイズだけを聞いている状態——で測定する。もちろん被験者の心にはたえずいきあたりばったりの思考が行き交うので、脳は「待機」してはいないのだが、それでもこれは、世界中で行なわれている標準的な安静時のとりかたである。安静時血流の正常パターンはかなり均質で、どこかの領域がほかよりめだつということはない。[15]

マイケルの安静時血流の測定はうまくいった。彼はただ寝ているだけで、ほかには何もすることがなかった。スタンプ博士と私は大量のデータをモニターするのに忙しかった。データはその部屋にあるコンピュータが収集して、それから少し離れたところにある大型汎用コンピュータに送る。その数値の解析は複雑で時間がかかった。マイケルの実験結果がつかめるのは約一時間後だから、そのころには吸入のセッションがすべて終了しているはずだ。

私は最初の賦活課題を進めた。三人はそれぞれの役目を黙って手際よくやった。私はスナップショットをとるのに必要なおよそ八分間、マイケルを共感覚の状態にしておかなくてはならない。私たちは一年半におよぶ研究のすえにここまできたが、うまくやるチャンスは一度きりだ。マイケルと私は、使う刺激の種類と、マイケルがもっとほしいというときの合図をあらかじめ決めていた。脳血流の測定装置とマスクにいちばんむいている刺激はにおいだった。私たちは共感覚の状態を八分以上、消えることなくほぼ一定に保たせようと決めていた。発話や動きやそのほかの感覚刺激は、ちがう領域をライトアップさせて結果を混乱させてしまうので、避けなくてはならない。

脳血流検査では、ありとあらゆる身体的、精神的課題、それに薬物の投与によって活性状態をみることができる。課題の性質によっては、どの脳部位が「ライトアップ」するか、つまり安静時の基準線より活性化されるか、推測できる場合もある。おおまかに言って、課題に関与している領域は最低で一〇パーセント、ふつうは二〇から五〇パーセントの増加がある。私は長いあいだ共感覚について深く考えてきたにもかかわらず、何を期待するのか明確な考えがないことを悔しく思った。そして実際に結果を見たときに驚いて動転しないよう、心の準備をした。

最後の三つめのセッションは、亜硝酸アミルで共感覚を高めたのだが、これも支障なく進んだ。部屋全体がアイソレーションタンクのようで、うす暗いなかに聞こえるのは静かな機械音だけ、余計な動きは厳禁だった。そしてその配慮と目的意識が緊張を高めていた。私はちょっとのあいだ、うしろにさがって観察することにした。私たちのやっていることが、これほど真剣な、リスクをともなうものでなかったら、この緊張ぶりはきっと滑稽に見えるだろう。私はにやりとしながら、なんというおかしな不気味さと興奮だろう、本当にああいう映画みたいじゃないかと思った。まさに事実は小説より奇なりだ。

「気分はどうだ。だいじょうぶか」。私は急いでマイケルと装置の接続をはずして彼を救出した。一時間の沈黙のあと、ようやくしゃべれるのがうれしかった。スタンプ博士が部屋のあかりをつけた。

マイケルはゆっくりとすわった。「すごく静かなんだね、ここは」と、驚いたようすで言う。「不思議だ」

「共感覚はどうだった？」

「ああ、強かったよ、心配いらない。それに途切れもほとんどなくて、リハーサルどおりだった」

「亜硝酸アミルは効いたか？」

「前のようにね。しかも今回は、ものすごかったぞ」。マイケルは私の腕をつかみながら叫んだ。「まっ暗なところにいると、気を引くものが何もない。だから感じているものにすごく集中した。すばらしかったよ。ありがとう」

これで仕事の第一段階はうまくいった。スタンプ博士と私は、たえず生データをチェックし、信頼できるデータであることを確認していた。スタンプ博士がデータのカートリッジをコンピュータのコンソールに入れた。汎用コンピュータが膨大な数値の処理をすませ、いよいよ意味を解読するときがきた。「最初のやつがでてきたぞ、見にこいよ」と彼が言った。

グラフや数値の表がコンピュータのディスプレイに流れ、プリンタがそれをプリントアウトする。「患者はふつう、ストレッチャーで送りだすんだが」とスタンプ博士が冗談でマイケルに言う。「ふつうの患者は君ほど若くない。実を言うと、ここで結果を見る患者は、憶えているかぎりでは君が最初だ」

「これはどの回のデータ？」とマイケルが、ディスプレイを指して聞いた。

「基準の流量だ」とスタンプ博士が答える。「長いすに寝て、何もしていないときの君の脳代謝の状態だ。これから共感覚の二セッションのデータをこれとつきあわせる」

デイヴィッド・スタンプは私の先生だった。私は彼と一緒に何回もこういうデータを検討したことがあった。二人が初期傾斜指標だの、標準偏差だの、クリアランス曲線だのと専門用語で言いあっているあいだ、マイケルはしんぼうづよくそばに立っていたが、活発な冗談のやりとりの意味は彼にもそのうちわかったようだ。

「何かおかしいところがあるのか？」。マイケルはとうとうそう聞いた。

「ああ」。私はゆっくりと言った。「信じられないよ。君は正常だが、これはちがう」

マイケルはふりむいてこっちをまともに見た。「もう少し具体的に言ってもらえるかな」

スタンプ博士は、彼が私たちの議論を誤解しているのではないかと心配して、安心させようとした。

「悪い異常ではないんだよ、マイケル。しかしちょっと奇妙なんだ。珍しいのは、血流が場所によってとてもちがうことなんだ。ふつうは、安静時の状況は相当に均一だ。それに君の年齢にしては、脳全体の流量の平均値が低い。実を言うと、いくつかのプローブの値は病的に低くて、この機械が血液循環を探知できる下限に近い」

「非常にぶしつけな言い方をすれば」と私は口をはさんだ。「デイヴィッドが言っているのは、君の皮質の一部はとても血流が少なくて、死んでいるように見えるってことだ。しかしもちろん、そんなはずはないんだよ。神経系の検査結果はまったく正常なんだから。見たところこの結論はばかげている。たぶん活性状態のパターンが謎を解いてくれるだろう」

マイケルは「そう願いたいね」と言って、「僕のために」と小声でつけくわえた。

マイケルは、外側は神経学的に言ってまったく正常に見えるのに、脳に奇妙な代謝の状況をかかえて歩きまわっている。共感覚のときはどうなっているんだろうと考えているうちに、その答がディスプレイに流れてきた。

「こんなはずはない」。デイヴィッドはそれをチェックして叫んだ。[16]

「それはわかるが、しかしこうなんだ」と私も叫んだ。「脳の濃度曲線と入力曲線を見て。本物だ」

われわれ二人の科学者が、受け入れをためらったのは、共感覚のあるあいだ、マイケルの左半球の平均血流量が平均的な人の許容される下限より、３ＳＤ（３×標準偏差）も低かったからだ。いくつかの測定部位の絶対値は、検査の時点ではっきりとした神経学的な症状のない人では、スタンプ博士も私も一度も見たことがないほど低かった。マイケルの左半球の血流量は、基準の値よりさらに一八パーセント低かったのだ[17]。そして、それほど低いにもかかわらず、共感覚があるほかは、主観的にも客観的にも何の症状もなかった。

「どんな症状が出るはずなの？」と、私の説明のあとでマイケルが聞いた。

「そうだな、目が見えないとか、麻痺するとか、よくある神経症状が出るはずなんだ。この意味をちゃんと理解するのはむずかしいよ」。私は強調した。「君の検査結果がどれほど例外的かを」

「どうして？」

「通常の検査では、課題をしているときに全体的な血流量が下がるなんてことは、絶対にないんだ」と私は説明した。「その辺からだれかを引っぱってきて、共感覚のときの君のように血流量を低下させる、つまりは皮質の代謝を低下させるのは不可能なんだよ」

「彼の言うとおりだ」とスタンプ博士が相づちをうった。「ほぼすべてのものが血流を増加させる。二つだけ、減少させる薬剤を知っているが、それもせいぜい一〇パーセントくらいのものだ。個人的には、君の結果について興味深い専門的な事柄が多々あるんだが、マイケル、しかしいちばん重要なポイントは、どんな種類の活動でも代謝の増加が予測されるのに、君の場合は共感覚のあるあいだ、皮質が代謝の増加ではなく、大きな減少を示したことだ。それに変化はすべて左半球で起こっている。これは亜硝酸アミルを投与したときも同じだった。

　率直に言って、私は一五年間これをやっているが、君みたいに珍しい人は見たことがない。驚きで茫然としているんだよ。においという、ちょっとした日常的な感覚が、脳にこれほど大きな、皮質のスイッチを切ってしまうのに等しいほどの、代謝の再配分を起こすとは」。博士は肩をすくめた。「なぜ神経症状がないのか、途方にくれるよ」

「私もそう思う。この結果は驚異だ。君の脳がすばらしく変わっているのは疑問の余地がない。もし君が、共感覚が実在するという客観的な証拠がほしいなら、ここにある。これ以上の証拠はないよ」

「でもこの結果は、いったいどういう意味なんだ？」

「共感覚はまちがいなく、皮質では起こっていないという意味だ」と私は言った。「僕の考えは正しかったが、その程度が驚きなんだ。血流量のデータに議論の余地はない。共感覚が起こっているとき、君の皮質は止まってしまう。そんなふうに止まることが可能だとは僕は考えもしなかった。世界じゅうの研究者がこの方法で調べた人は、何千、何万という数で、病気の人も健康な対照者もいる。しかし君の脳は、僕たちが知るかぎり、これまでこの方法で調べられたどの人とも、まるでちがうんだ」

「すると、だめだったんだね」と、マイケルは静かに言った。「皮質が止まったってことは、共感覚の場所を突きとめられなかったって意味なんだろ？」

「とんでもない！　ぜんぜんちがうよ」と、私は言った。「場所はちゃんとわかった。興味深い変化はすべて、左半球の皮質ではないところで起こっているんだ」

「放射能の測定で、脳の代謝が全体としては増加していることが示されている」とスタンプ博士がつけくわえた。「君が共感覚の形を感じているとき、はっきりとした代謝の働きが進行している」

「わからなくなってきた」とマイケルが言った。「脳全体の代謝は増えているけど皮質は止まっているっていうなら、そのエネルギーはどこへ行っているんだ。共感覚はどこで起こっている？」

「辺縁系だ」。私はにこりとした。

マイケルの研究結果は、科学がしばしば直観に反することを示しているが、それは脳機能の標準的な見解が、精神機能はすべて皮質に表象されるという仮定を私たちにうえつけているからだ。人は、脳の大部分が皮質ではない、ほかのタイプの組織であることを忘れている。脳の残りの部分は表面の皮質を支える役割しかないかのように思いこむ。豪華なウエディングケーキを見て、あれはケーキなんかではなく、ボール紙と銀紙に支えられたきれいな粉砂糖だと思うようなものだ。

人間の脳は、活動しない土台のうえに皮質がのっているだけのものではない。たとえ話をつづけると、表面に見えている灰白質（皮質）の「砂糖飾り」は、わずか一、二ミリの厚さしかなく、脳の総体積のほんの一部にすぎない。その下には、私のたとえ話とはちがって、ケーキがどっさりある。皮質下の組織は表面を支えるためだけにあるのではない。実際は厖大な量の生化学的な働きをしていて、そのほとんどは意識にのぼらない。味覚顔面反射の話と、無脳児が感覚を識別できるという話は前にした。これと言うほどの皮質をもたない動物（たとえば鳥類）が複雑な行動をするという事実も、比較神経学によってあきらかにされている。サルの皮質を吸引除去しても、同じ檻のほかのサルたちと目立ったちがいは出ず、ほとんど区別がつかない。このほかにも、皮質はより細かな識別を、行動の究極の裁定者である領域に提供しているだけだということを示す所見がたくさんある。

その究極の裁定者とはほかでもない、側頭葉の奥深くうめこまれた、あの辺縁系である。辺縁系は場所が奥なので、脳血流法で代謝活動が測れる範囲にない。しかし皮質の驚くべき停止状態を考えあわせると、私が長いあいだに集めた多くの証拠は、ここを共感覚の座として指し示していた。

第19章　脳は情動で動いている

ルネサンス期の天文学者は、火星の軌道の逆行を説明づけるために周転円をいくつもいくつも描いて、とうとう惑星の図を、ばらしたパッチワークのようにしてしまった。ところがケプラーが惑星軌道の概念を円から楕円に転換すると、すべての観察事実がよりよく説明され、特別な例外を積み重ねる必要もなくなった。

脳の組織構造に関する古い見解が崩壊した事情もこれに似ている。近年になって雪崩のように押し寄せてきた、説明づけを要する観察結果の重みにもはや耐えきれなくなったのだ。脳がはたらく仕組みに関する標準的な見解は、第4章で概略を説明したが、十九世紀の産物である。いまではモデルとして、総論的には正しいが、各論的な推測のなかにはまちがいがあるとわかっている。

神経学者は最近ようやく、情動がどれほど重要であるかを認識するようになった。理性と皮質をいちばんに位置づけるのは本当にいきすぎだ。「カーテンのうしろの男を気にするな」と叫んだオズの魔法使いのように、理性とその共犯者の自己意識と呼ばれるものが、私たちをだまして、それらが糸を引いていると信じこませているのだ。しかし私たちはまもなく、情動と、通常は自己意識がアクセスできない精神作用が、つねにすべてを仕切ってきたことを知る。すばらしい発見が待っている。
しかしその前に、標準的な見解と三位一体の脳のことをざっと思い出しておこう。

ふたたび標準的な見解

古い見解の三つのポイントを要約すると、①神経インパルスの流れは直線的、階層的である、②身体的、精神的機能は皮質の別個の部位に局在している、③階層的な配置は、皮質がすべてを支配していることを暗示している、となる。これら三つの原則から、大脳皮質が人間の精神の座であるという結論が引き出される。フィネアス・ゲージのような症例は、ここが意識と理性が局在するところだと立証しているように見える。

古い見解にしたがえば、共感覚は皮質に局在しているはずで、いちばんそれらしいのが、視覚、触覚、聴覚の三つの感覚が集まる頭頂葉の三次連合野だった（味覚と嗅覚は重要ではないとして片づけられたという話を思い出そう）。私たちは共感覚に、歴史的、記述的、実験的にアプローチした。そして、積みあげた結果から、右の説明はまちがっているのではないかという疑いをもち、脳血流量の測定で、決定的に粉砕した。共感覚の働きかたは、直観に反していた。わかりやすい可能性はみなまちがっていたが、それは脳が働く仕組みについての古い見解がまちがっていたからだった。

外界から内部の精神世界にむかう、感覚の流れの進みかたは、一般に普及している、古い見解に根ざした「脳の仕組み」の説明とは大きくことなっている。古い見解は、皮質を最高次の存在として重視する。すぐあとで示すが、現在の見解は、皮質の役割をトップではなく、むしろ多岐的、並列的、再帰的な回路のまんなかに置いている。最高次という言葉は皮質という言葉に適用されるとき、意味のない限定詞となる。皮質は数種類の脳組織の一つにすぎない。何十年も無関心がつづいたあと、最近になって意識と情動に強い関心が集まり、神経学者たちは、皮質ではなく辺縁系がより大きな影響力を行使しているという結論に達したのである。

ふたたび三位一体の脳

三五ページの図2に示したポール・マクリーンの三位一体脳がこの四〇年間に広く注目を集めた理由はいくつかあるが、その一つはわかりやすいという理由だ。今日では、彼の考えの一部がまちがいであることがわかっており、脳の組織構造の正確なモデルとしてではなく、有用なメタファーとしてとらえるのが妥当とされている。

三位一体脳は、特定の行動カテゴリーを、それぞれが固有の進化的な歴史をもつ、ことなるタイプの脳組織のものと考えられることを示した。これは皮質下の組織が、不活発な詰めものとして無視できるものではなく、単なる「本能」（たとえば生殖、摂食、「闘争か逃走か」の状態など）として片づけられない行動にとってきわめて重要であることを示すうえでおおいに有用だった。一般的にいうと、そうした行動には、身づくろい、習慣、儀式、ためこみ、集団移動、なわばり防衛、欺瞞、求愛、服従、攻撃、社会化、模倣、そのほか数多くの人間の性向が含まれる。[18]

マクリーンは、皮質下の存在物と辺縁葉が強く関係していることから、「limbic system（辺縁系）」という用語を一九五二年に考案した。辺縁葉は一八七八年にブローカが、大脳半球の内側の脳幹に接する周辺部として定義した構造体である。マクリーンは広範囲な実験的研究を行ない、辺縁系のある部分が（性、生殖、社会化に関連する行動の基礎となって）種の保存に関与し、また別の部分が自己保存（摂食、恐怖、闘争）に関与していることをあきらかにした。そして第三の部分が哺乳、母性行動あるいは父性行動、聴覚・音声によるコミュニケーション、遊びなど、哺乳類に特有の行動をコントロールしていることを確認した。

だが残念なことに、マクリーンの三位一体脳の概念図は意図しない影響をおよぼした。彼の図は、新哺乳類の脳（皮質）がすべてを包みこんでいるようになっているので、人は依然として、皮質に大きすぎる重要性を割りあてた。マクリーンは皮質下組織（爬虫類脳、旧哺乳類脳と表現されている部分）に、それまでよりも重要な役割をおいたのだが、図の描き方が、意図せずそれをそこねてしまった。それは人に、依然として皮質がボスであるという階層的な認識を印象としてあたえた。

ある神経構造が表面に見えているか、見えないところにしまいこまれているかは、階層性にも、支配しているか支配されているかにも、まるで関係がない。問題は機能だ。新しい見解がこれからあきらかにするように、皮質と皮質下組織との複雑な解剖学的つながりは、相互的であり、したがって相互依存的である。

脳の仕組みについての新しい見解

新しい見解には、これから説明する五つのポイントがある。てみじかにまとめると次のようになる。

①神経インパルスの流れは直線的ではなく、並列的、多重的であり、なかには神経に沿って運ばれな

い情報伝達さえある。よって、階層性を言うのは意味をなさない。②局在化は、かつてのように一対一のマッピングではなく、分散システムとして考えられている。分散システムは多数対一のマッピングで、ある脳部位が多数の機能に寄与し、それと同時にある機能は、厳密な局在ではなく複数の場所に分散される。③皮質は現実のモデルを包含し、外界に何が存在するかを分析するが、その情報の突出性を決定するのは辺縁脳である。④したがって、私たちの行動を究極的に形成するのは、情動的な評価であって、理屈による評価ではない。⑤また、精神を機械になぞらえるアナロジーはすべて不適切である。私たちを人間にしているのは、理性よりも情動だからだ。

非直線的な情報の流れと「内的知識」

「あなたは合理的な思考や言語をとおして学ぶものより、もっと多くを知っている。ただし、自分がそれを知っていることに気づかない見込みがきわめて高い」。この主張について考えてみよう。ふつう「内的知識」と呼ばれるものについての、こうした言葉は、従来、人間主義者や霊的感受性の高い人たちが口にしてきた。自分を客観的だと思っている人たちは、科学的な証拠なしにこの前提を受け入れる気にはなれないかもしれない。しかし人間の神経学はこの前提を信じる。情報が実際に、たいていの人が知らない多くの神経系の経路をとおって伝達されるからだ。私たちがふつう知っている、古典的な神経解剖学でおなじみの神経やシナプスや回路のほかにも、たくさんの通信チャンネルが存在する。このルートの選択肢の豊富さを指す言葉に「多重」という表現がある。

　脳のなかにある情報伝達の多重経路は、もし流れがまっすぐ直線的に進むのであればそうなると思われるような階層的経路ではなく、並列、回帰、フィードフォワード、フィードバックの結合を含んでいる。そこにはホルモン、ペプチドなど、多種多様の分子が存在し、情報のメッセンジャーとして働いており、これまでに五〇以上が知られているほか、毎年、脳だけでなく全身で新しく発見されている。したがって情報は、ニューロンや軸索にかぎらず、システム全体をとりかこむ細胞外液をとおして全身にくまなく伝達される。このコミュニケーションの方法は液性伝達と呼ばれ、すでに数冊の本でとりあげられている。(19)

神経に沿った電気的伝達が線路を走る列車なら、液性伝達は線路から離れた列車だ。情報が分子のメッセンジャーによって交信され、その速度が非常に速い場合（最高は軸索内液の毎秒一二〇メートル）もあれば、遅い場合（たとえば脳脊髄液中のペプチドの拡散）もあるという考えが、人間の脳は、いままでそう思われてきたよりもはるかに複雑で、さまざまな範囲や速度や方法で交信するシステムをもっているのだという理解への道を開いた。

人工知能（ＡＩ）のアプローチがうまくいっていないのは、皮質の論理を模倣し、皮質の回路をモデルにしているからだ。生体の脳はさまざまな情報伝達の方法をもっているのに、それが考慮されていない。ＡＩが成功するためには、さまざまな情報伝達の手段を組織化する、ある種の調整システムを組み込まなくてはならないだろう。

人間の脳では、辺縁系がこの調整を行なっている。これは一九八五年にようやく確認された事実だ。それほど基本的なことがなぜ最近までわからなかったのだろうと考える人もいるかもしれない。それは最近になって初めて、神経伝達物質の分子に特別な染料で目印をつけて顕微鏡レベルで見えるようにする技術が開発されたからだ。だからいまでは、神経伝達物質の足どりを、神経線維を通るもの、液性伝達が起こっている細胞外空隙を通るものとも、追うことができる。古典的な解剖で脳のおおかな回路のマップはできていたが、正確な流れの方向と、さまざまな神経伝達物質のくわしい出所と標的が初めてわかったために、修正が必要になった。神経系の各部が、前頭葉から脊髄にいたるまで、すべて辺縁系の構成要素をいくらか含んでいることが判明したのだ。言いかえれば辺縁系は、人間の神経系における情動の中核を形成している。[20]

機能は厳密に局在してはいない

「コントロールセンター」ではなく回路が情動の表出を支えているという説は、一九三七年にジェームズ・パペッツが初めて提唱した。今日、私たちが辺縁系と呼んでいる重要な構造体は、そこを通ってあらゆる情動の局面があらわれるパペッツ回路と結びつけられた。これは、神経学者の習性となっている、機能部位の特定にとって重大な意味をもつ——情動は独立したコントロールセンターに局在するのではなく、回路に広がっているということになったのだ。もちろんその回路もどこかにあるはずだから、ある程度の局在はある。しかしそれは古い見解が仮定していたよりも、質的に、はるかに分散した局在である。

一九七〇年代の後半には、このアプローチによって、脳を通る情報についての考え方が根本的、永久的に変化した。この新しい見解はまだあまり一般に広まっていないのだが、コンベアベルトに沿って別々のワークステーションがならんでいるという直線的な考え方が、脳は多重交信チャンネルをもち、多くの部位で同時に情報を処理できるという多重マッピングの概念におきかわったのである。

多重マッピングは、一つの入力がいくつかの出力にリンクすることによって可能となる。感覚器官からでた神経インパルスは一次感覚野のそれぞれのシナプスに到達するとすぐ、連合野の複数の領域に枝分かれして、さらに計算処理される。連合野の領域はそれぞれ別の感覚体験の面に関与する。たとえば視覚の場合なら、二〇あまりの領域がそれぞれ別の面をあつかう。色の体験を生みだす分析の仕事はすべて、一つの方向に進む。形を構成し、物体の認知あるいは物体が存在する空間の認知につながる多数の処理は、また別の場所であつかわれる。網膜に刻印された像はばらばらにされ、脳の複数の領域のそれぞれでことなるマップが多重的にマッピングされる。くわえて並行的にわかれた枝が、循環的なフィードバック回路とフィードフォワード回路をつくって、膨大な並行処理に寄与する。

個別の脳領域が複数のそれぞれちがうマップを処理する能力は、それぞれの領域の、入力と内部結合の複雑なパターンや、その計算と複数の出力とのリンクから生じる。これが分散システムと呼ばれるもので、複雑な機能（たとえば視覚、聴覚、記憶、情動）の、ある特定の回路にささえられた数多くの面は、どこかの部位に厳密に局在するのではなく、回路そのものにそのとき起こっている支配的なプロセスのなかにあるという意味である。ほかの皮質領域と情報をやりとりする領域の数は一〇から三〇くらいある。ベルトコンベアのように進行するという古い見解をはるかに超える、指数関数的な複雑さをもつのはあきらかである。

情動の重要性

多重マッピングの複雑さは、皮質が外界の分析とリアリティ・モデルの維持という役割をもつと考える根拠の一つとなっている。しかし問題の突出性と関連性を判断し、その情報に対してどう行動するかを決定するのは辺縁系である。私たちを動かしているのは論理の計算ではなく、情動の計算なのだ。その理由は哺乳類の脳の発達を見るとわかる。

情動は長いあいだ原始的なものとして低く見られ、理性こそ高度に発達したものであるとみなされてきた。この信念をささえる身体的な理由になりそうなものをいくつか見てみよう。

環境や文化の変化は、進化の方向に直接には影響をおよぼさない。すなわち、ドイツ語を話せるとか、鼻が折れているとかいった後天的な特性が、遺伝子を通して子孫に受け継がれることはない。環境の変化が生みだすのは、適応のためのさまざまなニッチ（生態的地位）であり、都合のいい遺伝的変異をもつ生物が自然選択されてそのニッチをうめる。大きな脳をもつヒトが発達する以前、変化は長い地質年代にわたってゆっくりと作用する進化の力を通して起こっていた。ところが脳がいったん何らかの組織化された記憶システムを発達させ、現在と未来の行動に影響をあたえる能力をもつようになると、私たちは、身体的な進化が許す遺伝子から遺伝子へのゆっくりとした変異をたちまちとびこえてしまった。これは文化的な変化が急速に蓄積することと、遺伝的にではなく文化的伝達によって他者に受け渡せることによる（たとえば、あなたがこの本を読んでいるときも文化的伝達が起こっている）。

これは発達した大きな脳をもつ利点としてよくあげられると同時に、人間が文化とテクノロジーの面で、ほかの脊椎動物とくらべて大きな成果をあげた理由の一つにもなっている。そして大きな前頭葉がとりわけこれに貢献しているとされている。皮質は、皮質下の組織にくらべてふつりあいに大きく発達してきたように見えるので、私たちはよく皮質を指して、「ここが発達程度の低い種とわれわれとのちがいだ」と言う。そしてこの仮定の裏返しが、情動が原始的とみなされる理由なのだ。

　発達した皮質が人間を無比の存在にしているという一般的な仮定には、人間の辺縁系は他の動物のそれとまったく変わらないという含みがある。もしそれが本当なら、人間の情動は相対的に原始的だということになる。しかし先にあげたようなくわしい解剖学的研究によれば、辺縁系は進化に取り残されてはいない。辺縁系と皮質の回路は共進化したのであり、したがって理性と情動は一緒に急成長した。

　脊椎動物の脳が全体的に発達しはじめたのは爬虫類の系統からであるが、辺縁系は初期哺乳類の出現とともに、大きく変化した。変化した辺縁系はすべての哺乳類に一貫して見られる特徴の一つで、哺乳類よりも下の種においては発達した形では見られない。そのたくましさは人間で頂点に達し、人間の情動系を他の動物よりも強力にしている。くわえて情動の情報の処理は、他の情報の処理と質的にことなる。となれば情動は、私たちの生活において、これまで推測されてきたよりももっと大きな役割をはたしていると考えられるのではないだろうか？

　皮質と辺縁系が相互に結合し、片方がもう片方に影響をおよぼすのはまちがいない。真の疑問は、一方の影響が他方のそれにまさっているかどうかだ。オーストラリア産のハリモグラが、この重大な問いの解明に役立つ。

オーストラリアのハリモグラは、哺乳類の系統樹のずっと下のほうに位置する原獣類に属する。前頭葉が非常によく発達していて、私たちにもっと近い霊長類のそれよりもはるかに大きい。仮に私たちが、ハリモグラと脳の単位体積あたりにして同じだけの大きさの前頭葉をもっていたら、頭を巨大な手押し車にのせて歩かなくてはならないだろう。単純な動物が比率的にきわめて大きな前頭葉をもっているという矛盾は、一つの進化戦略がいきづまったことを示唆している。計算処理をするための分析スペースがたくさんあれば、効率的な脳や、とくに利口な脳ができるというわけではないのだ。

ハリモグラは夢を見ないらしく、それは何かを得ればほかのところで何かを失うという一般原則の例証になっている。ハリモグラは大きな前頭葉の代償として、辺縁系の機能を失ったらしい。根拠はこうだ。ほかの哺乳動物はみな夢を見る。そして夢を見るときに、脳波計にレム睡眠中であることを示すシータ波と呼ばれる波形がでる。このシータ波は辺縁系の海馬でとくに優勢である。ハリモグラはシータ波がまったく出ないので、おそらく夢を見ない。皮質に感覚情報が入ってきたとき、もしその刺激が意味ありと評価され、その人がそれに注意をむけると、海馬のシータ波が活発になる。前に辺縁系の重要な機能を説明するときに「突出性（salience）」という言葉を使った。この言葉は「飛び出る」「突き出る」という意味をもち、関連性のある刺激が私たちの注意をひくときにすることそのものである。この、海馬と辺縁系が知覚の入り口あるいはバルブであるという重大なポイントについては、第2部のエッセイでもっとくわしく述べる。

神経解剖学の専門家たちは、新しい方法で流れの方向と結合の範囲を調べ、海馬にすべてが収束することをあきらかにした。感覚情報はすべて、外界の情報も体内の環境の情報も、かならず情動脳である辺縁系を通ってから皮質に配分されて分析され、その高度の処理をすませた多感覚情報が辺縁系に戻されて、突出性の有無の判断を受ける。もし突出性があれば、私たちは行動を起こす見込みが高く、そうでなければ、たえず神経系に衝突している意味のないエネルギーの流れの大半を無視するのと同じように無視する。突出性を判断するとき、情動脳はバルブのように作用して、注意をむけるものとむけないものを決定する。

皮質は脳のなかでもっとも新しく、もっとも大きく発達した部位であるが、その皮質が辺縁系から受ける入力情報は、皮質が辺縁系に送り込む情報よりも多いことがわかった。両者の結合の機能的な意味は、過去何十年間にわたる仮定の反対だったのである。もちろん皮質と辺縁系のあいだには相互的な関係があって、それぞれがたがいを調整し、どちらも究極的には私たちの精神生活に影響をあたえている。しかし再帰的なフィードバック回路の数と性質を見るかぎり、辺縁系の影響力のほうがまさっているのだ。

情動が理性よりも重要であることを示す臨床症例を二つ見てみよう。一つは昏睡の患者である。昏睡状態から段階的に回復するとき、患者はまず自動症の状態となり、それから子どもっぽい随意運動や言葉が出る。情動的にも子どもっぽい。そのまま回復がつづけば、患者の行動はより合理的でおとならしいものになっていく。昏睡からの回復パターンを見ると、知性が戻るにはまず情動の回復が必要であるとわかる。

前に、辺縁系に原発する側頭葉てんかんのところで、側頭葉てんかんが不随意行動（自動症）を引き起こし、本人にはその自覚がなく、記憶もない場合があるという話をした。側頭葉てんかんはこのほかにも、強迫的な思考、精神病状態、夢と現実の区別がつかない病期などを生じる。側頭葉てんかんに見られる行動と精神病に見られる行動との重なりは驚くほど多い。側頭葉てんかんの患者の五五パーセントが精神病様症状を呈するのに対し、その他のてんかんの場合は一〇パーセントである。このように情動脳は、皮質の合理性を生理的に制圧することができる。

よって、情動は私たちの行動に重要な役割をはたし、それはおそらく理性の役割よりも大きいという結論が出せる。

第20章　共感覚の意味

私たちは共感覚という謎に取りくんでいるうちに、理性と情動が共進化したという事実に思いいたった。この立場は、一般に理解されている、理性か情動かという強い二項対立を弱める。そして情動が「独自の論理」をもっていること、独自の観点から理解すべきものであることをほのめかす。

スタンプ博士と私は、マイケル・ワトソンと一緒に脳血流測定室に立っていたあのとき、共感覚は左半球の辺縁系に局在するという結論を出した。それ自体は興味をそそられる推論だが、まだ不完全だという気がする。ここではもっと具体的に、共感覚の仕組み、共感覚の含意の二つを見てみよう。

共感覚の仕組み

できるだけ簡単に言うと、脳の一部がほかとのつながりをはずれ、それが原因で（解放性幻覚のときと同じように）辺縁系の正常な処理過程が解放されて、そのまま意識にむきだしになり、共感覚として体験される。言いかえると、ある刺激によって局所の代謝のバランスがかわる。この説明は片頭痛というよくある病態に似ているのだが、どこが似ているのかを言う前に、話の中身を検証しておこう。

まず感覚刺激は、実際に当該の皮質の代謝を大きく変化させる。ここまでは脳波、脳血流、陽電子スキャンといった機能測定の長年の経験から知られている。そうした測定の結果は、身体的あるいは精神的課題に関与する脳の部位が他の部位よりも活発になるという原理を言いなおしているだけだ。次に、当該の代謝の変化が、脳のさまざまな部位の結合のどこかを強め、どこかを弱めて、結合の相対的な強さを変化させる。

共感覚の働きかたについての、以上の二つの前提は、脳の生理の標準的見解と合致する。解放性幻覚のところで、ある部位の機能がほかの部位の影響から（その部位が破壊されることによって）どのように解放されるかを見た。両者の結合の強さが変化したときも、これと同じ結果が生じうる。この場合は解放が、共感覚のように一時的であるはずだ。

この前提は、マイケル・ワトソンの脳血流量の測定であざやかに示された。きわめて珍しい血流のパターンから、共感覚は皮質の機能ではないということで、問題に決着がついた。しかし同時に、彼の脳に重大な問題があるおそれも出てきたので、私は彼の脳の血管に奇形や腫瘍などがないかどうか、血管造影というX線検査をして調べる必要があると考えた。

血管造影の結果はまったく正常だったので、共感覚の謎はいっそう深まったのだが、処置の途中で有用な手がかりが得られた。血管造影検査では、血管がX線写真に写るようにするために、造影剤を血管に注入する。血液は通常、酸素とグルコースを脳の組織に運んでいる。したがって血液を造影剤に置きかえると、一〇秒間ほど、組織に燃料の酸素とグルコースがとどかなくなる。ふつう患者は造影剤が動脈に入ると、ちょっと熱く感じるが、そのほかは何も症状はでない。つまり脳は一時的な燃料不足にじゅうぶん耐えられる。しかしマイケルの脳は耐えられなかった。造影剤の注入にともなって視覚、聴覚、触覚の知覚が起こり、私を仰天させたのだ。この手がかりから、彼の場合は皮質のエネルギー代謝のバランスが不安定で、味やにおいの刺激で起こる大脳の急激な血液循環の変化に対処するゆとりがないために、実質的に結合の分断が生じて、共感覚が意識に解放されるのではないかと推測できる。(21)

この知覚は、脳血流検査の結果と合致して、マイケルの脳の左側に造影剤を注入したときだけに起こった。彼はたとえば「強烈なピンクと、これまで見たなかで最高に黒い黒が稲妻みたいに光っている」のを見た。左耳には「サイレンよりも甲高い音」が鳴り響いた。そして「歯痛のときのような、ものすごい骨の痛み」を首と後頭部に感じた。この現象は、アールデコのデザインのように重なりあった幾何学的な立方体が、黒と白にいそがしく色を変えながら、数を増やし、「結晶のように成長していく」イメージを最後に消えた。血管造影を受ける患者は毎年数十万人もいるが、こんなことは決して起こらない。

私は、共感覚は片頭痛に似ているという意見を述べた。あいにく「片頭痛」という言葉は、日常用語になって、どんなものでもひどい頭痛を指す言葉として誤用されているが、神経学でいう古典的な片頭痛は、感覚がゆがむ前兆にひきつづいて頭の片側に重度の頭痛が起こることを指す。感覚の前兆はほとんどが視覚性で、共感覚に似た共感性光覚や定形も含まれる。触覚性、聴覚性、味覚性、腹部感覚性の前兆はこれより少ない。

教科書には、片頭痛の感覚現象は、脳の血流量と電場（この二つは結びついている）の抑制が池の波紋のように広がっていくのが原因だと説明されている。この説明は一八〇〇年代のなかばから標準になっているが、なぜ片頭痛になりやすい人にそんなことが起こるのかという疑問に対しての説得力のある答はない。この説明は数え切れないくらい多くの教科書でくり返されてきたが、片頭痛をあまりうまく説明していないと異議をとなえた人はだれもいない。学生にとっても患者にとっても、簡単でわかりやすく受け入れやすい説明だからだ。

片頭痛と共感覚の生理は、同じだとは言わないが、似ている。この比較をするのは、私の共感覚の説明が十分ではないという人がいるかもしれないので、それに答えるためだが、私に出せるのは、教科書に書いてある片頭痛の説明と同程度の答でしかない。両者の類比は以下のとおり。共感覚は刺激に喚起されるが、片頭痛でも同様に、一部の人たちには確認可能な引き金（たとえば食べもの、におい）がある。片頭痛において、代謝と血液循環の変化があきらかな理由なしに起こり、あきらかな理由なしに解消するのは、事実として認められている。共感覚と同様、片頭痛も薬物の影響を受ける。片頭痛は神経科でもっともありふれた病態の一つで、その大脳生理もよく理解されているが、なぜ片頭痛というものが存在するのかについては、共感覚が存在する理由と同様にわかっていない。

したがって、「なぜ一部の人だけが共感覚を体験するのか？」と問うことは、「なぜ一部の人だけが片頭痛を体験するのか？」と問う、あるいはほかの状態についてそう問うようなものだ。適切な問いは「なぜ一部の人は共感覚が意識にのぼるのか？」であると、私は提言する。それは、この驚嘆すべき現象を一〇年以上研究したのち、共感覚はきわめて基本的な哺乳類の属性であるという意見に到達したからだ。共感覚は、実際は私たちがだれでももっている正常な脳機能なのだが、その働きが意識にのぼる人が一握りしかいないのだ、と私は考えている。これは一部の人の共感覚が強いとか、程度が大きいとかいうこととは関係がない。そうではなく、脳のプロセスの大部分が意識よりも下のレベルで働いていることに関係する。共感覚者は共感覚のとき、通常は意識にのぼらないプロセスが意識に対してむきだしになるので、自分に共感覚があることを知るのだが、ほかの私たちはそれを知らないのだ。

私は脳の多重コミュニケーションと分散システムについての自分の見解を念頭において、共感覚を可能にするかなめは海馬であると割り出した。海馬は辺縁系のおもな構成要素の一つで、側頭葉の内側の脳幹に隣接する位置にしまいこまれ、文字どおり皮質の下にたたみこまれている。辺縁系は進化的に古く、すべてと結合している。その守備範囲の広さと重要性は、私の愛読書である脳のアトラスが、辺縁系の構造的特徴を伝えるのに図を二四枚、結合をまとめるのに本文の四三ページをあてていることからもわかる。[22]

まず、六つの意識変性状態を検討して、海馬が主観的体験の知覚に関与していることがわかった。また、海馬に原発するてんかん発作があって、発作にともなう共感覚体験はあるが、そのほかの共感覚はないという人の観察結果から、なぜ海馬が共感覚体験に不可欠なのかという直接的な理由も得られた。[23]

しかし海馬を選びだした最大の理由は解剖学上の理由だ。機能的にも場所的にもへだたった、さまざまな脳部位で処理された情報をまとめるのが可能な場所は、ここしかない。集められた信号は、この構造体のなかに——体内環境も、人間の生物としての基本的衝動も熟知している、ほかに類のない構造体のなかに流れこむ。海馬はまた、体内環境を支配している自律神経系の組織を含めて、情報を送りこんでくるあらゆる領域に反応を返すことができる。共感覚者が多感覚体験のさなかに感じる快感が、自律神経系の反応によってつけくわえられることのできる部位はここなのだ。

共感覚の含意

共感覚は、いつでもだれにでも起こっている神経プロセスを意識がちらりとのぞき見ている状態だ。辺縁系に集まるものは、とりわけ海馬に集まるのは、感覚受容体から入ってくる高度に処理された情報、すなわち世界についての多感覚の評価である。

私は共感覚者を認知の化石と呼んでいる。人間であること、哺乳類であることのきわめて根本的な部分を認識する能力を、ほんの少しではあるが、彼らが運よく保っているからだ。

私たちはひょっとして、この付加的な能力をもつ共感覚者に進化するのだろうか？　いや、私たちはすでに能力をもっているが、それを知らないのだ。共感覚は付加されるものではなく、すでに存在している。多感覚の意識は、大多数の人において意識から失われたものなのだ。この点からも、共感覚者は認知の化石であると考えざるをえない。

私たちは、自分が知っていると思っている以上のことを知っている。多感覚の、共感覚的現実観は、まちがいなく私たちの意識から失われているものの一つにすぎない。ほかにもたくさんあるかもしれない。もしあなたが、このより深い知をいくらかでも取り戻してみたいと思うなら、情動からはじめるのがいいと私は思う。情動は私たちの自己の、意識がアクセスできる部分とできない部分との接点に存在しているように思えるからだ。

哺乳類の脳は、皮質表面と皮質下の辺縁系組織の拡大に関して、二種類の進化傾向を示しており、大半の生物種ではどちらか一方のほうが拡大量が大きい。たとえばサルは皮質がかなり発達しているが、辺縁系の拡大は少ない。ウサギはこれと反対の傾向をもつ。辺縁系と皮質が両方とも大きくなっているのは人類だけである。皮質が拡大するとき、辺縁系の回路も進化に取り残されなかったという話はすでにした。この二つは共進化した。それどころか人間の場合、辺縁系の線維束の数は、相対的な規模でも絶対数でも、他の線維束をうわまわっている。たとえば辺縁系の脳弓と呼ばれる神経路一つだけでも、外界からの視覚情報を運ぶ左右の視索の神経線維をあわせたより線維の数が五倍も多い。人間において最高の発達度に達しているのは、皮質ではなく辺縁系なのだ。それに辺縁系は、私たちが人間性そのものとみなす、情動的、主観的な特性ともっとも密接に関係している。

辺縁系の基本パターンは、いろいろな進化の飾りつけはあっても、一定に保たれてきた。現生の脊椎動物のどれをみても、辺縁系の構成要素や結合回路はかなりの統一性をもっている。辺縁系は、脳の構成要素が辺縁系そのものを含めて進化の過程で変化したにもかかわらず、一貫して情報処理の最終段階として機能し、予期せぬ事態が起こったときに自動的、習慣的な反応を抑えて新たな選択をするための存在でありつづけてきた。辺縁系が事象に突出性を付与するおかげで、私たちはある事象を日常的で重要ではないものとして無視したり、あるいはそれに注意をむけて行動を起こしたりできる。

また辺縁系は、価値や目的や欲求の評価が行なわれる場所、すなわちプラスあるいはマイナスの「行動価」が割りふられる場所でもある。

行動価を計算する機能がたどる進化的運命には、二つの道があったのかもしれない。一つは行動価の機能を皮質が担当する道で、そうなっていれば意味や目的の問題を、もっと分析的でおそらくは超然とした器官（人が「客観的」と呼ぶもの）が評価するようになっていたかもしれない。もう一つは実際の進化がたどった道であるが、これはしばしば誤解されている。辺縁系は行動価の決定者としての機能をもちつづけてきた。皮質がしているのは、何が重要で何が重要でないかを辺縁系が判断できるように、外界の出来事についての細かな分析を提供することだ。選択はつまるところ、生きている生物個体にとってどうなのかという根本的なものになる。

私は何も、「情動的に」選択をする人のほうが、合理的であることを主張する人より人間的だと言っているのではない。私たちは辺縁脳の動因的な力と皮質の分析的な力の統合という最高のものをもっているのだから、理性と情動のバランスがとれた人がもっとも人間らしいと言える。そういう人は、人間の神経系の特徴をなすシステムを両方とも、じゅうぶんに使っているからだ。

おおかたの人にとっていちばんいいのは、知性には選択肢を知らせることだけをまかせ、根本の情動的な部分をさしおくのを許さないようにすることではないか、と私は思う。私が言いたいのは、私たちが生活のなかで、情動の重要性をはなはだしく軽視してきたということだ。理性を通して考えてみれば、情動の論理というものがあり、それがあなたの思考や行動を導いている主要な力だという結論を受け入れられるのではないだろうか。

自己意識の幻想的な性質

意識が分析的だと思うのは幻想であるとか、私たちの心をになっているのは私たちが「自己」と呼んでいる存在以外の何かであるという私の主張について、「客観的な」証拠を要求する人たちのために、コーンヒューバーの研究について述べておきたい。

あなたは論理的であるより情動的であると言われても、それを信じるのはむずかしいだろうし、ましてや、自分の自己として承知しているものが、本当は自分の心や生きる方向を取り仕切っているのではない、などという主張を受け入れる気にはなれないかもしれない。私はその信念に疑問をなげる哲学、神経学、認知科学の厖大な文献を指さすだけだ。理性と情動の区別は、一見すると自己意識を基準にしているように見える。しかしこの区別は、単に自己意識があるかないか（無意識であるか）の二者択一ではない。ここでは身体的な並行論が有用であろう。

脳そのものは感覚神経がないので、みずからの物理的実体を認識しない。だから機械的に電極を刺したり、電流や強い磁場で刺激したりできる。脳を刺激された患者は、どんな種類の物理的エネルギーを使うかにかかわりなく、「脳に触られているのを感じる」とは言わず、末梢の身体各部に生じた感覚を報告する。身体の動きも、脳の運動領域を刺激すれば誘発される。ここからただちにわかるのは、刺激を受けている実際のニューロンと、その結果生じる主観的体験の空間的位置とのあいだに同一性がないということだ。意識のある状態の患者に対して行なわれたたくさんの脳外科手術の経験から、脳が認識するのは脳の外の世界であることが確かめられている。

脳を刺激された人たちは、「自分」が生じさせたのではないと彼らが主張する体験をする。理性的には、自分に由来していることを承知しているのだが、そういうふうには感じられないのだ。どこからか出てきたものと、どこからともなく出てきたものがいっしょになったような感じがする。脳はみずからの物理的実体を認識せず、みずからが外部につくりだした現実を認識する。この非自己の世界は、物体と空間と時間からなる一個の独立した世界に見える。ホログラムにたとえるとわかりやすいかもしれない。ホログラムがつくるリアルな三次元のイメージは、それをつくり出すフィルムやレーザービームの外部に存在する。

自己意識が幻想的であるのは、一九六五年にコーンヒューバーによって初めてあきらかにされた。[24]彼は準備電位と呼ばれるものについて研究し、意識には、内省あるいは観察によってあきらかにされるもの以上のものがあることを示した。実験では被験者に、指を動かしたくなったらいつでも動かすように指示し、指が動いた瞬間を機械でとらえるとともに、動きの前後の脳電位を測定する。また特別な時計で、被験者が指を動かそうと思った瞬間を記録できるようにする。逆行分析と呼ばれる方法で、脳活動の予備工作、すなわち行動をおこすための準備をする準備電位を見ることができる。これが発生するのは、被験者が指を動かそうと意識的に決める、ほぼ一秒前である。一秒というのは、生理的現象の時間スケールでみると長い。運動指令の電気インパルスが運動神経をとおって指の筋肉に到達するのに要する時間よりずっと長い。つまり準備電位は、被験者が動きを決定するよりも、ずっと前に起こっているのだ。

コーンヒューバーの研究はほかの研究者によって追試、拡大されてきた。[25]その結論によれば、各人が行動を決定する自由行為者であると私たちが信じているのは、思いちがいである。そのような決定とは、決定を自覚するよりもずっと前に、自分自身の別の部分がどこかほかのところで開始した行動に対して、私たちがあたえた解釈である。つまり決定は、決定をするという考えを自覚する前になされているのだ。「私たち」が糸を引いているのでないなら、だれが、あるいは何が、糸を引いているのか？　内省でははかりしれない未知の部分、というのがその答だ。

コーンヒューバーの実験は別の方向でも行なえる。皮膚を針でちくっと刺すと、刺激は一〇〇分の一秒で脳に到達する。しかしちくっとした痛みが意識に知覚されるのは、二分の一秒あまりの準備電位のあとである。それでも被験者の心には、身体的刺激にくらべて痛みを感じるのが遅れたという感じはない。意識の研究をしている生理学者のベンジャミン・リベットは、刺激の一〇〇分の一秒あとに発生する皮質の最初の信号が時間標識として働くという見解を出している。意識経験を伝達するのに必要な二分の一秒の神経活動のあと、その意識経験が時間標識に差し戻される。したがって被験者の心のなかで遅れは体験されないという見解である。個人の体験では、世界にはつぎめがなく、どんな光景も、音もにおいも、味も手触りも、同時発生していると感じられる。リベットは、意識経験と神経の事象とのあいだの落ちつきの悪い時間格差は、感覚どうしの主観的同期性を維持するために必要なのだと述べている。ポイントは、主観的体験が、それを生みだした神経活動と矛盾する時間基盤をもっていることだ。(26)

意識のある自己は氷山の一角だ。コーンヒューバーやリベットの研究は、自己がアクセスできない部分が存在することを支持する証言である。彼らの研究の意味するところは、分離脳の研究結果と整合する。たとえば分離脳患者の「意識のある」しゃべる半球は、もう片方の半球の知識と行動に驚く。

これがとりわけ衝撃的なのは、半球どうしの衝突が起こったときで、たとえば右手がやりおえたばかりの課題を左手が白紙に戻す。あるいは左足がある方向に踏み出し、それ以外の体が別の方向に行こうとする。

心を探るこうした所見から、私たちは自分が知っていると思っているよりも多くを知っているということがわかる。それでも私たちがつねに、自分がそれを知っていることを発見して驚くのは興味深いことではないだろうか？　日常生活で、直観や、創造性や、芸術的インスピレーションや、洞察など、自分自身の内的知識のあらわれに驚くことはないだろうか？　残念なことに人はめったに、この内的知識を信用しない。そういうものより客観的事実を信用するようにと、あまりにも多くの場面で言われてきているからだ。

私は、共感覚は正常な脳のプロセスであると推測する。正常であるが、地球上の五四億人のうちのほんの一握りの人たち以外の意識からは、隠されているプロセスであると。また、先に論じた意識の変性状態は、「本当の」私たちが表面に出てきたときではないかという意見ももっている。私たちが「する」のではなく、私たちに「起こる」ものごと——情動、洞察、直観、確信感など——は、私たちが認識しているよりも深い局面によって生みだされている。

自分が自由意志によって始動する随意的な行動だと思っているものは、本当は、自分自身のほかの部分にそそのかされているのだ。私たちには自己意識がアクセスできない部分がある。自己意識は、本当の自分の氷山の一角にすぎない。「私」とは、私たちのはかりしれない部分によって構築された表面的な自己意識なのだ。言いかえれば、私たちはみな、仮面をかぶっている。

第21章　情動の生きもの――一九八二年十月五日

「マーティニ？　それともマンハッタン？」とクラークが聞いた。

「マンハッタンはこの前飲んだな、マーティニにしよう」と私は答えた。オリーブとオニオンを両方とも入れてほしいと言う必要はなかった。彼は私の好みを知っている。それどころか、私よりも私のことをよく知っているのではないかという気がときどきするくらいだ。

クラーク・A・トンプソン牧師は、その一二年以上前、私がデューク大学の一年生だったころからの知りあいだった。私たちは大みそかのパーティで知りあって、たちまちたがいに好意をもった。彼は聡明で、何についても深く語ることができたし、いいパーティが大好きだった――そんな聖職者がいるとは思わなかった。それから長いあいだクラークは、私の分析的な精神の発達を見守ってきた。セーレム大学の宗教と哲学のスターバック記念教授であり、大学直属の牧師でもあることを考えると、それは教師としての性向ではないか、と私はにらんでいる。[27] 彼はその職業柄、心と魂を育成する専門家だったが、私にとっては友人であり、何でも話せる相手だった。私がメディカルセンターで研修するためにウィンストン‐セーレムに引っ越して、近所と言えるくらい近くなってからは、日曜の午後に訪問して、カクテルを飲みながら深い会話をかわしたり、近くを歩きまわったりするのが、だれにも邪魔されない二人の楽しい決まりごとになった。

いま私はクラークの家の客としてノースカロライナに来ている。そして、私がいなかったあいだの中断などまったくなかったみたいに、慣例のカクテルと会話にとりかかったところだ。私は共感覚の件をほぼ最初からずっと、クラークにざっと伝えていて、教科書的な本を書く契約をしたことを話したばかりだった。

「すっかり分析びたりだな」。彼は飲みものを注ぎながら言った。「君の脳が震えているのがわかるよ」

「やめてくれよ」と私は抗議した。「自己満足のためじゃないんだ。本に書くのは、共感覚の広範囲な話題をとりあげるいい機会になる」

「たとえば?」

「哲学、歴史、芸術運動、創造性といったものだ。主観的体験の問題をすべて検討する機会になる。科学が共感覚を敵視するわけについても、何か言えるかもしれない」

クラークはグラスをあげてにやっと笑った。「一周してもとに戻ったわけだ」

彼が言ったのは、かつての私を知っているという意味だ。知りあったころ、教師としての彼は、私がまったく「おかしなやつ」であるのをたちまち見てとった。悪いことに、私の生まれもった分析的な性格が、二〇年間の科学と医学の鍛錬でさらに強化されていた。私は通りかかったものを何でも反射的に分析し、知能は理性を通してすべてを征服できると信じていた。

「君はなんでも知的に分析しすぎるから、中和剤が必要だよ」と、あるときクラークから助言された。

「君の心の非合理的な部分に触れるような何かが」

　私のいつもの考え方とは無縁の助言だった。

　クラークは私に、禅の瞑想をやってみるように勧めた。禅の瞑想は、心のなかの問答をやめて一時的な静穏にはいることを目指している。このパーティ好きの牧師は、かつて山に入って、アメリカの曹洞宗禅寺の霊的指導者であるロシ・ジュケネット[28]のもとで学んだことがあった。クラークは、教義や規則を厳密に守ることを要求する宗教よりも、個人に重点をおく、個人にとって意味のある宗教に関心をもっていた。私は彼が禅寺の思い出話をしたときは興味深く聞いたが、瞑想をするといいんじゃないかと言われたときは、まったくちがう方向をつっぱしっていた。

　若くて単純だった私は、自分がなじんでいる合理的な部分以外のものが人間の精神にあるかもしれないとは、考えたこともなかった。合理性とバランスをとりあう力があるなど思ってもみなかったし、ましてやそれが人間精神の正常な一部分かもしれないという話などはなおさらだった。私は禅の瞑想は分析の「中和剤」だというクラークの言葉に興味をひかれた。未知の非合理的な禁断の海に入ることに魅力を感じたのだが、複雑さになれた私は、禅の単純な方法に当惑した。何もない壁にむかって座り、目を開けたままじっとしていろだって！　「考えようとも、考えないようにしようとも思うな」とクラークは指示した。「相反が生じると、仏心が失われる。意図的な思考をせず、ただ座っているのが、座禅の大事なところだ。[29]そうすれば内面の問答は止まる」

私はつねに物事を掌握していたい人間なので（医学教育でこの性質を強化されたこともあって）、心に「何も」浮かべないというのは生理的に不可能だと抗議した。クラークは私がならべたてた逃げ口上や、なぜ知性を静めることができないかという論理的な理由を無視した。「これは質問をすることではないのだ」と、彼はようやく言った。「合理的な答はないのだから。ただ実行するものなのだ。だからやるつもりがあるなら、やることだ。あるいはやらないと決めるなら、やらない」

私は小学校のときカルメル会の修道女と接して以来、宗教的なものに苦々しさと不信を感じてきた。しかしクラークには、そういう話も、そのほかの心に感じたことも、気楽に話せた。彼は私が思う、型にはまった宗教人ではなかったからだ。もしそうだったら、私の理性に対する信頼を彼が問題にするのを受け入れなかっただろう。

彼はものごとをありのままに受け入れる世情に通じた人間であり、ものごとがどうあるべきかについて、理想的だがまちがった見解にくみする人間ではなかった。私のまわりにいたバプテストや、そのほかの「汝、何々するなかれ」のファンダメンタリストの多くは、自分たちの世界観に反するものをいっさいよせつけず、そこから距離をおいていた。しかしクラークは悪の存在を認識し、世界の不完全さを認めながら、そのなかに溶けこんでいた。知性をもつ者として彼と話しているとき、同時に彼の霊的な響きのとてつもない深さを感じずにはいられなかった。実際、彼の霊的な面は、いったいどうして合理的な人間が、たとえば信仰など、非合理的なことがらを信じられるのかという、昔ながらのジレンマを体現するものだった。私が知的な思考におろした錨をあげることに対する抵抗感を払拭できたのは、合理的な面と非合理的な面のバランスをとるクラークの能力という最高の手本があったからだ。

私は心のどこかで、豊かさが待っているのを直観していたにちがいない。何もない壁の前で、長いあいだ忍耐をつづけ、とうとう静かな境地に到達したのだから。私の認識する心は内面の問答が本当に止むことに驚愕したが、残りの私はこの離れわざにともなう静謐感を享受した。この感じを理解するには経験するしかない。説明は不可能だから。

クラークのそもそもの論点はほんとうに単純で、分析ばかりしているとかたよってしまうということだった。ありがたいことに彼の友情と、いつものつっこんだ会話に後押しされ、ちょっとした試練をくぐったおかげで、人間の心のもう一つの部分の存在を私自身の直接体験で立証できた。またその価値も学んだ。それから何年もたったいま、私はグルのように、内的知識だの意識の変性だのについてしゃべっている。まさに一周してもとに戻ったのだ。

「なぜ共感覚を認知の化石と呼ぶの?」と、クラークが聞いた。「正確に言うと、どういう意味?」

「ひどくロマンティックな表現に聞こえるとは思うよ。しかし正直なところ、共感覚がどのくらい根本的でまったく基本的な能力のあらわれか、それを強調したいんだ」

「すると共感覚者は、人間はもちろん、広くは哺乳類であるという状態を端的に示しているのだね?」

「そのとおりだ。僕は共感覚が原始的だとか、初期人類が世界を共感覚的に知覚していたかもしれないとか、そういうことを言っているのではない。いつもこの点が誤解されるらしいが、通常の経験よりも僕たちの生物学的なルーツに近いという意味で言っている。

テレビのたとえ話をしてみよう。僕らはみんなテレビ画面で像を見る。さて、だれかが、最終的な像が画面に映る前の段階で、信号を知覚してそれを理解できるとする。その人は共感覚者とまったく同じだ。共感覚者は根本的に、感覚をもって生きている生物の基盤により近い」

「なんという、みごとなたとえだ！」

「それはほめすぎだ」。私は手を振りながら言った。「しかし僕は、僕たちがどんな存在であるかについて、より大きな見方を強調したい。それができれば、いまある仮定の多くはなくなる。僕たちは、見かけ以上の存在で、自分が知っていると思っている以上のことを知っているんだ」

クラークは笑った。「非合理的な考え方もしてみたらどうかと勧めたのは僕だけど、君の言うことを聞いていると、まるで神秘家みたいだぞ、リック」

「そんなことはない。論点は簡単だ。僕たちは、自分の合理的な面と同様に、非合理的、情動的な面にも触れる必要があるということだ。ルソーのようにではなく、D・H・ロレンスやE・M・フォースターのようにね。彼らは、現代の生活がどれほど人をかたよらせているかを示した。人びとが夜、裸で森を歩き、松の木に肌で軽く触れるといった、すばらしい場面でね。服を脱ぐのは比喩的じゃないか？　理性の枠を捨てて、直接体験を取り戻したいという衝動を駆りたてる。アメリカインディアンや原始文化にも同じメッセージが見られる。しかももっと直截に。だから僕はほんとうに、何も新しいことは言っていないんだよ。ちがうか？」

「たしかに。宗教は、外面的なものを捨てて内的な真実を見つけるというシンボルに満ちている。残念なことにこの観点は、客観性やテクノロジーや科学的手法の擁護者によくやっつけられる。何事も、人間の感覚とはちがって『嘘』をつけない機械で測定できなければ、現実として理解できない、あるいは受け入れられない、とでもいうように。いつも出てくるのは、心は当てにならないし真実に到達できるとは思えないから、実験は科学の道具で確認する必要があるという主張だ」

「テクノロジーは直接体験をしりぞけて、抽象的な考えを支持する」と私はうなずいた。「たとえば時間だ。人間が生物的な自然の時間スケールにしたがっていたのは、それほど昔のことじゃない。みんな空腹のときに食べ、暗くなったら寝ていた。現代の僕たちは、時計の針が一定の位置に来たときにそうする。つまり抽象的な基準が定められた状態に達したときにそうするが、彼らはそうではなかった。太陽や、作物の状態や、動物の行動や、自分の体を手がかりにしていた。時計が出現して、直接体験が体と関係のない機械におきかわった。昔の人は時間を個人的、直接的なものとして、周期的にくり返される出来事として経験していた。僕たちがいま、科学のおかげで『そういうものとして知っている』、抽象的な瞬間の連続としてではなく(30)」

「それでそれは、共感覚は認知の化石だという話と、どう関係しているの？」

「共感覚は、これまで僕が出会ったなかで、いちばん直接的な種類の体験なんだ。感覚的、具体的なものであって、知的に分析されて意味をはらんだ概念ではない。それは意識にのぼった辺縁系のプロセスをきわだたせる。感じるとかあるとかいう話だから、何が起こっているかを分析してそれについて言うのではなく、もっと直接的な何かだ。その直接さと単純さが、問題の核心に直結している」

クラークは私の言ったことをじっと考えていた。「共感覚は『わかった』という瞬間や、神秘体験や、われわれが認識体験と呼んでいる宗教的恍惚感などと共通するところが多いようだ。君は大物をつかまえたらしいな、リック」

「どうして？」

「哲学や宗教では昔から、理性だけが真実への道ではないという論議がある。リアリティは感覚経験によってあたえられるものだけに限定されない。科学者がそういうことを明確に言えば、それはきっと新鮮だよ」。クラークはほほえんだ。「基本的に言って君は、意識する心がすべてを取りしきっているのではないという、昔からある見解の確認をしているわけだ」

私はからになったマーティニのグラスを振ってみせた。「無意識の心がおかわりをほしがっているようだ。それからオリーブももう少し」

「いい考えだ」と、クラークはほほえんで立ちあがり、グラスを回収した。夕暮れがせまって、部屋が暗くなってきていた。クラークが「外のポーチに移動しようか。今夜はあたたかいようだし」と提案した。

クラークはキッチンを騒がしく動きまわって、飲みもののおかわりとオードブルを少々用意しはじめた。私は外に出てポーチに腰をおろし、シュールなオレンジ色の残光に染まった地平線を鑑賞した。ブロンドの少女が二人、自転車でこちらに近づいてくる。一人がもう一人にむかって叫んでいる。「まってよ、サリー・アン」。小さいほうの少女が、そう叫びながら、挑発者のうしろで必死にペダルをこいでいる。「そこで止まって！　止まってってたら！」。少女は大声をあげながら通りすぎていった。南部の少女ほど激しく怒ることのできる人間はいないだろうな、と私は思った。できればサリー・アンがどういうふるまいをするかを、ゴールのところで見てみたかった。

小さな娘の怒りの叫び声は、その子と姉が遠ざかっていくにつれ、夕暮れどきの景色のなかに溶けこみながら消えた。自転車に乗るのは、何という暗黙の技能だろう。私は自分がむかしすり傷をつくったり、ころんだり、いらいらしたりしたこと、いまは、かつて苦労して身につけたほかのたくさんの技術と同じように、できてあたりまえだと思っていることを思い返した。そうした技能はいったん身につけてしまうと、意識的に考える必要はない。これは人間の体験の一般原則の一つである。「運動記憶」は神経学の用語で、いったん身につけると自動的になる行動を指す。テニスをする、ピアノを弾くといった行為はもちろん、スピーチでも、頭で考えると妨げになる場面はよくある。いましていることについて考える、そのことが、それをする能力を低下させてしまうのだ。

カリフォルニア工科大学で一九四八年に行なわれた有名なヒクソン・シンポジウムの席上で、心理学者のカール・ラシュリーが、このことについて発言をしている。[31] 当時、脳に関心のある科学者は、意識的にかえりみる、内省という方法を好んだ。また理論の枠組みとしては、行動主義として知られる、刺激と反応の直線的連鎖が支配的だった。ラシュリーはこの両方に疑問をはさみ、しゃべる、テニスをする、ジャズの即興演奏をする、といった複雑な技能の連続的な行為は展開が速いので、フィードバックの時間もないし、仮定されている連鎖の先行するステップが次のステップの基盤になることもできないと指摘した。しかし、ピアノでジャズの即興演奏がじょうずにできる人は何百万人もいる、と。

ラシュリーは、行動の全体的な形式が外部から刺激によって押しつけられるのではなく、行動の組織化が内部から発するという見解を提示した。どんな技能でも、連続した行動があらかじめ計画され、組織されるという考え方は、のちのコーンヒューバーとその後継者の研究によく似ている。私たちが意識と呼んでいる合理的な自己が支配しているのではなく、ほかの部分が支配しているのだ。しかも、このはかりしれない部分は、すばらしい行動――驚異的で、非合理的で、おもしろい行動――を生みだす能力をもっている。AIの信奉者は人間の心を形式論理学の数学的言説に還元しようとしているが、形式の問題は人間が直面する問題のうちの小さな一部分にすぎないということを忘れているらしい。たとえ彼らが忘れていても、形式の問題は、おもに数学者や物理学者や技術者――止確には、AIをつくりあげようとしている人たち――の関心事であって、たとえばかんかんに怒って自転車をこいでいる少女のような、ふつうの人のそれではない。

ふつうの人たちは、毎日あらゆる種類の新しい問題や生活に混乱をきたす状況に直面している。どうすればいいかを知らないまま、以前には直面したことのない問題をなんとか解決し、混乱した状況に秩序をもたらすようなやりかたで創造的な解決策を行使して、問題に働きかける。人はそういうとき、合理的な法則には頼らない。ただ行動する。このことから、日常の経験についての私たちの考えは、実際の経験のうえに浮かんだ浮遊物であるとわかる。

たとえば、英語（母語）の文法の説明を試みてみると、六歳の子どもでも、私たちが書き出せるだけの法則よりもたくさんの文法を頭のなかにもっていることがすぐにわかるだろう。言語学者のノーム・チョムスキーは、自然言語が生得的で複雑なかくれた構造をもっていて、それに意識を行使しはじめると、とたんに混乱におちいることを示した。

以前は、小学校で文法の時間に、文章を構成要素にわけるやりかたを教えていた。そのため一九六〇年代の専門家は、コンピュータを組み立てて、辞書と構文解析プログラムを入れれば、ある言語を別の言語にてきぱきと翻訳させることができると考えた。しかし彼らは驚く運命にあった！ 言語は、教科書にある文法よりもはるかに複雑だったのだ。そしていまだに機械翻訳は、六歳児の頭のなかにあるものにもおよばない。

客観的な世界観は直接体験に反駁して抽象を選ぶ。しかしふつうの体験は、客観的見解がどれほどの慢心であるかを、私たちにくり返し示す。いましていることに理性を行使しようとすると、じゃまになることが多い。合理的論理は、赤ん坊のオムツをかえてくれるわけではないし、捜しているファイルを見つけてもくれないし、仕事をする気にもさせてくれない。

クラークがスクリーンドアをじょうずに抜けてトレーを運んできた。そして皿を籐のテーブルにならべ、私にグラスを差しだしながら「考えこんでいるようだね」と言った。

「僕は分析にひたって仕事をしてきた人間だから、こんなことを言うとおかしく聞こえるかもしれないが、合理性は過大評価されているという皮肉な結論に到達したんだ。人を納得させるのはむずかしいだろうし、とくに仕事仲間はそうだろうけど、いまの僕には、人間はあきらかに昔からずっと、何よりもまず情動の生きものだと思えるんだ」

「それはまた、大きな話だな」と、クラークが籐椅子を引きながら言った。「本気でそう論じるのか？」

「人類のおろかさが僕の代わりに論じているよ。自分が合理的に行動していると思いこんでいる人たちは、思いちがいの名人だ。本当は情動を合理化しているんだよ。現在のできごとだと心理的な距離が近すぎてこの現実が見えにくいけれど、歴史上の事実を回顧的に見れば、人間の動機が情動的なのがよくわかる。理性の時代の〈高貴な野人〉は高貴であるよりも野蛮だとわかったのではないか？宗教や民俗がらみの紛争の野蛮さを見ても、ああいう論争が合理的な事実にもとづいているのだという空疎な主張を支持できると思うか？」

「中東と東欧の状況は複雑だ」とクラークが口をはさんだ。

「それはそうだ。しかしその複雑さのもとは、強い嫌悪を合理化するための論理のすりかえや政治的姿勢だ。『われわれはあなたたちを憎んでいるので殺す』、と発言する政治家を想像できるか？彼らはそう言うかわりに、外交だの、多数派民族だの、物質的な問題をめぐる交渉だのと、抽象的な話をとうとうと述べるが、そういうものはみな、根底にある嫌悪のおきかえだ」

「政治家は、私には理解できない価値観のために自分の潜在能力を売りわたしている。しかし政治行動のすべてが、私利私欲や権力欲で説明づけられるとは思えない」

「二枚舌は政府のトレードマークだよ」と私は反論した。「便宜的に行動するよりも正しいことをしようという考えだって、政治家の心に一度はよぎるんだよ。でも彼らはそれを悪夢とまらがえるんだ」

「まじめに聞いてもらいたいんじゃなかったのか？」

「わかった、じゃあこう言おう。政治家や政府が合理的でないとすれば、企業家や法律家や投資銀行家、それに聖職者だって、どうだろうか？」と、私はつづけた。「ジャーナリストやテレビ番組の制作者は何に動かされている？　もしできたら、教えてくれ。だれを合理的な生きものとみなせる？」

「言いたいことはわかった」とクラークが言った。

私は、クラークが意識の変性状態を宗教的、心理学的見地の両面からとらえる講義をしているのを知っていた。彼は分離脳の研究のこともよく知っていた。それで私は「学校が右脳の教育を無視してきたといって大騒ぎになったのを憶えているか？」と聞いた。

「ああ、あのスキンシップ中心のカリキュラムをめぐる争いか」。クラークは大きな声をあげた。「よく憶えているよ」

分離脳の研究についての知識が一般社会に入ってきてすぐ、右脳教育の一時的流行が全国を席巻した。親も教育者も関係団体も、学校が何世代ものあいだ、右脳の全体観的、直観的、芸術的な面を体系的に無視して、左脳の言語的、論理的、分析的技能にかたよった教育をしてきたと非難して、学校を徹底的にかきまわそうとした。世間は、読み書き算数の教育が悲劇的なまちがいだったと、真剣に考えた。

「評論家は、旧来の教育が子どもたちを感情のない分析的な自動人形《オートマトン》にしていると批判した」と、私は指摘した。「そんな議論はまったくばかげているのに、いくつかの大学は大々的な変更計画をたてた(32)」

「あれはまったくの失敗だった。しかし私は、前提がばかげていたという確信はもっていない」

「僕はそう主張する」と私は言い張った。「研究結果を単純化しすぎていたし、大計画はその誤用にもとづいていた。もし本当だとすれば、この国は、もっぱら言語的、論理的、分析的なミスター・スポックのような人間だらけになっているはずだ。しかしどこを探してもここは、言語的、論理的、分析的ではない人たちの住む国だ」

「君と私は別だがね」。クラークはくすくす笑った。

「強調しておきたい点があるんだ。アメリカの生徒はここ一〇年以上、諸外国の生徒との比較テストで、数学、地理、科学、世界情勢、それに読解力の点数が最低レベルだ。もし本当に何世代にもわたって、分析的な方向にかたよった生徒を量産してきたのなら、そんなぶざまな結果が出るわけがないだろう。批判の前提そのものが、新しい情報に対する感情的な反応だったんだよ。人間が合理的だというのは、右脳の教育をないがしろにしてきたというのと同じくらいばかばかしい言い分だ。自分が何を言っているのか考えていないんだよ」

クラークはグラスを飲みほした。「それならどうして、人間の特徴は理性だというのが一般論になっているのだろう」

「脳の仕組みについての現在の見解が、まだ一般社会に浸透していないからだよ。量子論や宇宙旅行の話とちがって、本が出ていないからね。最近の生物学や解剖学の研究によれば、皮質と辺縁系の関係は、これまで仮定されていたのと反対なんだ。ものごとをはっきり見るにはときどき逆立ちをする必要があるよ、クラーク」

「合理性に関してそうする必要があると？」

「そう。僕はみんなに、非合理的なプロセスが生活のなかでどれほど重要な役割をはたしているかを認識してほしいと思うよ」。私はオードブルをさらい集める手をとめて、ため息をついた。「むろん僕の同僚たちは、そんな話は聞こうともしなかった。だからほかの人たちを納得させるのもむずかしいだろうと思っている。幻想はいだいていない」

「どんな職業分野にいるかは関係ないよ、リック。狭量な人間はどこにでもいるし、集団の基本路線に逆らえば、かならず抵抗を受ける。その人たちの反応は何も特別じゃない」。クラークは断言した。

「なぜ彼らはあんなに、おびやかされるような感じをもったんだろうか」と私は聞いた。

「視野の狭い人間はみんな、変化をおそれるのさ。君はわれわれがなぜ、いつも直接体験をしりぞけ、ものごとをありのままにしておくのを拒絶するのか、その理由を問題にしている。われわれが、単に多くの面をもっているだけではないと提言している。おそらく複数の心をもっていると。ビジョンのない人たちが、それにどう反応すると期待しているんだ？」

「僕はこの問題を進めていくのが重要だと感じている。これまでずっと、ものごとのありかたについて、あたりまえとされてきた仮定がまちがっている、それどころか正反対だと判明する場合があまりに多いのに驚いてきた。そういうものをもう一度理解するには、先入観をひっくり返さなくてはいけない。逆立ちと言ったのはそういう意味だ」

二人のあいだに心地のよい沈黙があった。私はポーチのブランコに座って、少しだけ揺れた。鎖が音をたてた。「僕はこれまでの人生の大半を、存在するものはすべて客観的に記述でき、説明でき、科学の手法でコントロールできると主張して生きてきた」。しばらくたってから、私はそう言った。

「あまりにもはっきりと分析の限界が見えて、幻滅しているのかもしれない」

「それはどうかな」。クラークが力をこめて答えた。

私は動きをとめた。「どういう意味？」

「君はこれからも、これまでどおりのことをするだろうという意味だ」。クラークは静かに答えた。

「君はきっと、学んだことを統合する道を見つけるよ」

クラークのものごとをずばりと言いあて、人にはっと気づかせる才能は、薄気味が悪いほどだった。

「共感覚を知っている人は、人間全体からみてごく少数だけれど、それは重要ではないという意味ではない」と私は言った。「僕は共感覚の体験はまったくないが、それでも自分の脳が知ることのできるものに驚嘆する。僕がなじんでいるものよりもっと多くの能力があると推測せざるをえない。すべての人が自分自身の壮観な世界をつくりだす能力をもっているかもしれない。その可能性を探ることに引きよせられていきそうな気がする」

夜がきた。私たちはコオロギの声を聞きながら、黙ってポーチに座っていた。しばらくしてクラークが口を開いた。「それはかなりのビジョンだね、リック。とても広い意味をもっている。意識の変性状態は、われわれのリアリティに新しい見方をとりいれることを余儀なくさせる。人びとに内的生活を探らせ、願わくはそれを拡大させるものは何でも、価値があると私は思う」

「ほんとにそう思う？」

「宗教を教え、聖職者の務めをはたしているとわかるのだが、人はつねに、ずっと自分を待っている、より大きな世界に足を踏み入れる可能性に興味をそそられている。しかしふつうはみな、そのことを話すのをためらう。内面の問題を論議するのをタブー視する傾向は、以前に宗教で不快な経験をした人や、自分を分析的、客観的だと思っている人にとくに強い。人はしばしば、自分の生活のちがう面を探るのを認めてもらうことが必要になる。共感覚を説明する客観的な医師はきっと、内的生活を探る必要のある人たちに励ましをあたえると思うよ」

第2部

情動の重要性についてのエッセイ

エッセイのための覚書

以下のエッセイでは、あなたが意識のある心として知っているものは、何が実在で真実かを決める決裁者ではないというテーマを発展させた。意識する心は、私たちが無頓着に自己と呼んでいる、運転席の主体者でさえない。

この説は私のオリジナルではない。たとえば哲学者のクリストファー・チャーニアクは『最小合理性（*Minimal Rationality*）』という著書で、人間はほんの少し合理的だが、たいしてそうではないと結論し、「哲学で暗黙のうちに広く仮定されている、合理性という概念は、あまりにも理想化されていて、実際の人間に興味ある方法で適用することはできない[1]」と述べている。

クラークならもっと端的に、私たちには中和剤が必要だと言うだろう。

オズの魔法使いのふりをしたカーニバルの手品師は、「カーテンのうしろにいる小男を気にするな！」と叫んだ。彼は自分がつくった強力な幻影にすべての注意を集中させたかったのだ。同様に西洋文化は自己を、外にむかって投影された一見強力な合理精神とみなす。しかし事実は、私たち自身の非合理的な部分である、情動的、発見的精神がカーテンのうしろの男であり、実際の責任者なのだ。

以下のエッセイは、この説から派生した話題を書いたもので、エッセイという言葉のもともとの意味——試みあるいは企て——において、エッセイである。読者にきっかけを提供し、思考、感情の両方を喚起することを目的とするもので、あつかっている主題について、これで決まりだと言うつもりはない。

第1章　人間原理

　意識の問題は、かつては哲学者の独占領域だった。はかない心を実体のある脳に関連づける試みは大昔からあったが、生物学者がこの問題に深くはまりこむようになったのは、十九世紀になってからだ。生物学者は昏睡を意識のない状態の例にとり、覚醒と気づきを意識と同等とみなすことで、哲学の混乱状態をすっきりさせた。彼らは「意識とは何か」と問うよりも、その解剖学に、すなわち「意識はどこにあるか」に興味をもった。二十世紀になると、少数の抽象思考家が、意識をもつ機械という概念、人工知能のアイディアに心を奪われるようになった。

　いまではだれもが、意識の問題に手を出したがっている。と言っても、カリフォルニアの住民やニューエイジの信者のことではなく、科学者の話だ。いままでは意識のことなど眼中になかった、生物学に関係のない分野の科学者までが、意識に多大な関心をもち、広範囲な重要性をもつと考えている。たとえばノーベル賞を受賞した免疫学者のジェラルド・エーデルマンは意識について本を三冊書いているし、数学者のロジャー・ペンローズは『皇帝の新しい心』で大評判をとった[2]。

　「人間原理宇宙論」と呼ばれる最近でてきた説は、心が物質と同様に、宇宙の根本的属性であると提言する。こうした前提は、リアリティの本質に関する基本的な疑問を起こし、私たちを古くからある本質的に霊的な問題とむきあわせる。「弱い人間原理」と呼ばれるものを信ずるとすれば、宇宙がいまの姿であるのは私たちが存在するからだという、人間優位の見解をもつことになる。私たちは思考する生きものとして存在するのだから、宇宙の物理的属性は私たちのような種類の生きものの進化を許すようにできているはずだ。脳や自己意識のある心をもつ生命の進化は、弱い人間原理の一部である。したがってそれは私たちに、宇宙の創造と展開における本質的な役割を割りあてる。私たちの意志が、中心的な力でさえあるかもしれない。一方、「強い人間原理」は、意識は宇宙に本来的に備わっているもので、人間の心は、可能性のある多くの発現の単なる一例にすぎないとする。

　現時点ではどちらの立場も証明できないので、それぞれ信念の問題にとどまる。しかしどちらを信じるかによって結果がちがう。弱い人間原理を究極までおしすすめると、人間は自然と調和して生きるのではなく、自然を征服することになっているという結論にいたる。弱い人間原理を信じる人は、人間が進化の頂点にいるとみなし、したがって自己とそのほかのすべてとのあいだに、マルティン・ブーバーなら「我とそれ」と言うであろう関係をもっている。道具はこの「我とそれ」の関係の一つの対象化である。ネアンデルタール人が石からつくった剝片のナイフも、今日のスペースシャトルもともに道具であり、定義上、当然のこととして、自然を人間の役に立たせ、自然を征服するための手段である。「我とそれ」という姿勢の程度はもちろん人によってさまざまで、極端な人たちは、森林を切り倒し、生物種を絶滅においやり、自然資源を浪費する資格があると思っている。宇宙は彼らのために存在すると信じているからだ。

　一方、強い人間原理を信じる人は、意識は私たちだけのものではないと感じている。他の惑星の住人や宇宙そのものも魂《ソウル》をもっているかもしれない、と彼らは言う。イエズス会神学者で古生物学者のピエール・テイヤール・ド・シャルダンは、進化の過程につきまとう霊的《スピリチュアル》必然性としての心の原理を提唱している――宇宙に霊的なものがまったくなければ、私たちが霊的経験をする能力のある脳をもつことはなかっただろうと言う。強い人間原理を信じる人は、自己と非自己のあいだに「我と汝」の関係をもち、他の生物種や環境全体との相互作用の意味に敏感だ。[3]

　もし宇宙が意識であるなら、客観的実在についての科学的な見解は、私たちが事実として理解するものを超えた次元とじかに接触する。これは宗教の領域だ。この衝突は人をいやな気分にさせる傾向があるようだが、おそらくすべての宗教に共通しているのは、私たちが感覚を通して事実として知覚するもの以上のものが存在するという主張にすぎない。宗教があつかうものは私たちが直接に、あるいはテクノロジーを通して確認できないものなので、長いあいだ科学と宗教は同じ基準でははかれないと考えられてきた。いまは、一部の問題は科学の手法では答えられないのだというふうに理解が進んでいる。

いま私たちは、人間の歴史において、人びとが自己中心的な考え方をやめて、しだいに他者に対して敏感になっていく地点にさしかかっている。私たちは、今日の私たちほど直接体験を失っていなかった土着文化を回顧するような形で、地球に対する敬意を再び見いだしている。アリからクジラまで、ほかの生物種が、私たちのものとは質的にちがうとはいえ知性をもっていることを、しだいに認めるようになってきている。私たちはテクノロジーのおかげで、リビングルームでくつろぎながら、未知の領域を探検することができる。海底から太陽系の端にいたる映像は、想像を超える宇宙のすばらしさを伝える。皮肉なことに、自然の征服者たるあの無慈悲なテクノロジーが、見る者を、自分たちは自然から離れた存在ではなく、自然の一部であるという可能性に対して敏感にさせてきたらしい。私たちが生命のネットワークに対してする行為は、私たち自身に対してする行為なのだ。

この問題はたとえば、地球そのものを意識のある自己調節的な超生命体とみなす、ガイアという概念に見られる。ガイアの概念がニューエイジのナンセンスであるかどうかの批判はさしおく。注目に値するのは、妥当性の問題ではなく、人間が自己よりも大きな世界に大きな関心をむけはじめたという事実のほうだと思うからだ。地球規模の視野をもつこうした姿勢は、人びとが強い人間原理としだいに歩調をあわせてきていることを示している。それはなぜだろうか？

私は、主観的体験と情動が人間に固有の真髄《クインテッセンス》を形成していると提言した。(4) 個々の人たちは、正しい行動というものをおそらく直観的に感じる。「他者」に対する感受性がしだいに高まり、自分よりも大きな世界を信じるのは、人びとが採択する、あるいは意図的な決断によって採用する合理的な姿勢ではない。それは情動的な姿勢である。

第2章　ランチサービスと想像力

人間の辺縁系は、皮質の処理過程を向上させる。それは辺縁系のエネルギー効率が驚くほどいいからだ。エントロピー（＊章末註参照）を減らし、未完成の情報にもとづいて働き、たえまない支離滅裂な感覚の流れから秩序をつくりだすその能力が、私たちに感性の力をあたえる。情動がなかったら、私たちの行動は、完全に予測可能で創意のないものになるだろう。たとえば、新しく学んだ行動が単なる習慣になったとき、辺縁系の活動性が消えるのを実験的に示すことができる。

脳は進化してしだいに複雑になったが、爬虫類のレベルまでは、あらかじめ配線の決まった、したがって複雑さは増したものの完全に予測可能な行動を生みだす神経系だった。辺縁系は、初期哺乳類に初めて出現し、人間の脳においてもっとも余剰性が高い。注意、記憶、情動、意識といったさまざまな機能が構造や回路を共有しているので、未完成の情報にもとづいて働くことができる。行動価と突出性（すなわち価値と関連性）を決定するその能力が、より高い順応性と知能をもち、予測不可能で創造的な行動をする生きものを生みだした。

辺縁脳が同じシステムのなかで、さまざまな機能に共通の構造を使っているのは、偶然ではなく、未完成の情報を評価し、最小のエネルギーコストで行動を開始する手段としての最適な発達なのだ。「大きいほどいい」という前提では、人間の脳を他の種の脳と区別できないという話はすでにした。人間の脳で無比に見えるのは、高いエネルギー消費と、精神活動を生みだすときのすばらしい効率という組みあわせだ。たとえばラットやイヌの脳は全身のエネルギー総量の五パーセントを消費する。サルの脳は一〇パーセント。そして人間の脳は、なんと二五パーセントと、相対的な大きさから想定されるよりもはるかに多くを消費する。

脳代謝の権威が述べるところによれば、驚くべきことに、精神活動にはほとんどエネルギーが使われていない。エネルギーはほぼすべて管理維持に、おもには神経細胞内の電位を維持するためにナトリウムを細胞の外にくみ出すことに使われている。精神活動そのものにかかるエネルギー量は、ただ身体構造を管理維持するために消費されるエネルギー量にくらべて、問題にならないほど少ない。ほぼ無に等しいものから何かを得るのだから、精神活動は宇宙でただ一つの無料ランチサービスのようなものだ。

もし精神活動にたくさんの追加エネルギーが必要であったら、脳は体の燃料の大きな部分を消費することになって、おそらく生命の維持ができないだろう。人間の脳で、脳の構造の維持に要するエネルギーにほんの少しうわのせをするだけで認知作用が起こるのを可能にしているのは、情動の機構である。ランチサービスの話は嘘のように聞こえるが、プランクの最小作用の法則にしたがっている。ノーベル賞を受賞した物理学者のマックス・プランクは、一九二二年に、ある事象がいくつかの選択肢のどれをとるかを予測する法則をくみたてた。この法則によれば、可能性のある道のなかで実際にとられるのは、つねに、使われるエネルギー量が最小の道である。これほど一般的な原理が、人間の脳の効率性にみごとにあらわれているのだ。

生きものはみな、食物網のなかの有機物を消費して生きている。それは究極的には植物が光合成によって転換した太陽エネルギーである。食物網のなかで行なわれるそれぞれの転換のエネルギーコストは非常に大きく、人間の脳の例外的な効率性はこの文脈でも注目に値する。体に外傷、火傷、手術、感染などの損傷があるときは、体が代謝亢進の状態になって、窒素やそのほかの必須栄養素の消費量が増える。驚くべきことに、脳だけが損傷をうけたとき、代謝亢進は相対的により大きくなり、もし脳を守るために必要とあれば、体のほかの部位は飢える。

しかしこの効率の悪い代謝亢進のために精神活動に犠牲がでる。体の代謝亢進が大きければ大きいほど、大脳のエネルギー消費の効率はさがり、より大きな認知障害が出る。認知が正常に戻るにつれて、大脳のエネルギー消費の効率も正常になる。ポイントは、エネルギー効率のよさが辺縁脳の組織構造の産物であり、それが皮質の分析的処理に影響をおよぼしているということだ。情動脳は、質的に重要な情報ともいうべき突出性と行動価の決定において、バルブのような働きをして、全身の神経情報の流れを調節し、直接結線と液性伝達系の両方を統合している。

　これらの事実でもまだ足りないというかのように、もっと急進的な見解もある。不可逆的な熱力学の計算に裏打ちされたこの見解によれば、すべての生命形態、とりわけ脳が、宇宙のエントロピー増大とエネルギー散逸のペースをおとすのに大きな役割をはたしているという[5]。このように深遠な可能性を示されているのだから、私たちは（脳のエネルギー効率をよくしている）情動をコントロールする方向ではなく、情動と、それが私たちの生活にはたす根本的な役割を、もっと深く知る方向に努力を傾けるべきではないか。私は以上のような理由から、情動は、予測可能な爬虫類的思考や行動による圧制から私たちを解放しているのだという主張に、しだいに引きつけられるようになった。

　もし情動がなかったら、私たちの精神活動は予測可能で創意のないものになってしまうだろうと、先に述べた。流れのなかから質的に突出した情報を選びとり、断片的な情報にもとづいて効率的にはたらく能力が、創造性と感性につながる。たとえば直観は、部分的な情報を効率的に使ってする決定のあらわれである。人間がこれに秀でているのは、人間の思考がもともと論理的でも明快でもないだけに、ありがたい恵みである。

　情動に関与する組織の一部は記憶の組織でもあるので、前にあった行動を調べて思い出す能力によって、明確さが増大する。私たちが自分に語りかけながら組み立てる推論は、自分の動機や、決定のしかたや、行動を合理化するやりかたについて、より多くの知識を蓄積するにつれて、より明快になる。矛盾など、一見して非合理的なことがらも、このプロセスの自然な一部である。私たちは思考を明確にするために、善か悪かといった二項対立をたてる。そのような両極性を設定せずに何かを理解するのはおそらく不可能だろう。両極性のなかには、陽性と陰性のように、物理的な基盤をもつ事実もある。また、わかりにくくて、不屈のねばり強さがないと弁別できないものもある。そしてついにつながりを見抜いたとき、私たちはそれを洞察と呼ぶ。

一部の人は、膨大な数の変動要素の関係を、「推論」をおし進めていく必要なしに、直観的に把握する能力に恵まれている。インドのラマヌジャンもその一人で、少年のころから自分がたてた定理の数学的証明を展開していた。彼にとって、証明はあまりにも自明だったので、定理だけを書きとめた。その定理を見たイギリスの数学者ハーディは、ラマヌジャンの定理は真実にちがいない、これほど高度なものをでっちあげることなどできないからと断言したという。ここまでの直観をもっている人はごくわずかだが、ごちゃまぜの変動要素に秩序をもたらし、何かしら意味のある喜びをあたえる、人間に特有のこの種の創造的な思考力は、だれでももっている。

私たちは初めての状況で未経験の問題に直面したとき、何とか創造的な解決法を見つけだす。こうしたことは、子どもを育てる、だれかの注意を引こうとする、といったごくふつうの生活場面でつねに起こっている。私たちは、周囲の世界や他者との関係を含む、無数の日常の問題を解決する。法則にしたがう論理的な機械だったら、たとえその法則がどれほど細目にわたっていても、そういう問題に対処するのはむずかしいだろう。もし情動を法則の言葉で定義できたら、それをそうした機械にはめこんで、ＡＩの熱狂者が願っているような意味での知能をもたせることができるだろう。だが情動を形式言語で定めることはできない。情動は、実際に生活をして、そのなかを手探りで進んでいくことによってのみ理解できるのだ。

独創的な仕事をしている創造的な人たちは、情動のチャージ（推進力）でそれをしている。チャージが大きければ大きいほど、いい仕事ができるらしい。この種の情動の状態は、あらゆる新しい創造の案内役になっているようだ。情動は私たちの脳を効率よくするだけでなく、何が正しいか、何が調和するかといった直観もあたえてくれる。これは言うまでもなく、何を美しく何を美しくないと感じるかという感性を生む能力である。そうした能力がなかったら、私たちはおそらく、文学、建築、数学など、創造的な思考という高尚な領域をもっていなかっただろう。

ここで情動と記憶の重なりを指摘すると同時に、記憶は単なるデータ表ではないことを強調しておきたい。記憶もまた、創造的なプロセスで、そのあいだ脳の電気的状態が変化する。感覚皮質は認知や想起の行為のたびにちがうパターンを生じる。まったく同じものは二つとない。あまりによく似ているので、前に見て知っているような錯覚を生じるが、それはちがう。私たちがあるものを想起するたびに、それは想起したときの状況に影響を受けてあらわれる。もう一度呼び出されると、また別の新しい手荷物をもってあらわれる。したがって認知と想起の行為は、それぞれが新しい創造的なプロセスであり、ただ貯蔵庫から固定した品目を取りだすのではない。

しかも人や物や事象は、そのものが全体として知覚されるのではなく、観察者によって体験されたり、観察者の行動のもとになったりする面や、なることが可能な面だけが知覚される。知覚のこうした断片的な性質の例を、使い捨てのプラスティックカップのような日常的な物に見ることができる。それが何かを飲むためのものだということは、だれでも知っている。しかしそのほかのこと――たとえば引張り強さ、透明度、熱係数、化学組成、底についたマークなど――については、ほとんど何も言えない。物質の世界はそうした分析によってカップに包含される。しかし私たちが実際に知っているのは、それをどう使うかということだけだ。この限定された知りかたは、観察者であり操作者である人間に固有のものだ。私たちが外界について知っていることは、どんなことでもすべて、原料の感覚断片からつくりだしたものであり、その感覚断片は、そもそも辺縁脳が突出した情報の断片として積極的に探し求めたものなのだ。

この知覚と記憶のとらえかたは、哲学者の理想主義にはアピールしない。それは私たちの知識や私たちが本当に知っていることには限界がある――つまり、意識が知りえることは、私たちと事象や事物との相互作用によって制限されている、と言っているからだ。意識される知識は、直接の実際的経験にもとづいている。

もう少し身近な話でいうと、芸術家や作家は世界をある決まった見方で見ている。ほかのみんなが見ている世界と同じ世界をちがう見方で見る。現代の人びとがよく芸術家はわけがわからないと言うのは、大多数の人が見ているのと同じものを見ているようには思えないからだ。同じものをちがう見方で見ているのだと納得するためには、脳に情報を送りこむ感覚の入り口が、イメージや知識をつくりだす条件を確立しているという理解が不可欠だ。偉大な芸術家たちは、大多数の人たちが彼らのビジョンを共有していないことをよく承知していた。ビジョンのために責められても見放されても、芸術家はそれに固執する。彼らのビジョンは、彼らのリアリティだからだ。そしてそれは私たちの多くにとっても、いずれ彼らの芸術を体験したときにリアリティとなる。

＊　エントロピーは、ある系のエネルギーのうち仕事に使えない部分の分量を指す。より一般的には、無秩序の尺度として用いられる。たとえば割れたコップやスクランブルエッグは、もとのコップや卵にくらべてエントロピーが大きい。事実をそのまま放置すると、無秩序は増大傾向をとる（これを立証するには、一週間、家の掃除をやめるだけでいい）。労力やエネルギーを費やせば、無秩序から秩序をつくりだす（たとえば家をきれいにする）ことができる。しかしそれをするとき、利用できる秩序のあるエネルギーの総量は減少する。熱力学の第二法則によれば、閉鎖系の不可逆的な過程（コップを割る、卵を混ぜる）のエントロピーはつねに増大する。

第3章　意識は情動の一種

　意識とは何だろうか？　心の哲学や生物学的な意識の探究について調べてみると、だれでも気づくことだが、意識は理性と同一視される場合がもっとも多い。私はまったくちがう意見を提唱したい。意識は情動の一種である、と。

　意識は情動の動機や目的志向の行動にかたく結びついている。私たちは、ただ（意識の一般的な定義である）覚醒状態や自己意識があるかどうかではなく、ある生きものが目的のある行動をできるかどうかに興味をもつ。推進的、目的論的行動に皮質が必要ではないことは、ふつうの脳損傷や意図的な脳損傷の研究によってはっきりと示されている。実際、皮質を外科的に除去したサルは、ほかの正常な仲間とほとんど区別がつかない。直観に大きく反する観察結果だが、まちがいない。皮質や皮質の下の重要な運動領域まで除去された動物でも、辺縁系が無傷で残っているかぎり、目的のある行動をする。

　まさかと思うかもしれないが、実際は何ら驚くべきことではない。辺縁系には記憶形成の中心となる組織があり、目的志向の行動は長時間の継続を要するからだ。あたえられた刺激に瞬間的に反応するものは、目的志向の行動にはならない。目的志向の行動をするには、内部から行動を指令する何らかの記録あるいは記憶が必要だ。辺縁系の海馬は、脳のさまざまな部位から送られてくる運動の情報を記憶と結びつけ、目的のある行動を可能にする部位として理想的だ。

　私は海馬が意識の座だと言っているのではない。そうではないのは、皮質が意識の座ではないのと同様だ。意識がどこにあるかを指さそうとするのは、やめるべきではないだろうか。意識はものではなく、自分自身と外界との関係かもしれない。重力が物質どうしの関係を記述するように、「心」や、「意識」や、これに類する言葉は、生物と環境との関係を指している。この関係を、ある情動の状態――ほとんどのときを占める、静かな、しかし名状しがたい状態――であると考えるのには、もっともな理由がある。言いかえれば、意識は情動の一種だということになる。以下にその論拠を述べる。

　エンジニアリングにくわしい人ならだれでも知っていると思うが、「上の」状態と「下の」状態のあいだに何もないということはありえない。それなのに、一般に情動を記述する言葉には、高い、低いだけがあって中立というのはない。情動のことになると、中間的な状態がいつも見すごされてしまうらしい。私たちの情動の状態は状況によって、たえず上がったり下がったりする。慢性的に下がった状態というのもあって、そうなると私たちはうつ状態を体験する。躁状態や譫妄《せんもう》のように、慢性的に上がった状態もある。どんな瞬間でも、何らかの情動の状態にないということは不可能だ。情動の典型とみなされているのは上がった状態や下がった状態だが、私たちは中間状態にあることがいちばん多く、それがたまたま非常に静かな状態なのだ。

　情動がたえず力を行使しているのは、情動がすべてに影響をおよぼしているしるしだ。この影響の印象深い実例がてんかんで見られる。てんかんのある人は、情動のストレスが発作の引き金になることを知っているので、つねに発作をおそれてあらゆる興奮をコントロールしようとする。しかし患者は、意志の力を最大に働かせても、発作を起こす。根本に医学的な問題があるために、本人の意志ではどうにもならないところがあるからだ。しかし発作のすべてを予防できないことが、自己非難、欲求不満、うつ、引きこもりにつながり、さらに欲求不満となって、すぐにまた発作が起こる。彼らは勝ち目のない状況にある。それは根底にある情動の状態が、たえず全神経系にもとづいて働いているからだ。

　研究機関のてんかん専用の施設では、この関係があざやかに際立つ。一日に三〇回から四〇回くらい発作を起こす人たちが、てんかんの解明にあたっている専門病棟にやってくる。そして薬の服用をいっさいやめて、けがをする心配の少ない部屋ですごす。どんな種類の発作が起こるのか、ビデオモニターや脳波計がそのデータをたえず収集する。すると驚くべきことに、発作はしばしば何週間もとまる。ここに来ればよくなると患者が信じている場所に来たからだ。これでしばらくだいじょうぶだと信じて、ヒーラーの手にゆだねられているような状態にあるために、ストレスが大きく軽減されるのだ。もちろん環境の一時的な変化で、根底にある問題をなおすことはできないが、これは情動のもつ大きな影響力を実証している。

意識は情動の一種であるという説は、工学者、哲学者で、もと国立衛生研究所の神経外科の責任者でもあったアユブ・オマヤ博士が近ごろ提唱したものだ。脳の情動の中核が他の神経系をコントロールしているという彼の提言は、意識と理性を同等とみなす既存の諸説に対する強い反駁から生まれた。ようやく最近になってわかったことだが(なぜもっとはやくわからなかったかという解剖学的、生理学的理由は先にあげた)、進化的に古い辺縁系の皮質に対する規制のほうが、皮質の辺縁系に対する規制よりも強い。

オマヤ博士は、情動が刻々と状況をモニターして、何が進行しているかの継続的な指標を提供しているのだと述べている。彼は脳の情動機構を指して、「エネルギー効率をあげて生態系のニッチでの成功を可能にする進化の根本的戦略」だと言う。「この進化戦略は後期爬虫類において最初に認められ、鳥類、哺乳類、そしてとりわけ人類で劇的に発達した。この戦略のメカニズムは、内部にも他の全レベルの脳部位とのあいだにも、高度に相互作用的な結合をもつ、辺縁系の解剖構造と生理のなかに見られる」[6]

この論述は、第1部で私たちが明確にした多くの考えと同じことを別の言葉で述べたものであり、また最小のエネルギーコストで精神活動を生産する脳の能力におおいに関係している。脳は現在の構造に進化するときも、プランクの最小作用の法則にしたがわなくてはならなかった。私たちがもつ高次の精神機能の多くはその結果である。私たちは第1部で、共感覚の表出がどのように辺縁系に依存しているか、共感覚がどのように言語などの抽象的な異種感覚間連合の基礎になっているかを探った。そして、換言するなら、言語は共感覚のような、より基本的な異種感覚間連合の結果であるという結論に達した。この関係をもっと普遍的にとらえると、意識や言語や高次の精神機能は、情動表出の能力の結果だということになる。情動は、心や、私たちが意識と呼んでいるものの基盤なのだ。

第4章　人工知能の限界

かつて人間性を防御する人たちは、人工知能（AI）には、喜びや欲求や希望――哲学者が「クオリア」と呼ぶものや、人間は機械とはちがうというときに引きあいにする感情――はもてないと指摘した。AIの擁護者は、思考は形式法則のセットにすぎず、したがってクオリアは結構なものだが不要であると主張した。AI側は一般的な反駁として、人間主義者に、なぜ情動が思考に不可欠であるかを証明することを要求した。ところが近ごろ、自分がしかけたわなにはまったというべきか、ニューラルネットワークをつくった工学者たちは、機械に情動のようなものをあたえると、性能が格段に向上することを発見した。このどんでん返しにいたったのは、次のようないきさつによる。

AIの研究者は、脳と心の分離をつねに既定の事実とみなし、心は抽象的なプログラムで、それを使う能力のある機械によってそのことを実証できると信じてきた。心を「理解する」のは、一連の形式論理の言説に還元するというテクニカルな問題であると信じ、人間の経験範囲が実際にそのように還元可能であると信じているのだ。人間の心理が生体活動と分離不可能かもしれないという意見は、AI陣営にとっては唾棄すべき考えであり、ガリレオの望遠鏡をのぞくことさえ拒否したヴァチカンの「科学者」を思い起こさせる姿勢なのである。AIの擁護者は、わざわざ生物学を学ぶ必要があるとは思っていないし、人間の論理が情動と不可分かもしれないという見解の根拠を聞きたいとも思っていない。

心をソフトウエア――肉体から切り離された抽象的な知識――とみなすアプローチが、理論を考える人たちにとってきわめて魅力的なのは、そうみなせば神経組織の生物学的な複雑さを学ぶ必要性から解放されるからだ。しかし、このアプローチで脳を忠実にモデル化できるという主張を疑うべき理由が二つある。一つは機械上の、もう一つは道徳上の理由だ。

機械の面からみると、ソフトウエアとハードウエアの区別は無意味になってきている。ニューラルネットワークの研究者は、プログラムとしても使え、必要とあれば直接コンピュータチップに翻訳もできる設計を考案する。彼らはここから心を推測して、「プログラムを確定して機械に適用すれば、あるべきところにおさまるはずだ」と言う。だが、心よりもはるかに単純な生体の部位を複製する試みが失敗していることを考えると、この自信は度が過ぎているように思える。たとえば一九七〇年にペンシルヴェニア州立大学の研究者たちは、移植可能な人工心臓弁がすみやかに開発され、一九七五年までには通常の手術で利用できるようになるだろうと熱をこめて約束した。しかし二〇年間におよぶ努力と何十億ドルという資金にもかかわらず、ゴールはいまだに見えてこない。人工関節や人工腎臓など、そのほかの装置も、生体組織の精巧さとはくらべものにならない。おそらくもっとも大きな影響力をもつAIの先駆者ハーバート・サイモンが、一九五八年に断言した言葉を聞いてみよう。

いま世界には、思考し、学習し、創造する機械がある。しかもそれらの能力は、急速に増大している。いずれは――近い将来に――あつかえる問題の範囲が、人間の心がしてきた範囲と同じになるだろう(7)。

この強気の宣言から四〇年以上たったが、AIは思考についての一般原理を何も生みだしていない。エキスパートシステムと呼ばれるものは、たしかに医学の診断や財務分析といった特殊性の高い課題で、非常に成功している。しかし一般的な状況で成功するまでは、知能のある機械とは呼べない。私たちはまだ、本体のみのモデル、クオリアのない簡素なAIの出現を待ち受けている段階だ。ある数字は正しく足せるがほかの数字はだめという計算機では、とても演算を形式化したとは言えないだろう。同様に、少数の特殊な推論課題をうまく複製したものを、一般的思考の形式化と呼ぶことはできない。

しかし研究者は、それにもめげず人間の脳の結線回路を模したニューラルネットワークを組み立てている(AIはまだ液性伝達には取りくんでいない)。彼らは脳を、アナログ分散回路からなるハードウエアが制御装置として働けることを示す、生きた証拠とみなしている。そして実際、危険な化学設備の運転、在庫品の管理、そのほかの産業活動の監督などに、ニューラルネットワークをうまく組みこんだ。これはきわめて限定的な状況での成功だが、彼らはこれで、人間の思考領域を複製できるのは、それほど先のことではないという確信を強めた。ハーバート・サイモンは一九六〇年の時点で、「脳の問題解決と情報処理の能力をまねるのは、それほど遠いことではない。一〇年以内に達成されていなかったら驚くだろう」と得意げに言った(8)。

ところが実際に驚きだったのは、限られた仕事をする現存のニューラルネットワークに、情動に似たようなものをあたえると性能がよくなるという発見だった。したがってここで、ニューラル・コントロール・ネットワークの三つの部分を説明しておく必要があると思う。三つとは、①モデル(組立てラインでも何でも、ネットワークが管理するドメインのモデル)、②アクションシステム(たとえば溶接、箱詰めなどをするためのシステム)、③適応判定部である。

適応判定部はモデルに対してとられたアクションの結果をチェックして、それをアクションシステムにフィードバックし、適切か適切でないかを告げる。単一の判定基準の結果にもとづく是か非かの判定は、組立てラインの作業のような簡単で単調な課題にはうまくいく。しかし人間が日常あつかっているような、多数の変数がある課題ではうまくいかない。もしあなたが一〇個のダイアルを操作していて、うまくいっている、まずいという判定しか出なかったら、どのダイアルの起こしたアクションが判定されているのか、知りようがあるだろうか? 変数の数が増えるにつれて問題は幾何級数的にひどくなる。

そして、多すぎる変数という問題に対処する判定部をつくるための基本原理が、一つだけ見つかった。

全米科学財団のポール・ワーボスは、その基本アイディアの功績を、ニューロンが生物学的に相互作用する仕組みについてのフロイトの理論モデルに帰した[9]。フロイトは、人間のすべての行為を駆動する情動のチャージ（カセクシスあるいは心的エネルギーと呼ばれるもの）を想定した。ネットワークの判定部はこの役割を引きうけ、進行中の行為の評価を生みだす。フロイトは、あらゆる対象が情動のチャージをもっているので、AがBを生じれば、それにみあうだけの情動のチャージが逆にBからAに伝播するはずだと述べた。これが現在のニューラル・ネットワークの重要な特徴であるワーボスの逆伝播法（バック・プロパゲーション）につながった。

ワーボスによれば、彼のネットワークの構成要素は、人間の脳に対応している。彼は脳幹と小脳を運動出力のアクションコンポネントとみなし、世界の客観モデルは大脳皮質に、判定部は辺縁系にあるとみている。辺縁系と皮質はことなる機能を遂行している。辺縁系は、フロイトの言う情動のチャージを生みだして、人がしていることに評価をあたえる。皮質は現実を表象する。このモデルと判定部はともに、記憶を参照する。

情動のモデルを組み入れてネットワークの性能があがったこととは別に、工学者が考える精巧な制御装置の理想的なデザインが、人間の生体の仕組みによく似ているのも驚きだ。効果的な判定には高速の反復が必要だ、と工学者は言う。辺縁系の内部は四〇〇ヘルツで計算を実行するが、五ヘルツという遅い外部のクロック、すなわちシータ波のリズムに支配されている。言いかえれば、低速クロックに高速計算機がうめこまれているのだ。

皮質も高速のモジュール計算を実行するが、アルファ波の周波数である一〇ヘルツという低速のクロックに支配されている。この二対一という比率は、判定の適応に必要な比率である。データの保持、貯蔵、再評価は、判定のサイクル時間がモデルのサイクルの二倍になるようなやりかたでする必要がある。この二対一の比率は、辺縁系の評価と皮質のモデルのアップデイトとのあいだに、次のような様式で存在する。外界の状態が皮質に送りこまれ、その〇・二秒後に評価がでてくる。しかし辺縁系の内部では、成分要素が毎秒四〇〇回という猛スピードでまわり、その評価を導き出すのに必要な中間段階を実行している。おそらく、実際の人間の生体と効率的につくられたネットワークとのあいだにあるこのような類似性が、真に知的な機械まであと少しだというＡＩの希望をつないでいるのだろう。

最高の機械でも、工学者が「トゥイーク」と呼ぶマイナーな調整が必要だ。パラメータの微調整をすると、システムのある部分はよくなり、ある部分は悪くなる。それは依然として機能するネットワークだが、パラメータをどのように微調整したかによって、ちがうものになる。人間も同一ではないパラメータをもっている。やや専門的な言い方をすれば、情動的な事象か認知的な事象のどちらかにより注意をはらうといったような、認知的不調和に対する許容に生得的なちがいをもっている。たとえば夫婦で、一人はゴミが大嫌いだが乱雑さは気にならず、もう一人は床にパン屑があっても気づかないが、新聞や服がちらかっているのは我慢できないということがある。

さらにおもしろい人間のトゥイークが、免疫障害と学習障害との相関関係、あるいは免疫障害と高い数学の能力と左利きの相関関係に見られる。たとえば全米育英奨学金試験のトップ五パーセントは、免疫障害のある左利きの男性が優勢だ。ＡＩの信奉者なら、そのような多様性はテクニカルな問題だと主張し、私たちはそうした相違を形式言語で説明する方法を「まだ」知らないので、本当には「理解」していないと言うだろう。

ＡＩの信奉者は理解していないが、彼らが人間主義者に課した、なぜ知能にクオリアが必要なのかを示すという責務はすでに解決されている。どうやら今度は、一般的な思考をうまくやりとげる知能機械をめざす前に、情動を複製することが彼らの側の責務になったようだ。

第5章　さまざまな知

先のエッセイでは、心を物理的な脳から分離しようとするAI研究の技術的な限界を探った。なぜ分離が不可能なのかを論じる道徳上の議論は、私たちが物理的な身体と、さまざまな種類の知識が可能な心をあわせもっているという事実からきている。どちらの議論もその背景に、情動が意識と呼ばれる主観的精神状態にはたす役割がある。

科学が人間社会のために多くをなしたこと、今日の世界の状態がよくも悪くも科学のおかげを大きくこうむっていることは、私も承知している。科学はしばしば気前よく恩恵をあたえる一方で、中毒を起こしたり害をおよぼしたりする。人びとが、表面的にしか理解できないテクノロジーに過大な期待をいだいてきたために、それまで個人が頼ってきた、独自のせまい基準をもつ手段が科学にとってかわられた。いまの私たちの考え方は、客観的な確かさに対する圧倒的な信頼に支配されているが、それは現代科学によって生みだされたものであり、ずっと以前の人間社会は道徳価値観や、美的価値観、公正さの価値観など、人と自然、人と仲間との関係の輪郭をなす、ほかの種類の知識に導かれていた。

それがいまは、MITのコンピュータサイエンスの教授であるジョゼフ・ワイゼンバウムが思いめぐらしているように「科学が唯一の正当な理解の形式になり」、ほかの価値観はしりぞけられてしまった。絶対的な確かさを科学的手法に帰したため「ほかの理解の方法がすべて否認された。かつて芸術は、なかでも文学は、知的栄養と理解の源とみなされていたが、今日では、おもにエンタテインメントとして受けとめられている」[10]。いま人が固執するのは、「科学的に認められた」知識だ。そういうものの見方では、同一の比較基準をもたない価値観を認めて受け入れることはできない。それはいまこの惑星の住人を引き裂いている対立において、あまりにも明白な欠点である。

現代科学の帰結としてもっとも特徴的なのは、おそらく直接体験の否定で、それは時計の出現とともにはじまった。自然の規則性が、歯車や針や数字で経過があらわされる抽象的なひとつながりの時に置きかえられた。それ以来ずっと、存在物が数字表現に置きかえられつづけ、その速度と範囲が増大している。知りえるものが、測れるもの、計算できるものに還元されてきたのだ。歴史家のルイス・マンフォードの考えによれば、時間が自然や人間の事象から分離したことが「数学的に測れる因果的連鎖の独立世界——特別な科学の世界——があるという信念が生まれるのを助けた」(11)。

時計は、機械は補装具であるという原則の唯一の例外であるらしい。私たちは道具を、それが歯ブラシであれ、タイプライターであれ、宇宙をいく探査機であれ、私たちの体や感覚の延長とみなしている。歯科医がこしらえた「あのもの」がたちまち「私の歯」になるのはだれでも経験するところだ。かように道具は、すみやかに自分の一部に感じられるようになる。私たちの知的能力を表面的に模倣したコンピュータが、人の見解をあらたな可能性のレベルまでおしあげたとしても、それは驚くようなことだろうか? 人間の心の補助具的延長としてのコンピュータは、不滅の命と密接な関係をもつ。ＡＩに魅了されたエゴがそれを神のような、みずからをかたどった生命の創造とみなしたら、生粋のＡＩ信奉者は当代のフランケンシュタイン博士になるのではないだろうか?(12)

賢い人、ホモ・サピエンスが、つくる人、ホモ・ファーベルになったとき、私たちは自然が体に課した限界を超えはじめた。道具は自然界を変え、私たちの現実認識を変えた。道具が個人の可能性を拡大したとはいっても、初期人類はまだ自然と調和して生きていた。私たちが、地上の生命を破壊する能力を使って自然を完全に征服したのは、科学革命以降、おもには産業革命以降のことだ。コンピュータは「単なる道具」だと人が言うとき、そこには道具そのものは基本的な意味において重要ではないから、コンピュータは重要ではないという含意がある。この考え方は大きなまちがいだ。補装具的な道具は必然的に私たちの個性や自然観を変え、したがって心理的な現実把握も変えてしまう。

　コンピュータのメタファーの拡がりとともに、あらゆる問題が技術的な問題へと変えられてしまい、分析という方法が適切と判断されるようになった。大量の数値処理は、私たちを物体に還元する。遺伝コードの解読や、DNAの塩基配列を系統的な一覧にして国際的なデータベースにしようというヒトゲノム計画は、個人を物体と見る見方をかためる。遺伝病の「打開」にはひかれるが、それは人が都合よく変えられてしまう、あるいは仕様書どおりにデザインさえされてしまう可能性を含んでいる。ゲノム解読の成果としてそれと認識できるものなかで最悪なのは、時期尚早な思考停止だ——知る必要のあることはすべて、ゲノム解読でわかるだろうというわけだ。ゲノムの解読はすばらしいが、私たちはDNAだけの存在ではない。現実が科学的に抽象化されると、まもなくそれが全体像とみなされてしまうことがあまりにも多い。私たちはたった一つの種類の知識しかない状態におちいっているのだ。

　論理形式主義は客観的知識の限界の例証となる。AIは、ものごとは形式論的な言説に、すなわち正確であいまいさのない言語で一瞬一瞬、何をするかを示す一連の法則に分解しないかぎり、決して本当には「理解」できないという論理にもとづいている。しかし論理形式主義は、知の手段としてきわめて弱い。経験は瞬間の総和ではない。レシピは料理ではないし、ロードマップは旅行ではない。私たちは何かを手際よく理解することはできるかもしれないが、理解を形式化することはできない。手続きの知識はとくにそうだ。ポーカーで勝つのはただルールを知っているのとはちがうし、ピアノを演奏するのは、ただ音符どおりに鍵盤をたたくのとはまるでちがう。

　おもに物理学者と数学者がかかわる形式的問題をのぞくと、人間の知能は全体として、独特の生体的、情動的な要求から生じる状況にむけられる。機械は決して私たちの深い知識を見抜けない。それはしばしば、私たち自身にもはかりしれないからだ。私たちがよく自分自身と争うのも、解決法を「とくと考えよう」とする試みが不幸な結果に終わることが多いのも、そのためだ。私たちが求めることと、感じることと、知っていることとは、まったく別のものなのだ。この人間の条件は、それを一つの方程式に入れこもうとする科学の力を超える。

人間は形式言語ではなく、ハンガリー語や英語など、自然言語と呼ばれる現実の言語で話す。自然言語はむろん形式論理のような正確さや完全さに欠けるが、人間社会の役に立っており、機械はそれと同じものをつくれない。言語理論家によれば、言語理解の原則には形式化できないものがある。現実世界の知識は、私たちの全感覚を通して、また物理的な身体をもっているという経験を通して得られる。現実世界についての私たちの知識には文脈——対象に何をするか、要素のあいだにどんな並置が許されるか、などなど莫大な数の要因——がある。いったいどうしてコンピュータが、言語的でない知識に対処できるだろうか？　コンピュータの視覚を例にとれば、機械はサンプリングした光エネルギーが何を意味するかを「理解」しなくてはならない。理解は、パターンの認知はもちろん、対象全体の認知も超えて、全体論的な理解である文脈にもおよぶ。どの文化にも、何が適切か、ものごとをどのようにすべきかの不文律がある。そういうものは、その文化のなかで暮らすことによって身につく。異文化のなかで暮らす成人は、たとえ何年暮らしていても、対人関係のニュアンスが欠けていると言われる。

言葉では表現しがたい理解の方法がある。機械には決して「理解」できない知識がある。それは機械には不適当な対象に関係しているからだ。論理やこけおどしのプログラミングをどんなに積んでも、身体をもつことや、文化のなかで暮らすことを通して学ぶものはとらえられない。私は、機械に私の思考ができるという考えを受け入れることはできない。機械が判断の基盤として必要とする基準が、必然的に非人間的だからだ。

第6章　メタファー

メタファーと、そこから生じる確信との結びつきは、論理や合理的思考を基盤にはしていない。それはメタファーに意味をあたえる具体的な経験に根ざしている。[13] 言語学者や哲学者や客観主義者はきっと、この前提を笑うだろう。メタファーは伝統的に、抽象的なレトリックあるいは詩的工夫とされてきたのだから。しかし私は、日常の言語や行動は、身体的経験にもとづいた比喩的概念に満ちていると主張したい。[14]

メタファーは経験的、直観的であり、あるものから別のものへ、言外の意味を非合理的に移動する。情動的、非合理的自己は知識のおよばない知恵をもっている。その知恵は、メタファーが私たちと世界との関係を身体的にとらえて要約するやりかたのなかに、見ることができる。メタファーはことなったもののなかに類似性を見る手段であるが、決して合理的な分析ではない。

心的概念というシステムは、私たちがどのように考え行動するかを決定する。私たちは通常、自分の概念システムに気づかない――ただ、ある線にそって考え、行動する。概念は私たちが知覚するものや他の人たちとの関係を体系的に組み立て、したがって日常のリアリティを中央集権的に定義する。もし概念システムがメタファー的な基盤をもっているなら、私たちが考え、経験し、行動することもメタファー的であるはずだ。

メタファーは単なる言語だという見解は、世界は感情のない客観的なもので、つまり人間の概念に拘束されないという見解を永続化させている。しかし概念は、固定した属性によって定義されるのではなく、私たちと対象との相互作用のありかたにおいて定義される。言いかえれば、私たちの経験の全範囲から出てきた理解である。

　客観的な人は、ものごとはその固有の属性で、すなわちアリストテレスの共通感覚に似た、体から切り離された典型で理解されると主張する。これがあやまりであることを、私が考えつくかぎりでもっとも主観的なことがら、つまり愛を通して示してみよう。辞書の執筆者たちは愛を定義するのに、情愛、性的魅惑などに言及している。メタファー的な理解は、愛を旅、狂気、あるいは闘いとみなす――これらは経験の過程で直接に把握されるものごとである。例をあげよう。[15]

愛は旅
別々の道を行くために、こんな遠くまで来たなんて。長くてけわしい道だったけど、この関係はどこにも行かない。岩にぶつかってしまった。

愛は狂気
僕は君に狂って、嫉妬で気が変になっている。君は僕を狂乱させて、頭をおかしくさせる。

愛は闘い
彼女は容赦なく追ってくる求愛者たちに攻めたてられて、彼らの接近から逃れ、彼らをかわした。彼らは彼女を争って、信じがたい戦略を使った。

　愛の客観的な定義を書きとめようとすると、その概念がほぼ全面的にメタファー的であることがわかる。メタファーは、愛のメタファー的知識が実証しているように、しばしばあるものごとを別のものごとを通して経験するように記述される。メタファー的な理解とは、似ていないように見える対象のあいだの類似性を感知する能力である。アリストテレスの言葉にもあるように、「メタファーによって、新奇なものが理解しやすくなる」[16]

　いちばん理解しやすいメタファーは、たとえば「上」のように、単純な空間的方位にもとづいたものだ。私たちは、立つ、寝る、登る、運転するといった活動のあいだ、身体の位置を変える。身体定位は体をもっていることの中心であるから、定位は私たちの概念の中心になっている。つまり私たちの空間概念の構造は、直接的な身体的経験から生じているのだ。

意識は上、無意識は下

起きろ。私はもう起きている。私は早起きだ。私はうとうとして、眠りに落ちた。その患者は麻酔下で昏睡状態におちいり、にわかに没した。

支配するのは上、支配されるのは下

彼はトップで、最高指揮権をもち、たくさんの人を下にかかえる権力の高みにいる。彼の影響力は低下しはじめ、彼は権力の座からすべり落ちて、ついには落伍者となった。

いいことは上、悪いことは下

質の高い仕事のおかげで、その年はピークになり、われわれは目標を上まわる成果をあげた。状況が上向きだったとき、市場が大底に達し、過去最低になった。それ以来ずっと下り坂だ。

理性的であるのは上、情動的であるのは下

私はその悲惨な状態から自分をひきあげ、セラピストとレベルの高い知的な議論をした。私のセラピストは、高潔で高尚な人物だ。私は心が沈み、深い絶望におちこんでいたので、情動を超越することができなかった。

これらのメタファーの身体的な基盤は、大半の哺乳類が体を横たえて眠り、目覚めると立ちあがることだ。満足のいく状態、コントロール、そのほかよいとされているものはみな上だ。私たちが自分の身体的環境や、動物や、ときにはほかの人までもコントロールし、また理性の能力がコントロールのもとになっているために、コントロールが上だということには、人間が上で、したがって理性が上だという含みがある。

文化の価値観は、どうしても心的概念に影響をあたえる。たとえば啓蒙期の思想家は、人間は理性の力が発達しているから「高尚な生きもの」だと断言した。理性が最高だという見解がでてきたのは、一つには、未開の野蛮人や望ましくない特性をもっている「下等な」動物と区別しようという意図があったからだろう。したがって理性的であるのは上で情動的であるのは下というようなメタファーには、身体的なバイアスのほかに文化的なバイアスもかかっている。

上‐下、前‐後、中心‐周辺などの空間的位置関係は、概念のシステムのなかでももっとも一般的なものだが、私たちが外界と相互作用をする多様なしかたを考えると、まだほかにもある。たとえば理性と情動は正反対にとらえられ、一般的に合理性が「上」、「明るい」、「活動的」とされるのに対し、情動のほうは「下」、「深い」、「ぼんやりと暗い」と特徴づけられ、ほとんどコントロールできない受動的、非合理的な感情とみなされる。脳の知的機能は「高次」と呼ばれ、情動や習性は「低次」とみなされる。

人類学者によれば、上‐下、内‐外、中心‐周辺、能動‐受動など、主要な方向定位はすべての文化に存在する。しかしどの概念がもっとも価値があるかは、地域によってさまざまである。バランスを重んじる文化もあるが、アメリカ人は上か下かという極端な位置を好むようだ。

私たちはメタファー的概念の形成を、経験のいいところを摘みとり、それを独立物のようにあつかって再配置するというふうにとらえる。空間との相互作用は定位のメタファーを生む。また別の経験は、存在のメタファーと呼ばれるもの、すなわち事象や、行動や、情動や、考え方を独立した対象としてあつかう方法を生む。文化の影響が存在のメタファーを精巧にする。「心は存在物」に細工をほどこすと、「心は機械」、「心はこわれやすいもの」となる。

心は機械
いま、書類の山を機械的にこなしている。彼が大車輪でやっているのがわかるだろう。彼らの提案はもう燃料切れだ。

これを別の細工、たとえば次のものと比較してみよう。

心はこわれやすいもの
彼は重圧に押しつぶされた。それは破壊的な体験だった。君は彼の自我を傷つけた。

メタファーはある対象がもつ局面の一部を強調するが、ほかの面をかくす。機械のメタファーは心を、動力源や、期待されるレベルの効率、最適生産力、オンオフ状態などをもつものとして描く。しかしその一方で、思考の気まぐれな変化や、断片的な情報をあつかう能力などの主観的な特性からでてくる能力をかくしてしまう。

メタファーを切りかえると、私たちが何かを理解する仕方が変わり、したがってリアリティも変わる。言葉でリアリティがまったく別物に変化するわけではないが、概念が変化すると、私たちが何を知覚するかが変わり、その知覚にもとづいてどう行動するかも変わる。存在のメタファーはあまりにも広くいきわたっているので、私たちにはそれが、心にうかぶ考えの自然で自明な描写に見える。メタファーだとは思わない。次の表現の言外に含まれた経験について、じっくり考えてみよう。

理解は見ること、アイディアは明るい

君の言っていることが見えた。それはあざやかな意見、冴えた議論だ。君の観点のおかげで、全体像がつかめたよ。彼らの提案は暗くて、アイディアがくもっているし、前提がみえみえだ。

情動は身体接触

その判決は彼を打ちのめした。私は彼の度量の大きさに打たれた。彼の寄付は私の心に深く刻まれた。あのモデルは衝撃の美人だ。彼らの親切が心に触れた。

メタファーがちがうと、一つの概念にちがう味わいが生まれるのがわかると思う。ある概念が直観に訴えるかどうかは、そのメタファーが実体験とどのくらいぴったりしているかどうかにかかっている。人間の心の非合理性に寄与する因子の一つに、身体的基盤のちがいから起こるメタファーどうしのぶつかりあいがある。[17]

たとえば「それはまだ宙に浮いている」、「その問題は落着した」というのは「君の言う意味がつかめた」と、身体的に矛盾がない。何かをつかめばそれを調べて理解できるし、ものは下にあるほうが空中に舞っているよりもつかみやすい。したがって「未知は上」、「既知は下」は、「理解は把握」と整合している。しかし「未知は上」は、定位のメタファーの「いいことは上」あるいは「完了は上」（たとえば「それを仕上げる」という表現）と矛盾する。

論理は完了と既知、未完と未知が結びつくことを求める。しかし私たちの経験はこれに同意しない。私たちは未知をいいとはみなさないし、「未知は上」を導きだす身体的経験と、「いいことは上」、「完了は上」というメタファーの基盤となっている経験はまったくちがう。このことから、自分自身と争う能力や、対立する信念を同時にかかえる能力が、これまた理性ではなく、身体的経験にもとづいていることがわかる。

第7章　情動は独自の論理をもつ

プラトンは、私たちは感情の虜囚であるから、自分を見失わないように、理性という神聖なひもをしっかりにぎっていなくてはならないと言った。エウリピデスは、おろかさが生まれるのは、欲望が理性と衝突するときだけだと明言した。

これに対してアリストテレスは、プラトンとの議論で、情動は独自の論理をもっているので、その立場で理解しなくてはならないと論じた。また情動は、単純な動物的感情が解き放たれたものではなく、私たちの思考の複雑な一部であると主張した。

現代の哲学者と一般社会の情動に対する見方には、興味深い分裂がある。哲学者は、情動が行動価、突出性、欲求、判断、行動などに関係する、複雑な状態であることに同意する。つまり情動の本質が部分的に合理的だということだ。(18) しかし一般社会のほうは、情動が理性と衝突し、理性をおびやかすというプラトンの二項対立を好む傾向がある。

たとえば歴史家のバーバラ・タックマンは著書『愚行の世界史』のなかで、トロイからヴェトナムまで、指導者は自己の利益のために、マイナスの影響がはっきりしたあとも、政治的矛盾をつづけたと論じている。そのような決定は、情動のバイアスがかかった長期的展望のない判断で、歴史の評価によれば愚行であり、その時点で少数者のみが結果を予測していた大誤算であるという。タックマンが、よく考えられた政治的識見ではなく、情動が国家の舵とりをしている、「理性を拒絶すること」は「愚行の主たる特徴」だと断言しているのは、世間一般がプラトン流の二項対立に信をおいていることをよくあらわしている。

プラトン的見解が理性と情動のあいだに強い二項対立を認めるのに対し、アリストテレス的見解は、はるかに弱い二項対立を見る。オマヤ博士は、意識が情動の一種であると提唱し、二項対立をみごとにすっかり排除した。情動と理性は、解剖学的構造が相互依存しているために相互依存しているのだが、それぞれの局面は別々に感知できる。私たちは論理的推論によって、その過程を「自分」があやつっているように感じるが、情動の論理は私たちにはどうすることもできない。したがって、理性をぶつけて情動の論理を変えようとするよりも、その結論を理解することにエネルギーを費やしたほうがいい。

先に、理性と意識は氷山の一角であると述べた。思考が意識にのぼるのは、シンボル的な言語の前身を保持できる脳領域が出現したとき、それにともなって生じたことであるらしい。しかし自己表現の手段は言語だけではない。脳はピアノを弾く、絵を描く、マイムをする、踊るといった創造的行為において、手や体に指令することができる。これら非言語の運動出力は、高度に発達した自己意識の表出であり、その自己意識は、私が推論の技能よりも情動に依存していると論じた美的能力と強く結びついている。私が指摘したいのは、何かがぴかっとひらめくとき、まず、「わかった」、「筋がとおった」という感じがして、そのあとに「それだ」という意識的な認知がくるという点だ。

洞察的な認知が意識にのぼるのは、認知そのものに対して二次的である。これがみごとにわかるのは、相貌失認という神経疾患の場合である。相貌失認の患者は、顔一般から特定の顔の細部をわりだし、それをその人がだれであるかの記憶と結びつけることができなくなってしまう。たとえ相手が夫や妻でも、長年の知りあいでも、同じことだ。ところが電気皮膚抵抗（GSR）という方法でみると、患者の心が別の面で、顔の持ち主を認識していることがわかる。このGSRには、顔の記憶を含む記憶にきわめて重要な情動に関係する交感神経の出力が反映される。

相貌失認の患者に、病気になる前によく知っていた人の写真を見せると、たがいに矛盾する二つの出来事が起こる。認識する心はその人を知らないと言うが、鋭いGSR反応が、実際は無意識レベルで認知が起こっていることを暴露する。言いかえれば、認知と、認知の意識的自覚は分離できる。情動の論理が理性と分離しているのがいちばんわかりやすいのは、それが創造的、霊《スピリチュアル》的な領域で働いているときである。たとえば私たちは、漠然とした考えにとりくみ、自分をはっきりと言葉にできない目標にむかわせる感情にしたがっていくことがある。また、しばしば「わかるときがくればわかる」、「やってしまえばわかる」と言う。情動脳の主観的な部分は、深い知恵の源に同調し、認識する心がアクセスできない過程に従事している。認識する心は、情動の論理が指令をつくりだしたあとに、はじめてその一貫性が見えて、その解決法を自由に「説明」できるようになる。作家のフラナリー・オコナーの「私が書くのは、書いたものを読むまで、自分が何を考えているかがわからないからだ」という言葉が、このことを完璧に表現している。

　洞察とは、ことなる前提のあいだの関係を見抜くことであり、脳の情動機構に依存する能力であると私は定義する。私たちが解決にむかって奮闘するとき、頭で問題に取りくんでそれがあきらかになるとはかぎらない。たとえば公案という、禅の修行をする人にあたえられる謎かけのようなものを解くときがそうだ。公案に取りくむ参禅者は、真剣に、しかもそのことを考えずに、それとむきあわなくてはならない。知性で攻めようとすればするほど、解答は不可能になる。「両手を打つと音がする。片手を打つ音はどんな音か」。これは有名な公案の一つだ。そんな音は存在しないと考えたとしたら、それはまちがいである。禅の公案は部外者にとってはナンセンスだが、参禅者にとっては悟りへの道なのだ。

　この公案のようなものは、意図的に、分析を超えるところに私たちを押しやり、認識する心と情動の心は同じ心の二つの局面なのだという理解を強める。私はときどき、心を宝石のように多くの面をもつ一つの多面体として思いうかべ、認識する心はいくつかの心的存在の一つにすぎないのだと再確認する。私たちが複数の心をもっているという考えは、一八四四年にA・L・ウィガンが初めて示した。ウィガンは著書『心の二重性（*The Duality of Mind*）』で、生前よく知っていた人を死後解剖をしてみたら大脳半球の片方がまったくなかった（！）という話を書いている。[19] ウィガンは、人間でいるためには半球が一つあれば足りるのだと感じ、脳は二つの半分からなる単一の器官ではなく、すぐ近くに並置された一対の器官で、腎臓や肺が対になっているのと同じようなものだと述べた。そして、一つの心をもつのに一つの半球で足りるなら、通例の二つの半球は必然的に二つの心をつくるであろうから、ふだんはどれほど同期的であろうとも、くいちがうときがあるはずだと結論づけた。ウィガンの観察結果は、人間に特徴的な内面の衝突の身体的な基盤を示唆している。

　ウィガンのみごとな推測は、当時はまるで騒がれなかったが、それから一世紀以上もあとに分離脳の手術が、二つの半球をもつことは、内容も、構成の様式も、目的までもちがう二つの心をもつことなのだと、劇的なかたちで示した。その後の神経心理学の研究で、私たちが二つだけではなく、もっと多くの思考様式をもっていることや、そのほとんどが、自分があやつっているという意識のまったくないレベルで起こっていることもあきらかになった。無意識の知の全般的対象は閾下知覚（subception）と呼ばれている。これは「意識の下」という意味で、意識にのぼるという意味の知覚（perception）と対比関係にある。盲視、相貌失認、麻酔中の学習能力などは、非常によく知られた例である。[20]

　複数の心は、投影という現象、すなわち自分の感情や欲求や不安を他者に帰する傾向の説明になるのではないか。もしそうなら、確信感や、何かの存在を感じるなどの高揚した意識状態は、環境に投影されためったに見ることのない自己の一面にすぎないのかもしれない。深い洞察、千里眼のようなビジョン、神霊などの体験がはじめからずっと「ただの自分たち」だったのではないかと考えるのは、がっかりかもしれない。しかしその一方で投影は、創造性に関して、芸術の女神ミューズが選ばれた少数者だけを訪れる外部の存在ではなく、私たち各人のなかに住んでいることをほのめかしている。

　分離脳の手術が右脳・左脳の二項対立を立証したように、いずれは多重的な解剖構造によって、私たちが複数の心をもつことが、反駁の余地なく立証される見込みが大きい。あらたな難題は、複数の心をたがいに衝突するばらばらのものではなく、統合されたものとして見ることだ。科学者と芸術家はしばしば、別々に育った異邦者集団のようにみなされる。あたかも想像力が片方にだけあってもう一方にはないかのように、あるいは事実と感性がたがいに排他的であるかのように。この見方は広く普及しているが、科学者、詩人、画家、学者、哲学者が同じ頭脳のなかに苦もなく同居している例は、ルネサンス期を中心に多々ある。私はむしろ、科学は天と地と私たちがどのようにしてできたかをあつかい、芸術はその完成品をあつかうと考えたい。

　心の多面はある意味で、物理学でいう双対原理に相当する。光は波動であると同時に粒子であり、どちらか一方の属性を実証する実験では、どんな実験であれ、もう一方は観察不能になる。経験の論理にもとづくメタファー的な概念も同じふるまいをする——ある対象の一面を強調して他の面をかくす。双対原理にたとえれば、私たちの心は同時に分析的、直観的であり、並置的、命題的であり、全体論的、逐次的である。私たちはこうした多面のあいだを忙しく動きまわるが、同時に二つ以上の面を占めることはできない。また意識や私たちが推論と呼んでいるものは、言語的な面を除くどの面にも、じゅうぶんなアクセスができない。しかし情動の論理を手がかりにすれば、すべての面が一人の人間の表出であることがわかる。

第8章

他者の経験

私は書くのが大好きで、ティーンエイジャーのころからこの活動にいそしんでいる。それでもこれまで書いた時間より聞いた時間のほうが長い。ほかの人たちの体験を聞くほどおもしろいことはないと思っているからだ。物語を語るのは、人間の経験の中核であり、直接経験がじかに経験した人だけでなく、ほかの人にとっても重要であることを実証するものでもある。物語はみな偉大な文明の遺物であって、わずか一〇〇年の歴史しかない映画でさえ、はるか昔の口伝えの物語を視覚的に翻訳したものだ。

物語は、しばしば娯楽として矮小化されてしまいがちだが、不可欠といえるほど重要である。人が精神的ストレスにさらされているとき、あるいは普遍的な問いの答を求めるとき、物語を通して他者の経験を共有することが助けになる。人は物語に助力を求め、自分ひとりが人間としての問題に直面しているのではなく、前に同じ道を通った人がいるという保証を求める。物語は意味深い経験をつたえ、行動をうながし、不安をやわらげ、あるいはそのほかの心的機能を発揮させる。

私たちはほかの人たちの経験を知りたがる。私たちが精神的不安を解消するために求めるのは、物語であって、論理的な提案や、合理的な説明や、事実の一覧ではない。経験者の話を聞くことでしか心の要求が満たされない場面はたくさんある。物語があらゆる文化の中心にあって、心の満足を浸透させているのを見ると、私たちにとって他者の主観的体験の質をとらえようとすることがいかに重要であるかがわかる。人間の歴史をたどると、クオリアが不可欠の重要性をもっていることがわかる。

私は書くことに心をひかれているので、当然のことながら、フィクションという、注意深くコントロールされた想像力の飛翔に興味がある。すぐれたフィクションは読者の心を完全にとらえ、読者が本を手にしている現実の環境を消滅させてしまう。私がいちばん感銘をうけるのは、フィクションがどれほど人間の非合理性をきわだたせるか、フィクションのあらゆる場面にでてくる驚異や非合理がいかに受け入れ可能であるかだ。

すぐれた物語は、人間性の極端について、つまりは悪すぎる、あるいはよすぎる人や状況についてくわしく語る。文学は起こったことではなく、もっともらしいことをあつかうので、不可能であってもかまわない。寓話やSFはその例だ。あるいはカフカの短編『変身』の、毒虫に変身してしまったグレゴール・ザムザでもいい。読者は冒頭の段落を読んで、「ばかばかしい」と本を置いたりはしない。描写のもっともらしさが、これを信じられる話にしているのだ。ごくふつうの人や平凡なできごとについて書かれたものは、だれもたいして読みたがらない。しかし嘘をつくのは許されない。アリストテレスが指摘しているように、フィクションはみな、どれほど奇想天外であろうとも、真実でなくてはならないからだ。この要件のために作家は奇妙にも、高い道徳上の義務を課されるのだが、さらに重要なのは、よくできたフィクションが普遍的な真理の発見につながり、読者がそれを満足のいく情動的認知として経験できることだ。おそらく詩人は、歴史家よりも多くの真理を発見できる。

満足のいく芸術は、芸術家の内面の深い知識と理解の産物である。たしかに芸術は、知性と獲得された技法によって伝達される。しかし芸術家の役割は、見える世界を突き抜けて、奥にある謎に光をあてることだ。その謎は人間の条件をささえる普遍的真理の場の一つだ。芸術家の表現が成功したとき、それは読者や鑑賞者や聴衆に、私が直観的認知と呼ぶものを経験させ、その内的生活に共鳴する。つまるところフィクションという芸術は、知能の達成物ではなく情動の達成物であり、そこでは知性は人間の真実を明確に表現する役目をはたすのみで、説明の役はもたない。

第9章 私たちがほんとうに生きているところの深さ

あなたは大衆文化がロマンスや、愛の成就や、大きな幸福の発見をくり返し論じているのに気づいているだろうか？　それとはまったく対照的に、知的な書物や学術書は、心から願うものを獲得することの重要性を無視するか、あるいはまったく受けつけない。愛に関するまじめな学術文献がきわめて少ないのに対し、一般の映画、ビデオ、小説、詩などでは愛がしばしばテーマになっている。おそらくロマンスのいきさつは、年間何百万人という心理療法の利用者が口にする主要な話であろう。これらの例から、私たちの思考と感情のあつかいかたに根本的なちがいがあることがわかる。

私たちは自分を客観的な部分と主観的な部分に分け、それぞれを外界の要求と、個人的にかかわりのある内面の関心事にあてる。二項対立をつくり、カテゴリーで考えることによって、世界を理解しようとする。しかしあいにくなことに現実は、それを描写するのに使われる言葉と同じではない。私たちはしばしば、知性によるカテゴリーがどれほど厄介な荷物であるか、意味深い経験をどれほど矮小化させてしまうかを把握しそこねる。

私たちがする決定は、論理よりも感情に支配されているので、学術論文よりも大衆文化のほうが、私たちの求めるものをとらえているのは偶然ではない。大衆文化は人間の心の主観的要求によって繁栄し、それを賛美して、私たちに直接語りかけ、深い部分に共鳴する。私たちが「わかる」のに何の説明もいらない。映画や神話や小説や絵画が説明を要するようでは、シンボルとして失敗である。

情動的な確信が心に響くのは、脳ではなくまさにハートに語りかけるからである。映画製作者や芸術家や作家はもとより心霊家までが私たちの文化で人気を誇っているのは、おそらくこのためであろう。

彼らは個人の情動的要求を文化として擁護する。内面社会が弱い、めめしい、非現実的だといって拒絶する主観の領域を容認するばかりか賛美さえする。内面の表現に対するあこがれや欲求の充足が、単に意義があるだけでなく、不可欠の重要性をもっていることを裏づける。

非合理的な直観や情動に対する不信がみなぎっているのは、「すみません、考えていませんでした」といった、よくある言いまわしからあきらかである。「すみません、感じていませんでした」というせりふは聞いたことがない。私たちは自分を合理的、外面的、客観的とみなす傾向がある。とりわけ精神医学ではこれが歴然としており、主たる活動を心理分析と称している。私たちは情動的な心をとおしてもっとも深く生活と結びついているのに、その一方でこれほど強固に自分を合理的な心と同一視するのは、まったく不思議なことだ。私はこの奇妙なずれを受けて、充足を得るには心を分析するよりも、心を喚起するほうがいいと提案する。

心を分析せずに喚起すれば、外面的なことがらや説明から離れられるので、あなたが本当に生きている深い部分を把握することができる。だれよりも自分自身をよく理解すべきであるのは、あたりまえのことに思える。しかし自分が何をし、何を感じ、何を信じているかを実際に突きとめようとすると、理解しようとするその努力があなたを、自分を超えるところに連れていく。これが超越の定義である。

「言葉にならない」、「認識的《ノエティック》」、「超越的」などの言葉は、表面のうしろにかくれた何か、カントが「われわれが知っている通常の経験」と呼んだもののうしろにある何かを指している。ウィリアム・ジェームズは、言葉にならないものは表現を拒むと言った。「その性質は直接に経験されなくてはならず、他者に告げたり伝えたりすることはできない」。認識的《ノエティック》とは直接に告げられた知識、確信感をともなう啓示を指す。超越的とは、「のりこえる、こえる」という意味で、名指しできないものを指す。この三つの言葉はすべて内的知識の存在と、そこから先は言葉がおよばないという次元の存在を指し示している。

三つとも、根底にある理解したいという渇望を露呈している。人は客観的には、外界の事物と関係性の世界を理解しようとする。そして主観的には、人生を生きる価値のあるものにする内的な理解を求める。生粋の客観主義者は、絶対的な真偽を言えるような固有の属性をもつ対象でできた世界を信じている。そして科学が、主観的な限界——人間の心を客観的に信頼できないものにしている錯誤やバイアスなど——を避ける手段をもっていると信じて安心している。一方、生粋の主観主義者は、人間味のないものや抽象的なものを拒絶し、もともと科学的手法の勢いに対抗するものとして発展したロマン主義に傾きがちだ。ロマン主義者は、産業の時代に失われた人間性の回復を願って、芸術や自然に目をむけた。(21)

科学的な客観主義者もロマン主義の主観主義者も、個人を独立のものとみなし、個人の自然からの実存的疎外や乖離を克服しようとする。科学者は自然を征服することで自然とふたたび結合しようとし、ロマン主義者は自然と親しくまじわるか、あるいは自然に同化する。経験にもとづいた第三の見方は、相互作用を重視する——私たちは世界を変えずに生きることはできないし、世界に変えられずに生きることもできない。たとえばメタファーの意味は身体的経験にもとづいているが、その身体的経験は、私たちが何を信じるか、どのように行動するかの概念システムを組み立てる。ひるがえってその行動が世界を変える。

芸術活動をする科学者は、一つの領域では科学的に行動し、もう一つでは創造的になる。区分された人生を生きているものと見られがちだ。言いかえれば、客観的見解と主観的見解はそれぞれ反対の言葉で定義され、別々の領域に存在しているらしい。経験にもとづく第三の見解は、いったいどうしてこの二項対立をすり抜けられるのだろうか?

メタファーは理性と想像力とを結びつけるので、リアリティが依拠する概念システムの一部は想像的である。同様に創造的な発想は、その性質の一部が合理的である。客観主義は、概念システムがメタファー的で、一つのことを別の言葉でとらえる想像力豊かな理解を含んでいるのを見過ごす。一方の主観主義は、想像力豊かな飛翔といえども、身体的、文化的な世界に生きることによって得られる客観的経験の文脈のなかで生じるという事実を見過ごす。たとえばメタファーの工夫は想像性にとんだ合理的思考の一種であるが、ロマン主義は人間の思考はいかなる文脈にも拘束されないとする。

生活の経験を、完全に客観的な部分と完全に主観的な部分にすっぱり切り分けることはできない。さいわい、経験にもとづいた中間の見解は絶対的である必要はない。それは、経験に根ざし、経験によってたえずリフレッシュされる概念システムに応じた、一つの相対的な真実を生みだす。客観的見解も主観的見解も、それだけでは、私たちが世界をそのなかで生きることによって理解しているという事実を洞察しきれない。経験は認識的《ノエティック》なのだ。

私たちは統一感にすがろうとするが、それは現代の生活では、人間的精神の要求が満たされないからだ。ロマン主義の伝統は、主観性を奉じることによって、芸術や宗教の領域でニッチを開拓した。しかし実際の力となると、現代生活はテクノロジーや政治や経済といった、合理的な心が関与する表面的な問題によって動かされている。これら表層的な動因があまりにも強力であるがために、私たちは自分が真に生きている深いところを無視するのが習性となってしまっている。

私たちが表面で暮らし、内的経験の力や実在を否定するのは、現代生活のおかしな現実だ。私たちはたくさんの「すべき」や「ねばならない」とともに育った——それはできない、それはしてはならない、と告げるエディターの声を聞きながら育った。そして「していればよかったのに」、「しなければよかったのに」という内面の声で自分自身を叱る。社会の言うとおりに生きるために、みずから進んで自分のもっとも深い欲求を否定する。

その結果、親の人生をそのまま生きることになったり、金や地位やいわゆる権力など、世間が重要と考えるものを得るために奮闘したりする。たとえば成功とは、私たちが経験に押しつけた一つのカテゴリーだ。私たちは成功という考えを実在物のようにあつかい、成功を定義づける外的条件を獲得することを指して、成功を手にすると言う。外的、カテゴリー的な成功と、内的要求を満足させるものとのちがいは非常に大きい。しかし内的要求の指示にしたがえば、つねに大きな満足が生じる。社会の指示にしたがうのは、ある種の規定どおりの幸福（社会がよいとみなすもの）につながる点を考慮しても、なお、ほんものではない人生を生きることだ。私たちは驚愕に値するやりかたで、自分の感情、夢、願望、そしてさまざまな主観的要求のすべてをそっくり捨てるように、あるいは先のばしにするように訓練されてきた。

　超越にむかって突き進む第一歩は、客観的な現実観か主観的な現実観のいずれかを選ばなくてはならないという考えを捨てることだ。人間の経験には客観的事実によっては伝えられない面が数多くあるし、主観性から逃れるすべはない。外部にもとづく冷静な客観的見解と、内的生活にもとづく主観的見解にくわえて、経験に根ざす第三の選択があり、これを通して認識的《ノエティック》な理解が見つかる。それは私たちが真に生きる深いところである。

第10章

理性は際限のない精神のペーパーワーク

私たちがもつ複数の心から、認識する心と情動の心という二つの面をとりあげたい。認識する心は声に出して人に話しかけ、内面の対話というかたちで黙って自分に話しかける。認識する心は理屈を必要とし、情動の心は経験にひきつけられる。

認識の心はつねに未来志向で、欲望、所有、コントロールを強く気にかける。ほしいものを得ると認識の心は一時的におさまるが、それは望んだ対象を手にしたからではなく、欲望そのものが一時的に満たされるからだ。対象ではなく欲望が魅力的に見えるのだ。

認識の心は分析と説明に関心をもつが、それは理解しているものはコントロールできると考えるからだ。理屈があれば意志を行使して自分の欲求にあうように環境を変えてもいいと信じている。認識の心には、情動の心ならそうするであろう、自分の欲求を環境にあわせて変えるという発想はない。

私たちはしばしば、自分の願望と反する状況を受け入れることを拒否する。それは認識の心が、ちがう状態を望む願望と強く同化するからだ。認識の心はつねに何かをしていなくてはならず、すでになされたものや、ただそこにあるものは決して受け入れない。認識の心にとっていちばん理解しがたいのは、することが何もないという事態だ。一方、情動の心は、事物や状況をあるがままにさせておく。いずれ私たちは受け入れることを学ぶ。逆境にあるとき、自己分析はまずめったに役立たない。最後にいきつく結論がまたしても理屈で、その理屈が、さらに意志の力を行使して変えられないものを変えようとする認識の心の呼び水となるからだ。

認識の心が何かをすることや、未来に目をむけることに気をとられるのに対し、情動の心の本質は現在に注意をむけ、静かに受けとめる。心の内面と接触していると、非常に強い情動でも、錯乱状態にならずに感じることができる。つまりは感情におぼれたり、認識の心が出してくるたくさんのありうる理屈にあおられて結論にとびつき、自分を否定的に判断したりせずに、感情を感じることができる。

たしかに現在に生きるのは容易ではないが、私たちはつねに現在にいる。選択の余地はないと思うと、私たちがかくも多くのエネルギーを、記憶をさかのぼって過去を追体験したり、バラ色の未来を熱望したりするのに費やしているのがおもしろく感じられないだろうか？　テクノロジーの波も、私たちを速く前に押しやろうとする。しかし練習をすれば、自分をしっかりと現在につなぎとめることも、ものごとをありのまま受け入れることもできるようになる。認識の心は押したり、主張したり、強要したりしたあげく、ふつう、私たちの望みとまったく反対のものを生みだしてしまう――受け入れ、開放的になり、忍耐強くすれば、来てほしいと思っているものを招来できるのだ。情動の心は、ふつうとはちがうやり方で状況に対応することを教えてくれる。

未来志向の認識の心は、つねにあとへいけばものごとがよくなると考える。年齢があがれば、もっと経験をつめば、利口になれば、外見がよくなれば、経済的にもっと安定すれば、五キロやせれば、と。もし自分自身や環境をありのままに受け入れることができなければ、憤懣や自責の念で混乱してしまう。そういう否定的な気持では、内面的な成長は望めない。情動の心は「私はこのままでいいんだ」と言う。そして私たちは、いましていることを楽しむ。ものごとを、いまあるままに受けとめる。経験に対して柔軟な、開かれた姿勢でいれば、人生により十分に参加できる。

この認識の心と情動の心とのちがいは、変化に関係している。私たちはつねに変化の途上にある。しかし抵抗と強い意志が自己進化をさまたげる。私たちは自分の目に見えないものは信じないので、変化に抵抗するか、あるいは変化を無理やりいま起こさせようとする。蝶を見ようとしてさなぎをひき裂き、バラの花の香りをかごうとして蕾をこじあけ、結局どちらもだめにしてしまって、鑑賞すべきものを失う。認識の心から感じる心に転じれば、そのような行為は方向をあやまっているとわかる。したがって私たちは、そのまま放っておく、つまりは何もしない練習をしなくてはならない。「何もするな、すべてはなる」。このことわざは、事物は外見に反してたえず変化していると言っているのだ。私たちは見えないものを信頼する必要がある。

状況が自分の願望に反していたら、何かしないかぎり、頭の外に出てしまう〔気がおかしくなるの意〕と感じるかもしれない——その頭の外こそ、行く必要のあるところなのだ。私たちの体は、私たちがかかわっていなくても機能する。体は私たちが食べた食べものを消化する方法や、私たちが吸いこんだ空気から酸素をとりだす方法を知っている。体の器官は化学物質が溶けた体内の海のバランスを維持する。あれもこれもうまく調節されていて、私たちがコントロールを考える必要はない。信頼して放っておくことの有効性はこのようなものだ。

パスカルが『パンセ』で言っているように、「心には心の道理があって、理性はそれを知らない」のだ。理屈とは、強引に結論をだすために、つねに説明を探しまわる認識の心の、際限のないペーパーワークにすぎない[22]。情動の心に入りたいのなら、自分は創造的ではない、だれも愛してくれない、出世できないに決まっている、本当の自分を表現できない、表面に見えるものがすべてだ、といった思い込みを含めて、理屈の思い込みを捨てなくてはならない。次の瞬間が何をもたらすかだれにもわからないし、変化はいつ起こってもおかしくないのだから。これは非常に励みになる考えだ。

私たちがしなくてはならないのは、ただ、ずっと閉鎖的なままでいるのか、それとも開放的になるのか、経験をありのままに受け入れるのか、それともどこまでも合理化をするのか、それを決めるだけだ。ジョゼフ・キャンベルが、私たちが求めるのは人生の意味ではなく「生きているという経験」だと言ったのは、この意味なのだ。

第11章　科学と霊性《スピリチュアリティ》

「われわれのように」という言葉は、ほかの脳や、ほかの生物種、それに人工知能についての議論で幅をきかせているようだ。この言葉には「われわれのよう」であるのはいいことだという前提が埋めこまれている。しかし人間原理の宇宙論に対する考えからわかるように、人間の多くは、ほかの生きものを下等と判断せず、ちがうものとして受け入れる「我と汝」の姿勢を採用している。

この姿勢は、あるいはこの姿勢のなさは、私たちの霊《スピリチュアル》的な感受性を反映している。科学者が自分を霊的であると認識し、神、あるいは何らかの自分よりも大きな力の存在を信じているとき、「われわれらしく」ない姿勢は生じない。信仰心がないと主張する人はしばしば、テクノロジーという道具を使ってどんな世界でも望みの世界をつくりだせる力をもっていると思いこんでいるという意味で、自分が自分の神であるかのようにふるまう。自然をすっかり、人間に奉仕させられると思っているのだ。霊的な人と、「客観的」と言われるのを好む霊的でない人とのちがいは、せんじつめれば、どんな価値観を進んで採用するかにある。

標準的な尺度は自分自身だ。つまり人は、自分が自分自身について知っていることを基準にしてほかの人を判断する。霊的な人も客観的な人も、もっぱら自分の信ずるところにもとづく基準に固執する。霊的な人がより大きな力の存在を信じるその信念は、信じることによってのみ受け入れられる。通常の経験を超える領域は存在しないという無神論者の確信は、証明不能であるから、これも信念の問題だ。強固な無神論者も徹底的な客観主義者も合理性を主張できない。
精神状態はすべて脳の物理的状態に還元できると信じる人たちは、強固な無神論者も徹底的な客観主義者も、首尾一貫するために、ロジャー・スペリーやジャック・モノーのようになる必要がある。二人はともにノーベル賞を受賞した科学者で、科学を基盤とする価値体系をつくりたいと願う無神論者だった。そういう価値体系をつくりだすのはむずかしくないが、私なら懸念をいだくだろう。

『だれの真実、だれの美徳（*Whose Truth, Whose Virtue*）』を書いた倫理学者のアリステア・マッキンタイアは、「客観的」見解を支持する人たちは、つねに自分の議論がもっとも合理的、論理的で説得力があると考えると警告している。「私の文明、私の文化、私のやりかた、私の価値観はあなたのものよりすぐれている」と彼らは言う。

行動主義者のB・F・スキナーは、客観性を信奉する極端な一例を提供している。彼はこう言う。「国際情勢から赤ん坊の世話まで、あらゆる職業分野において、科学的な分析がより効果的なテクノロジーの利点をあきらかにするまで、不適切な状態がつづくだろう。行動主義的に見れば、人間はいまや自らの運命をコントロールできるようになった。何をすべきか、どのようにそれをするかを知っているからだ[23]」。この言葉は、実際は、B・F・スキナーが「何をすべきか、どのようにそれをするかを知っている」という意味だ。客観性を信じるすべての人と同様に、彼も自分がそのほかの私たちみんなにとって何が最良かを知っていると確信しているのだ。

客観性をあがめることの欠点はこうだ。何についてでも客観的な見解をもつことは可能だが、それはあなたの主観的見地からでている。たとえばあなたは、ほかの生物種を主観的に評価することはできない。したがってあなたは、コウモリであるとはどんなことなのか、クジラであるとは、あるいはそのほか何でも自分自身以外のものであるとはどんなことなのかを知ることはできない[24]。主観的体験はすべて、ただ一つの見地に結びついている。理性や客観性を（いわば彼らの神として）すべての上におく、霊的でない人たちのあやまりは、降ってわいたような客観的見解、ほかの価値観から切り離された見解を組み立てようとしていることだ。宇宙に座して見るような観点を想像してみることはできるだろうが、それについて考えれば考えるほど、何かに由来する見解から出発するのではない、どこにも由来しない見解をもつのは不可能であるとわかる。その何かとは、あなた自身だ。ある経験の客観的性質というものを想像するのはむずかしい。哲学者のトマス・ネーゲルは言っている。「結局、コウモリの視点を取り除いたら、コウモリであるとはいかなることかということの何が残るだろうか？」

ここまでの話ですでに明確になったものと私は希望的に思っているのだが、重要な原則として、客観性は、基盤となる先行の主観的経験なしには不可能である。どんなものでも、ある経験の主観的性質が一つの見地からしか理解できないのなら、客観性への移行は――すなわちあなたに特有の見地から離れることは――あなたをその経験の質から遠ざけるだけだ。

私たちは不確実な世界に生きていて、科学でも宗教でも確実性の把握が駆動力になっている。宗教や神話は自然の予測できない力の意味を理解しようとしたし、テクノロジーにはコントロールの探究がつきものだ。私たちは衝突関係にある二つのあいいれないシステムをもっているようだ。そして大半の人はずっと前から科学を信じるほうを選択し、途中で内的知識を捨ててきたらしい。しかし、二つに一つの選択をしなくてはならないと考えるのはまちがいだ。私たちは両者とともに生きる必要があるし、両者とも生きるのに必要だ。客観化する衝動を捨てることはできないが、それを、否定も客観化もできない内的な見方とともに生かすようにしなくてはならない。

科学が物理的な宇宙の「実際の姿」を教えてくれるというのはわかりきった話だが、科学による直接経験の否定はゆがんだ見解につながる。科学は、そのとき使っている概念の枠組みに適合しないものを除外して、現実を単純化する。オルダス・ハクスリーが一九四六年に、この点をみごとに表現している。

科学は一定の文脈における経験の一定の面しかあつかわないという、ごく単純な理由から、科学的な世界像は不十分である。哲学的精神にとむ科学者は、これをきわめて明確に理解している。しかしそれ以外の大半の科学者は、科学理論に暗黙のうちに含まれる世界像を、完璧で網羅的な記述として受け入れる傾向がある。[25]

ここに、「何をすべきか、どのようにそれをするかを知っている」客観的な専門家の欠陥がある。生活と人間の行動の事実にもとづく概念は、完璧な像などではない。客観的な枠組みは価値観をもたないという触れこみだが、専門知識にもとづいた権威主義という、それ自体が価値判断であるものを行使する。価値中立的、「客観的」決定の提案は、価値選択がすでになされていることを決して認めない。私たちは全体像をとらえたと主張する抽象概念に気をつけなくてはならない。それらの見解はほんものの人間的経験から乖離しているうえに、価値観や主観性の問題はもちだすことさえ許さないのだ。

　世界は多様で、科学であれ芸術であれ、分析であれ直観であれ、単一の枠組みでとらえきれるものではない。私たちは科学と霊性との調和、客観性と主観性との調和を必要としている。皮肉なことに問題は科学そのものより、一般社会の科学に対する理解が限られているために、科学的方法によって生みだされた知識があまりにも容易に絶対的、決定的なものとして受けとめられる点にある。理想的な状況においては、科学そのものは、まだしていないものを認め、ときにはまったくわからないことを認める義務を自覚している。

　科学者を自認する人がみな、客観性の祭壇をあがめているわけではない。科学者もいろいろで、一方の端にはすべてを形式言語に還元したがる人たちが、もう一方の端には人間主義者や芸術家や霊的精神をもつ人と交わりのある人たちがいる。アインシュタインは発展的に仕事をしていたころ、「深く探究すればするほど、さらに知るべきことが見つかる。人の寿命はかぎられているので、これからもずっとそうだろう」と言った。これは宗教のメッセージでもある。テクノロジーは外的な価値観の重視を促進し、精神世界は人の内的生活や、生きている喜びに触れることにかかわる。

　むずかしいのは表面を超えて、私たちが完全には理解していない、しかし受け入れたいと願っている、この次元に触れることだ。私たち自身の主観的生活がその橋渡しになる。それが存在するという証拠は、私たちの個人的体験である。たとえば霊的恍惚感あるいは正式な瞑想の啓示（見性《けんしょう》）。日記をつけるなどの、非分析的な修練で得られる洞察。芸術的、美的体験から受ける感動。あらゆる創造的活動。運動、ダンス、その他の運動表現で身体的な調和を感じること。問題の分析ではなく、直観的な飛躍やアイディアの創造的統合をするような心の旅をすること。

　私たちは通常の知を超越するものを、習慣的に神という言葉で表現する。この言葉は多くの人をうんざりさせる。宗教は自分の生活に無関係だと思っているか、宗教は制度として嫌いだという人たちだ。「宗教」という言葉は多くの人に否定的なつながりをあたえてきたので、私は霊性という言葉のほうを好む。religion（宗教）という言葉はサンスクリット語の re ligio からきている。これは「うしろとつながること」という意味で、もともとは物質や一時的なものごとを超え、数々の相反物を超えて、言葉では表現できない超越状態（涅槃、聖寵を受けている状態、神の顕現など、いろいろな名称で知られる状態）に入ることを指していた。

外的世界は相対するものの世界だ。反対や二項対立は人間の合理的精神が熟考するやりかたに必要である。人が内的な問題について語るとき、神という言葉がしばしば登場する。神とは一つの考えであり、思考のカテゴリーをすべて超越する何かを指す名前である。主観的体験は、私たちの知覚能力を超える事実の存在を暗示している。私たちはそのような事実の存在を、客観化できないまま、まして完全な理解などできないまま、感じとれる。

　信仰の特徴の一つは、超越の内的世界と相反物の外的世界の両方を知りえることだ。文明を築き、何千年も人間の生活を啓発してきた信仰と神話は、内面の関門、人間が何を経験し、知ることができるかという内面の潜在能力に関係している。それは生活体験と関係しているが、合理的精神は意味と関係している。花の意味は何か？　これはばかげた問いである。そういうことは経験するしかなく、分析はできないのだから。

　水は古くから無意識のシンボルである。無意識の海の波が意識の岸にあたる。私たちは岸に立ってその海の水を見つめるが、わかるのは表面の状況だけだ。岸からでは、その深さははかりしれない。水のなかに飛びこめば、そこは岸に立っていたときとは思考過程のちがう、別世界である。そこには創造性の源である夢想が、夢や瞑想や神秘体験や霊的な静けさの、ばらばらになったイメージや情動がある。私たちが確かさやコントロールや安心を感じ、よく知っているという感じをもつのは、無意識の海のなかであって、認識の心の分析的なおしゃべりのなかではない。ひきあげてふたたび岸に立ったとき、あの別世界で自分に何が起こったか、どんな知識を得たのかを表現するのはむずかしい。おそらく不可能だろう。しかし私たちは、自分が何かを得たことをはっきりと知っているし、感じている。

意識にのぼるのは、内的知識のごく一部でしかない。しかも表現可能なのは、先にも見たように、ときに積極的に誤解をする言語半球を通過したものだけなので、さらに少なくなる。ハインリッヒ・ツィマーが言っているように、「最良のものは言葉にならない」のだ。次善は、神、超越、内的知識といった、示すことしかできないもの。そして三番めを、言語半球が実際にしゃべる。

芸術家の役割は、私たちが通常生きている表面を突き抜けて、超越的な現実を見通すことだ。適切に構成された作品を見たとき、全身が「そうか」という認知の反応をするのはそのためだ。それは言葉ではうまく表現することのできない、美的感覚による認定である。

この美的感覚による認知感は、「宗教的な状態にあるとき、そこにはとても美しいものがある」と言う霊的な人にとっても、主たる確証になっている。「これだ」という確信こそ、実証に必要なすべてだ。私たちも、洞察や創造的な行為をしているとき「これだ」と感じることがある。それは事態がうまくいっていて、その行為が外界の圧力によってではなく、本当に自分のなかから生まれたものであるときだ。

全人的であるためには、内と外のリアリティを両方とも探究しなくてはならない。私たちは無意識の海を泳ぐとき、肯定的な経験も否定的な経験もする。そして意識の岸に立つとき、そこにはインスピレーションだけでなく、自分自身についての暗い真実もまた打ち寄せてくる。

訳者あとがき

本書は一九九三年にアメリカで出版された、*The Man Who Tasted Shapes: A Bizarre Medical Mystery Offers Revolutionary Insights into Emotions, Reasoning, and Consciousness* の全訳である。著者のリチャード・エドマンド・シトーウィック（Richard Edmund Cytowic）は神経科医で、ロンドンの国立神経病院、ジョージ・ワシントン大学神経科勤務などを経て、現在はワシントンDCで開業している。

彼は一九八〇年に共感覚者のマイケル・ワトソンと出会った。共感覚とは、視覚、聴覚、触覚、味覚、嗅覚などの感覚が混ざりあう状態で、一つの感覚刺激によって他の感覚が引き起こされる。音の刺激によって色覚が生じる色聴が代表的だが、視覚と嗅覚、聴覚と味覚などの組みあわせや、三つ以上の感覚が混じりあう例も報告されている。ワトソンは味覚や嗅覚が触覚を誘発する（味やにおいに形を感じる）という珍しいタイプの共感覚者だった。

かねて共感覚に関心をもっていた著者は、研究と実験にとりかかる。共感覚は古くから知られていたが、一八六〇年から一九三〇年をピークとしてその後は医学的関心の対象外となっていった。著者が共感覚の研究にとりかかった一九八〇年代には、共感覚を知覚現象としてとらえ、研究対象とする見方はなかった。したがって著者の研究は文字どおり一からのスタートだった。

本書の第1部は、著者が共感覚者と出会い、共感覚の診断基準を考え、共感覚の実在を立証する実験を工夫し、共感覚が脳のどのレベルで起こっているかの考察を深めていく過程が物語ふうにまとめられている。なかでも実験でいろいろな味を味わって、生じる共感覚をいきいきと描写するマイケル自身の言葉が非常におもしろい。マイケルは「おもしろい形」の料理をつくるのが好きで、いろいろな調味料や香辛料を使って、食べ物に「とがり」をつけたり「角を鋭く」したり「表面をひっこめ」たりする。

また、スクリャービン、カンディンスキーなど共感覚のあった芸術家たちの逸話や、共感覚と類似性をもつ意識変性状態（解放性幻覚、側頭葉てんかんなど）との比較など、興味深い話題も豊富に盛りこまれている。

著者は最後にマイケルの共感覚が起こっている部位を突きとめるために、局所脳血流を測定する。著者が「ミステリー」と表現しているとおり、推理じたてになっているので、結果をここに書くのはさしひかえるが、示唆に富む結果がでた。その結果はあくまでマイケル・ワトソンという珍しいタイプの共感覚者のものなので共感覚一般にそのままあてはまるかどうかはわからないが、非常に興味深い。また著者は、共感覚の過程は脳の正常な機能であり、したがってすべての人がもっているが、通常は意識にのぼらず、ごく少数の人たちだけがそれを共感覚として体験するという仮説を提唱している。

第2部は、情動の重要性をさまざまな角度から検討している。意志決定にはたす情動の役割や、意識にのぼらないものを重視するその考えは、アントニオ・ダマシオのソマティック・マーカー仮説と共通するものがある。

もう一つ、著者は随所で、検査機器が中心の医療——とりあえず検査をして結果を待つという姿勢や、検査で異常がでなければ、どこも悪いところはないとして患者の訴えをしりぞける姿勢——に対して鋭い批判をしている。それは客観性にかたよらず、主観的体験をもっと重視すべきだ、私たちは自分の主観性をもっと大切にすべきだという主張につながっており、説得力がある。

内容の紹介に終始してしまったが、以上のようにこの本は、味に形を感じる珍しい共感覚をもつ人と、独力で共感覚の謎にせまる神経科医が登場する物語でもあり、共感覚をきっかけとして脳の仕組みや感覚認知、客観と主観、理性と情動の関係、医療のありかたなどに切りこんでいく本でもある。

なお本書は、共感覚の研究のきっかけとなった二名（マイケル・ワトソンともう一人の共感覚者）を中心に書かれているが、著者の前著 *Synesthesia: A Union of the Senses*（共感覚－感覚の統合）には、四二名の共感覚者についての研究結果がまとめられている。医学の世界で長く忘れ去られていた共感覚だが、著者の研究が一つのきっかけとなって、最近ではさまざまな実験的研究が行なわれている。たとえばオンラインマガジンのPSYCHE（http://psyche.cs.monash.edu.au/）に、ワーテルロー大学のスミレク（Smilek）とディクソン（Dixon）による最近の実験的研究のレヴュー（二〇〇二年）がある。共感覚の特集（一九九五年）には、本書の著者シトーウィックもSynesthesia: Phenomenology and Neuropsychology: A review of Current Knowledgeと題する記事をよせている。また共感覚者の割合も、本書が執筆されたころには一〇万人に一人と推定されていたが、現在ではもっと多いと考えられるようになってきており、シトーウィックも右の記事で二万五〇〇〇人に一人という推定値をあげている。この背景には、共感覚に対する関心のたかまりとともに、共感覚があることを公表する人や研究に協力する人の数が増えてきているという事実がある。研究の発展とあわせ、共感覚という脳内現象のメカニズムひいては感覚認知の過程について、今後ますます興味ある所見が期待できそうである。

最後になったが、共感覚研究に重要な位置をしめるこの本を翻訳する機会をくださった草思社編集部、ならびに編集を担当し、有意義な助言をくださった同社編集部の久保田創氏に、心からお礼を申しあげる。

二〇〇二年二月

山下篤子

註

第1部

【第1章から第9章】

1．アメリカの医学に典型的なこの姿勢は、医学教育の初期段階からはじまる。学生は刺激的な危機介入を体験したがり、予防医学には関心がうすい。現在、予防医学をカバーする保険は少ない。アメリカでは予防接種、乳児の訪問健診、栄養相談、スクリーニング検査、健康的なライフスタイルを促進する努力などに少々の支出をするかわりに、最終段階まで進行してしまった病気や、タバコ、アルコール、大気汚染などに関連した慢性病の治療に大金が使われている。

2．Cytowic, R. E. 1976. "Aphasia in Maurice Ravel," *Bulletin of the Los Angeles Neurological Societies*, 41：109-114.

3．これはロンドンの王立協会の有名なモットーだった。王立協会は1662年にチャールズ二世によって設立を許可され、イギリス科学界でもっとも歴史の古い組織として尊敬を集めている。現代人はしばしばまちがって、ラテン語の *Nullius in verba* を文字どおり「言葉には何もない」という意味にとり、言葉は価値が低く理屈はまとはずれだという含みをもたせる。それは属格単数の *nullius* を主格の *nullus* とまちがえた誤解である。それに、17世紀なら無教養な人でも気づいたはずだが、このモットーが次にあげるホラティウスの『書簡集』の一節をふまえた省略形であることを見落としている。

Nullius addictus iurare in verba magistri,
quo me cumque rapit tempestas, deferor hospes

（私はどんな大家の言葉であっても、それに忠誠を誓ってしばられることはない。ただ嵐に運ばれた場所に入港し、そこでくつろぐ）

したがってこのモットーは、思考と行動の自由をうたっているのであって、言葉がとるに足らないものだと言っているのではない。知識人は今後、独断的な哲学的思索を、だれもが再現可能で何が真実かを見られるような、経験的事実や実験にかえていくという趣旨である。

4．医学界が20世紀に入ってからも行動にきわめて無関心だったという考察については、Cytowic, *Synesthesia: A Union of the Senses*（1989）のP. 5-10を参照のこと。
5．A・ルリヤ『偉大な記憶力の物語—ある記憶術者の精神生活』天野清訳　文一総合出版　1983
6．この分野の歴史についてはCytowic, *The Neurological Half of Neuropsychology: A Primer for Understanding Higher Brain Functions*, Cambridge, MA: MIT Pressの第1章を参照。
7．テクノロジーが積極的に用いられる理由はほかにもあって、その少なからぬ部分は、勝手気ままな医療過誤の訴訟の対策として実施される防衛的なものである。医療現場ではテクノロジーの使用を控えめにすることさえ、むずかしい。それは経済的に望ましくないうえに、職業上の自殺行為になりかねない。法と社会と行政の制度がこぞって、テクノロジーの使用を促進しているからだ。しかし、本論からはずれるのは本意ではないので、この話はやめておく。
8．Cytowic, R. E. 1981. "The Long Ordeal of James Brady," *New York Times Magazine*, September 27.
9．この言葉はしばしば、スピリチュアルなものごとについての高度な知識、秘儀的あるいは超自然的な知識という意味をもつ。哲学者のイマニュエル・カントはア・プリオリの範疇を超えるものとしてこれに言及した。最初に使われたアリストテレス哲学では、超越すること、あるいは何であれ単一のカテゴリーの境界を超えて存在することを意味していた。17世紀には、しばしば「形而上学的（メタフィジカル）」という用語の同義語として用いられた。したがってこの言葉は、哲学的な意味に由来する使われ方をするときは、通常の体験の限界を超えることを意味する。「認識的（ノエティック）」という言葉もこの内的知識の感覚を伝える。
10．Cytowic, R. E., Wood, F. B. 1982. "Synesthesia I: A review of theories and their brain basis," *Brain and Cognition* 1：23-35; Cytowic, R. E., Wood, F. B. 1982. "Synesthesia II :Psychophysical relationships in the synesthesia of geometrically shaped taste and colored hearing," *Brain and Cognition* 1；36-49.
11．J・ロック『人間知性論』大槻春彦訳　岩波文庫　1972
12．I・ニュートン『光学』島尾永康訳　岩波文庫　1983
13．Castel, L. B. 1725. "Calvecin par les yeux, avec l'art de peindre les sons,

& toutes sortes de pieces de musique," *Mercure de France*, 1725, 2552-2557.

14. Castel, L. B. 1735."Nouvelles experiences d'optique & d'acoustique," *Memories pour l'Historie des Sciences et des beaux arts*, 1735：1444-1482, 1619-1666, 1807-1839, 2018-2053, 2335-2372, 2642-2768.

15. Darwin, E. 1790. *The Botanic Garden, Part 2, The Lives of the Plants, With Philosophical Notes*. London: J. Johnson, reprinted 1978 New York: Garland Publishers.

16. J・ゲーテ『色彩論』高橋義人ほか訳　工作舎　1999

17. Suarez de Mendoza, F. 1890. *L'audition colorée*. Paris: Octave Donin.

18. Argelander, A. 1927. *Das Farbenhören und Der Synästhetische Faktor Der Wahrnehmung*. Jena (Germany): Fischer.

19. Devereaux, G. 1966. "An unusual audio-motor synesthesia in an adolescent," *Psychiatric Quarterly* 40(3)：459-471.

20. Plummer, H. C. 1915. "Color music-a new art created with the aid of science. The color organ used in Scriabin's symphony "Prometheus." *Scientific American* (April 10); Sullivan, J. W. N. 1914 "An organ on which color compositions are played. The new art of color music and its mechanism," *Scientific American*(February 21).

21. カンディンスキーは45歳のとき、プロの画家としてすでに15年のキャリアをもっていたが、それ以前に法学を修めており（教授の地位を提示されたこともある)、数カ国語を流暢に話した。

22. 神智学とは神聖なものごとにかかわる学問を意味し、宗教的な書物の知識や神秘的に解釈される伝統から、アリストテレスほかの哲学から得られるよりも、さらに深い知識と自然の支配を引き出すことを探求する。神智学という名称は、しばしばヤコブ・ベーメ（1575−1624）の体系に限定的に適用される。

23. シャルル・ボードレールの詩『照応』は、象徴主義運動の重要な記録であり、共感覚が詩的な才能に不可欠であると主張する。しかし伝記にはボードレール自身に共感覚があったという証拠は見あたらなかった。本題からそれるが、このことから、共感覚という用語を聞いたことのある人の大半が、単なる言葉のあやとしてとらえているという問題が浮かびあがる。詩作のうえで意図的、意志的、知能的に感覚の融合を起こす行為は、それ自体として興味深いが、私が論議している不随意の感覚体験とはことなる。それどころか

音のシンボル化など、詩的タイプの共感覚は対極にある。あとでアリストテレスのいう共通感覚について論じるときに、この点をあきらかにする。

24. A・ケストラー『機械の中の幽霊』日高敏隆、長野敬訳　ぺりかん社　1969

25. 実際、DNA 分析によって、人間とチンパンジーは、チンパンジーとゴリラよりも近縁であることがわかっている。しかし外見だけでは、そうとは推測できないはずだ。

26. Cytowic. 1989. *Synesthesia: A Union of the Senses*, pp. 286–300 および Henderson, S. T. 1977. *Daylight and Its Spectrum*. New York: John Wiley & Sons を参照。

27. 大部分の人にとって、色の恒常性という錯覚をのりこえてものを見るのはむずかしい。ためしに真っ赤なジャケットを着て、身のまわりのものがすべて赤っぽく見えるのに注目してみよう。ひなたから日陰に歩いていくと、その赤はどういうふうに変わるだろうか？　この現実を見るのに成功したら、ジャケットをぬいでもっと微妙な変化を見てみよう。そしてどれほど多くの人が、一生涯、見ているようで見ていないかをじっくり考えよう。

28. Brou, P., Sciascia, T. R., Linden, L., & Letvin, L. 1986 "The colors of things," *Scientific American* 255(3)：84–91.（「周囲の色に影響される色知覚」、『日経サイエンス』1986 年 11 月号所収）

【第 10 章から第 15 章】

1. W・ジェイムズ『宗教的経験の諸相』桝田啓三郎訳　岩波文庫　1970

2. この例の連合運動は、実は神経的な理由よりも機械的な理由のほうが大きいので、実は例としてごまかしがある。中指以下の 3 本の指は、腱の鞘が共通しており、これが 1 本を曲げるとほかも一緒に動いてしまうことに関係している。それでもこれは、とくに赤ん坊が身近にいない人にとっては、捨てがたい連合運動の例だ。

3. 19 世紀の神経学者は、上位レベルよりも下位レベルの神経統合に大きな関心をもっていた。『神経系の統合的活動』（1906 年）の著者サー・チャールズ・シェリントンは、そうした業績に対して 1932 年にノーベル賞を受けた。

4. この方法についてもっと知りたい、その工夫がどのように部分的に共感覚にもとづいているかを知りたいという方は Cytowic, *Synesthesia: A Union of the Senses*（1989）の 6 章を参照してほしい。

5. Cytowic, R. E. "Seashore Science,"*New England Journal of Medicine* 294：(12), March 18, 1976; "Taste-the Unnecessary Sense?" *NEJM* 308(9)：530, 1983; "Alexithymia—Or Stupidity?" *NEJM* 313：53, 1985; and "Post-Traumatic Amenorrhea," *NEJM* 314：715, 1986.
6. Cytowic, R. E., Stump, D. A., Larned, D. C. 1987."Somatic, Ophthalmic and Cognitive Sequellæ in Nonhospitalized Patients with Concussion," in *Nonfocal Brain Injury: Dementia and Trauma*, ed. H. A. Whitaker. New York: Springer Verlag.
7. Cytowic, R. E. 1990. *Nerve Block for Common Pains*. New York: Springer Verlag.
8. *Synesthesia*: *A Union of the Senses* の第8章 "Synesthesia and Art" を参照。
9. O'Keeffe, G. 1987. Catalogue notes, National Gallery of Art, Washington, DC, November 1-February 21.
10. Von Hornbostel, E. M. 1926. "Unity of The Senses," *Psyche* 7：83-89.
11. 共感覚の家族例、および遺伝基盤については、Cytowic, *Synesthesia*: *A Union of the Senses*（1989）の P. 55-60 および 232-235 を参照。
12. V・ナボコフ『ナボコフ自伝』大津栄一郎訳　晶文社　1979。ナボコフが母親の共感覚について初めて言及したのは、『ニューヨーカー』1949 年 4 月 9 日号に掲載された「母の肖像」という文章。
13. この例はルリアの「S」。
14. Marshack, A. 1975. "Exploring the Mind of Ice Age Man." *National Geographic* 147(1)：62-89.
15. Siegel, R. K., 1977. "Hallucinations," *Scientific American* 237(4)：132-140（「マリファナと幻覚」、『日経サイエンス』1977 年 12 月号所収）; Siegel, R. K. West, L. J. 1975. *Hallucinations: Behavior, Experience and Theory*. New York: John Wiley & Sons; Horowitz, M. J. 1964. "The imagery of Visual hallucinations," *Journal of Nervous and Mental Diseases*. 138：513-523; Horowitz, M. J. 1975. "Hallucinations: An Information Processing Approach," in Siegel, R. K. & West, L. J. (eds.), *Hallucinations: Behavior, Experience and Theory*. New York: John Wiley & Sons.
16. Klüver, H. 1966. *Mescal and Mechanisms of Hallucinations*, p. 22. Chicago: University of Chicago Press.

17. Kandinsky, V. 1881. pp. 459-460 in "Zur Lehre von den Hallucinationen," *Arkiv für Psychiatrie und Nervenkrankheiten* 11：453-464.
18. Siegel & Jarvik, 1975. "Drug induced hallucinations in animal and man," pp.81-161 in Siegel & West, 1975.
19. Adler, N. 1972. *The Underground Stream. New Lifestyles and the Antinomian Personality*. New York: Harper & Row.

【第16章から第21章】

1. 参考文献については Cytowic, *Synesthesia: A Union of the Senses*（1989）の P.92-93 を参照。
2. 筆者の研究に参加した人の88パーセントは、平均よりもはるかにすぐれた記憶力をもっている。

3. Gengerelli, J. A. 1976. "Eidetic imagery in two subjects after 46 years, *Journal of General Psychology* 95：219-225; Pollen, D. A., Trachtenberg, M. C. 1972. "Alpha rhythm and eye movements in eidetic imagery," *Nature* 237：109-112; Stromeyer, C. F., Psotka, J. 1970. "The detailed texture of eidetic images," *Nature* 225：346-349.
4. Scoville, W. B., Milner, B. 1957. "Loss of recent memory after bilateral hippocampal lesions," *Journal of Neurology, Neurosurgery, and Psychiatry* 20：11-21; also, Corkin, S. 1984. "Lasting consequences of bilateral medial temporal lobectomy: Clinical course and experimental findings in HM," *Seminars in Neurology* 4：249-259.
5. A・ルリヤ『偉大な記憶力の物語』
6. Brust, J. C. M., Behrens, M. M. 1977. "'Release hallucinations' as the major symptom of posterior cerebral artery occlusion, a report of two cases." *Annals of Neurology* 2：432-436.
7. Jacobs, L., Karpick, A., Bozian, D., et. al. 1981. "Auditory-visual synesthesia: Sound induced photisms," *Archives of Neurology* 38：211-216.
8. Miller, T. C., Crosby, T. W. 1979. "Musical hallucinations in a deaf elderly patient," *Annals of Neurology* 5：301-302.
9. Coleman, W. S. 1894. "Hallucinations in the sane associated with local organic disease of the sensory organs, etc., *British Medical Journal* 1：1015-1017. 感覚入力の減少は、標的細胞の待機中のシナプスを、自発的な

発火においても、他の回路から来るランダムなメッセージに対しても過敏にする。感覚を遮断されたニューロンのこの過敏さによって、視覚障害や聴覚障害や麻痺のある部位に幻覚を感じる理由が説明できる。しかし脳にまったく病変がない人に起こる共感覚は、十分には説明できない。

10. Vike, J., Jabbari, B., Maitland, C. G. 1984. "Auditory-visual synesthesia. Report of a case with intact visual pathways," *Archives of Neurology* 41：680-681. この患者がきわめて興味深い理由は5つある。彼は精密な検査を受けた結果、①視覚は正常だった。②聴覚も正常だった。③刺激として使った音の周波数や大きさを操作すると、彼が知覚する共感性光覚の動きと強さが変化した（これは共感覚が刺激と緊密に結びついていることを示す）。④共感性光覚が見られるのは左眼だけで、それも音の刺激が左耳にくわえられたときだけだった。⑤腫瘍が切除されたあとは、共感覚は誘発されなかった。

11. Gowers, W. R. 1901. *Epilepsy and Other Chronic Convulsive Diseases*, 2nd ed., London.

12. Hausser-Hauw, C., Bancaud, J. 1987. "Gustatory hallucinations in epileptic seizures: Electrophysiological, clinical and anatomical correlates," *Brain* 110：339-359.

13. Penfield, W., Perot, P. 1963. "The brain's record of auditory and visual experience" (p. 635), *Brain* 86：595-696.

14. 神経伝達物質の濃度を変化させると聞くと、おそろしく感じる人がたくさんいると思うが、濃度はもともと一定していない。食後には大きく変化するし、コーヒーを一杯飲むといったごくふつうのことも、脳のさまざまな化学物質の比率をかなり変化させる原因になる。

15. 正確に言うと、前頭葉の活動性に若干の散在的な増加がしばしば見られる。これは、かつては正常とみなされていた。しかしいまは、実験環境による産物であることがわかっている。この「安静時の前頭葉過血流」は、被験者が目新しい処置に対して興奮や不安や好奇心を感じていると出現する。

16. キセノン133吸入検査の実際の処置や、大量の数値の分析は、ここに書いた様子よりもはるかに複雑である。要因どうしを分離するためのさまざまな計算式があって、データの純度を評価し、不純物を探すために多数のパラメータが使われる。私たちが使った装置の場合、プローブは16個で、もっとも一般的な10あまりのパラメータを使っただけでも、192個の計算値という大きなデータが出てくる。マイケルのパターンがあまりにも異常だったの

で、スタンプ博士と私は結果をくわしく吟味し、照合確認をしたうえで、ようやくそれがマイケルの脳で起こっている実際の代謝の変化を正確に反映したデータであることを確信した。

17. 右半球にも減少が見られたが、それは血液循環の変化に対する受動的な反応なので、この議論においては重要ではない。

18. P・マクリーン『三つ脳の進化』法橋登訳　工作舎　1994

19. 液性伝達の存在は、神経回路によって結合される構成要素に依存するコネクショニズムのあらゆる理論に対する完全な反証になりそうだ。コネクショニズムの支持者はその意味するところを論破しようとしているが、液性伝達は、単一の事例が理論全体をそっくり反証する可能性をもっているという好例である。液性伝達についての全般的な検討については Agnati, L. F., Bjelke, B., Fuxe, K. 1992. “Volume Transmission in the Brain,” *American Scientist* 80(4)：362-373.を参照。

20. たとえば以下にあげる、解剖学者のエステ・アームストロング Este Armstrong の 1986 年の論文を参照。Este Armstrong, 1986. “Enlarged limbic structures in the human brain: the anterior thalamus and medial mammalary body,” *Brain Research* 394-397; “The limbic system and culture: an allometric analysis of the neocortex and limbic nuclei,” *Human Nature* (in press); 1990. “Brains, bodies, and metabolism,” *Brain Evolution and Behavior* 36：166-176.

神経系の主要な部位がすべて、情動に関係する物理構造をもっていることが解剖学によって示されている。すなわち新皮質には前頭葉が、中間皮質には帯状回、古皮質には海馬、基底核には扁桃、橋と延髄には自律神経の中継所の集まりである核、脊髄には細胞柱がある。この長いリストは、神経系が中枢性の情動中核をもっていることを示している。これほど多くの脳組織が情動にふりむけられているのに、どうして情動を黙殺することができるだろうか？

21. この所見は大脳の酸素不足が幻覚的な像を生みだすという報告によって支持されている。Cytowic, *Synesthesia: A Union of the Senses* (1989) の P. 129 を参照。

22.『図説中枢神経系』医学書院　1983。読者はたぶん、ここまで読むあいだに忘れてしまったと思うが、学生だった私をかっとさせ、ノートをバルコニーから投げさせたのは辺縁系だった。

23. Cytowic, *Synesthesia: A Union of the Senses* (1989) の P. 174 に、この

点についての参考文献が多数ある。

24. Kornhüber, H. H., 1974. "Cerebral cortex, cerebellum and basal ganglia: A introduction to their motor function." In F. O. Schmitt & F. G. Worden (eds.), *The neurosciences third study program*, pp. 267-280. Cambridge, MA: MIT press. Kornhüber, H. H., Deecke, L., 1965. "Hirnpotentialänderungen bei Wirlkürbewegungen und passiven Bewegungen des Menschen: Bereitschaftspotential und reafferente Potentiale." *Pflüger's Archiv für die Gesamte Physiologie*, 284：1-17.

25. 参考文献は、Cytowic, *Synesthesia: A Union of the Senses*（1989）の P. 313 を参照。

26. Libet, B., 1978. "Subjective and neuronal time factors in conscious sensory experience, studied in man, and their implications for the mindbrain relationship. The Search for Absolute Values in a Changing World," Vol II, pp. 971-973. Proceedings of the Sixth International Conference on the Unity of the Sciences (San Francisco, November 25-27). International Cultural Foundation Press.

27. エドウィン・ディラー・スターバックはアメリカの心理学者で、『心理学と宗教』（1889）という古典の著者でもある。この本を含むスターバックの著作は、ウィリアム・ジェイムズの『宗教的経験の諸相』に広く引用されている。

28. Jiyu-Kennett, P. T. N. H., 1987 *Zen is Eternal Life*. Shasta Abbey Press, PO Box 199, Mt. Shasta, CA 96067. を参照。また、Jiyu-Kennett, P. T. N. H. 1977. *How to Grow a Lotus Blossom*. Shasta Abbey Press も参照のこと。

29. これらの言葉は普勧座禅儀にもとづいている。

30. 文明の変化に時計がはたした役割は、もちろん、歴史家のルイス・マンフォードが得意とするテーマである。『技術と文明』生田勉訳　美術出版社 1972 も参照。

31. Jeffress, L. A., ed. 1951. *Cerebral Mechanisms in Behavior: The Hixon Symposium*. New York: John Wiley.

32. Bogen, J. E. 1975. "Some educational aspects of hemispheric specialization," *UCLA Educator*, 17：24-32. Reprinted in Wihrock, M. C. (ed.), 1977 *The Human Brain*. Englewood Cliffs, NJ：Prentice-Hall.

第2部

1．Cherniak, C. 1986. *Minimal Rationality*. Cambridge, MA: MIT Press.

2．G・M・エーデルマン『脳から心へ―心の進化の生物学』金子隆芳訳　新曜社　1995 。Edelman, G. M. 1992. *Bright Air, Brilliant Fire: On the Matter of the Mind, A Nobel Laureare's Revolutionary Vision of How the Mind Originates in the Brain*. New York: Basic Books.

3．興味深いことに、強い人間原理は、宇宙の根本的なはたらきを説明するのにいまのところ最良の物理学である、量子論の重要な一部になっている。

たとえばロジャー・ペンローズは『皇帝の新しい心』（林一訳　みすず書房　1994）で、意識は非計算的であり、量子的不確定性のレベルで起こると結論している。これは、心が数学的プログラムの一種であることをあてにしている人工知能の陣営をいらだたせた。二元論をしりぞけた唯物主義者は、また別の、心と呼ばれる無比のものは物理的構造から分離できないという見解を論じる。そうなると心は、物理的な脳の創発的属性とみなすか、素粒子物理や化学作用に還元できないものと説明づけるか、しなくてはならない。ペンローズは、心を量子レベルにおき、量子論が真に解明されたとき、心はたちまち解明されると約束することで、この問題を解いた。この立場は「約束」唯物主義と呼ばれる。正しいと主張しながら、必要な証明はあとですると約束することしかできないからだ。ペンローズの分析は、さまざまな分野の人たちがいま、どれほど深く意識について考えているかを示す、多数のなかの一例である。

4．クインテッセンスという言葉は、古代や中世の哲学者が使った「第5元素」を意味する。第5元素は、宇宙天体を構成し、すべての事物に潜在する物質とみなされており、これを蒸留あるいはその他の方法で抽出するのが、錬金術の大きな目的の一つだった。現在は、事物のもっとも本質的な部分を指す言葉として使われている。

5．Dyson, F. 1971. "Energy in the Universe," in *Energy and Power*. San Francisco: W. H. Freeman を参照。また、Ommaya, A. K. 1993. "Neurobiology of Emotion and the Evolution of the Mind," *Journal of the American Academy of Psychoanalysis* も参照のこと。

6．1991年にスミソニアン研究所で開催された、オマヤの主宰による「意識とコンピュータ」と題するシンポジウムの席上での、彼のコメント。

7．Simon, H. A., Newell, A. 1958. "Heuristic problem solving. The next advance in operations research," *Operations Research* 6(Jan-Feb): 8.

8. Simon, H. 1960. "The Shape of Automation." Reprinted in *Perspectives on the Computer Revolution*, ed. Pylyshyn, Z. W. 1970. Engelwood Cliffs, NJ: Prentice-Hall.

9. Werbos, P. J. 1992. "The Cytoskeleton: Why It May Be Crucial to Human Learning and Neurocontrol," *Nanobiology* 1(1)：75-95; "Neural networks and the human mind: New mathematics fits humanistic insight." IEEE Proceedings of the 1992 conference on systems, man, and cybernetics.

10. J・ワイゼンバウム『コンピュータ・パワー』秋葉忠利訳　サイマル出版会　1979

11. L・マンフォード『技術と文明』生田勉訳　美術出版社　1972

12. M・W・シェリー『フランケンシュタイン』。映画はどれも、怪物にしゃべらせていないという点で、メアリー・シェリーが1818年に書いた小説を正しく表現していない。小説のなかの怪物は、自分の製作者や自分が身をおく世界について、おもしろいことをたくさん言っている。シェリーが『フランケンシュタイン』を書いたのは、一つには新しい資本主義生産の時代環境に対する反応だった。また、主人公の科学者の姿をかりて、プロメテウスのような人間の製作者という考えを探った。モーリス・ヒンドルはこの版の序文で、「自分よりも大きな力――ビッグサイエンス、テクノロジー、国の機構、多国籍巨大企業、マスメディアなどなど――に操作されていると感じる現代の体験が、ふつうの人の苦境を、死んだ人間の体の部分をつなぎあわせ〈生命の火花〉で融合させて、自分自身の発生の形式や目的について発言権のないままにつくられた、フランケンシュタインの怪物のそれと結びつけているのではないだろうか？」と述べている。

13. *Synesthesia: A Union of the Senses* のP. 178-183で、意味論的意味をはかる標準的なテクニックである意味微分について、またこのテクニックがどのように共感覚の研究にもとづいているかについて論じた。

14. メタファーに関する標準的な参考文献に、概念の基礎ができ、組み立てられ、たがいに関係し、定義される仕組みがくわしく述べられている。私はとくに以下の資料に頼っている。Leary, D. E. (ed.). 1990 *Metaphors in the History of Psychology*, Cambridge University Press. New York: G・レイコフ、M・ジョンソン『レトリックと人生』渡部昇一ほか訳　大修館書店　1986、Lakoff, G., Turner, M. 1989 *More than Cool Reason: A Field Guide of Poetic Metaphor*, Chicago: University of Chicago Press.

15. 以下にあげた例の多くはレイコフ&ジョンソンの前掲書（註14）による。
16. アリストテレス『弁論術』（『アリストテレス全集』第16巻　岩波書店に所収）。Leary（1990）は、「不慣れな言葉」は「理解不能」で、「いま使われている言葉」は「ありふれている」という論点をくわしく述べている。この、奇妙なせりふとクリシェという両極端のあいだが、メタファーが楽しくてためになるところだ。詩人のウォレス・スティーヴンズも、同様の見解を示し、「リアリティとは、われわれがメタファーによって逃れるクリシェである」と言っている。Stephens, W. 1982. "Adagia," p.179, in *Opus Posthumous*, Morse, S. F. (ed.) New York: Vintage.
17. 基本的なパターンを認識する生得的な能力にも、定形やメタファーと同様に不都合な面がある。秩序をランダムな現象に帰する、話の中心点をはっきりさせて条件を省略する、肯定的な例だけを記憶して適合しない否定的な例は忘れるといった系統的、偏在的なあやまりは、認知錯誤と呼ばれる推論のゆがみの例である。T・ギロビッチ『人間この信じやすきもの—迷信・誤信はどうして生まれるか』守一雄、守秀子訳　新曜社　1993を参照。
18. たとえば de Sousa, R. 1983. *The Rationality of Emotions*. Cambridge: MIT Press を参照。
19. 私がウィガンの業績に注目したのはジョゼフ・ボーゲン博士のおかげだ。
20. たとえば、Weiskrantz, J. 1986. *Blindsight: A Case Study and Implications*. Oxford: Oxford University Press; and Jelicic, M., Bonke, B., et. al. 1992. "Implicit Memory for Words Presented During Anæsthesia," *European Journal of Cognitive Psychology* 4：71-80 を参照。
21. フランケンシュタインに関する私のコメント（P.285）を参照。
22. この表現は Philip Golabuk, 1989. *Recovering From a Broken Heart*. New York: Harper & Row による。
23. B・F・スキナー『行動工学とはなにか』犬田充訳　佑学社　1975
24. この問題に関する有名な論文に、トマス・ネーゲルの「コウモリであることはどのようなことか」がある。Thomas Nagel 1974. "What is it like to be a bat?" *Philosophical Review*, vol. 83. Reprinted in Readings in Philosophy and Psychology, vol. 1, ed. N. Block. Cambridge, MA: Harvard University Press, 1980.『コウモリであるとはどのようなことか』永井均訳　勁草書房　1989も参照。
25. Huxley, A. 1946. *Science, Liberty and Peace*, pp. 35-36. New York: Harper and Brothers.

参考図書

以下にあげた書は、私が参考にした文献の一部で、読者の興味をひきそうなものをおおまかなテーマにそって分けた。詳細な参考文献は註にある。

◆共感覚

Cytowic, R. E. 1989. *Synesthesia: A Union of the Senses*. New York: Springer Verlag.

——共感覚についての教科書はこの本が英語では初めて。また共感覚を、神経学的な観点と心理学的な観点の両方から検討したのも、この本が最初である。

Luria, A. R. 1968. *The Mind of a Mnemonist*. New York: Basic Books.（A・ルリヤ『偉大な記憶力の物語—ある記憶術者の精神生活』天野清訳　文一総合出版　1983）

——共感覚が記憶力を高めていた記憶術の専門家について、ルリアが詳細に書いている。

Messiaen, O. 1956. *Technique de mon Language Musicale*. Paris: Alphonse Leduc.

——フランスの作曲家メシアンは、彼の有名な「移調のかぎられた施法」の工夫を、自分の音楽の色を表現する手段であると説明している。彼の伝記はほぼすべて、メシアンの共感覚に触れている。Cytowic, *Synesthesia: A Union of the Sense*（1989）の8章も参照。

Nabokov, V. 1966. *Speak, Memory: An Autobiography Revisited*. New York: Dover.（V・ナボコフ『ナボコフ自伝』大津栄一郎訳　晶文社　1979）

——ナボコフ自身と母親の色聴について記載がある。ナボコフが母親の共感覚について初めて言及したのは、『ニューヨーカー』1949年4月9日号に掲載された「母の肖像」という文章。

◆理性と情動

Cherniak, C. 1986. *Minimal Rationality*. Cambridge, MA: MIT Press.

——「人間は合理的な動物」という神話にいどみ、哲学、心理学、認知科学、経済学の分野で、合理性が中心的な役割をはたしているとしばしば考えられることに疑問をなげかけた、有名な本。

de Sousa, R 1987. *The Rationality of Emotion*. Cambridge, MA: MIT Press.

——情動が部分的に合理的であることを解説し、理性と情動はもともと正反対のものだという広く信じられている考えを検討している。

Tuchman, B. 1984. *The March of Folly: Form Troy to Vietnam*. New York: Ballantine Books.（B・タックマン『愚行の世界史』大社淑子訳　朝日新聞社　1987）

——タックマンが、「愚行の最大の原因は理性の否定である」と断言しているのは、理性と情動が対立するという、広く流布しているが正しくない見解の実例である。もしタックマンが言及している人たちが、そもそも自分の決定が根本的に情動的なものであることを理解していたら、考えちがいをして愚行におよぶことはなかっただろうと私は考える。

Darwin, C. 1872. *The Expression of the Emotions in Man and Animals*. Reprinted 1965. Chicago: University of Chicago Press.（C・ダーウィン『人及び動物の表情について』浜中浜太郎訳　岩波文庫　1931）

——ダーウィンの古典的な著作はいまなお新鮮だ。彼は、すべての生きものがある程度の情動を表出することを示し、私たちを動物から区別するものは、発達した理性ではなく、発達した情動表出の能力であると述べている。

◆客観性と主観性

Gardner, J. 1983. *The Art of Fiction*. New York: Bantam.

——フィクションの技巧がどのようにして、私たちの全意識を引きつける別のリアリティを創りだすのかを、小説家が詳細に説明している。

Leary, D. E. (ed) 1990. *Metaphors in the History of Psychology*. New York: Cambridge University Press.

——私たちが意識、瞑想、情動、学習といった心理状態を表現するのに、メタファーに頼る理由を説明している。

Nagel, T. 1986. *The View From Nowhere*. New York: Oxford University Press.

——自分自身の経験の範囲を超えて、「とくにどこでもない場所」という、客観的な地点から世界を考えることなど、どうしてできようか？　ネーゲルは客観化の行きすぎをしないよう警告する。

Weizenbaum, J. 1976. *Computer Power and Human Reason*. New York: W. H. Freeman.（J・ワイゼンバウム『コンピュータ・パワー』秋葉忠利訳　サイマル出版会　1979）

——MITのコンピュータ・サイエンスの教授が、人工知能はつくれないという、技術上および道徳上の理由を示している。

◆内的知識と霊性

Barrow, J. D., Tipler, F. J. (eds). 1986. *The Anthropic Cosmological Principle.* New York: Oxford University Press.

——宇宙の根本的な構造が知性をもつ観察者によって決定されると主張する説。

Bettelheim, B. 1977 *The Uses of Enchatment*. New York: Knopf.

——あらゆる年齢の子どもの教育、支援、情動の開放に、おとぎ話がかけがえのない重要性もつという、説得力のある事実があきらかにされている。

Campbell, J（J・キャンベル）

——この高名な神学者の著作は、ほぼどれでも推薦できる。たとえば *The Inner Reaches of Outer Space: Metaphors as Myth and as Religion,* 1986. New York: Harper & Row.（『宇宙意識—神話的アプローチ』鈴木晶、入江良平訳　人文書院　1991）、*Myths to Live By,* 1973. New York: Bantam.（『生きるよすがとしての神話』飛田茂雄ほか訳　角川書店　1996）、*An Open Life,* 1988. New York: Larson Publications.

James, W. 1901. *The Varieties of Religious Experience*. Reprinted 1990. New York: Vintage Books.（W・ジェイムズ『宗教的経験の諸相』枡田啓三郎訳　岩波文庫　1970）

Jiyu-Kennett, P. T. N. H., 1989 *Serene Reflection Meditation.* Mt. Shasta, CA: Shasta Abbey.

図版出典

図1-A：Popper & Eccles, *The Self and Its Brain*, 1977, New York：Springer Verlag（ポパー、エックルズ『自我と脳』思索社　1986）.

図1-B：Niuewenhuys, Voogd & van Huijzen, *The Human Central Nervous System*, 3 rd ed., 1985, New York：Springer Verlag（『図説中枢神経系』医学書院　1983）より改変。

図3：チンパンジーの写真はNæf A. 1926, Über die Urformen der Anthropomorphen und die Stammengeschichte des Menschenshädels. Naturwissenschaft 14：445-452による。

図4および図5：R. E. Cytowic & F. B. Wood, "Synesthesia II：Psychophysical relationships in the synesthesia of geometrically shaped taste and colored hearing," 1982, *Brain and Cognition*.

図7：M. J. Horowitz, 1983, *Image Formation and Psychotherapy*, Hillsdale, NJ：Aronson.

図8：R. K. Siegel, 1977, "Hallucinations," *Scientific American*.

図9：R. K. Siegel & L. J. West, *Hallucinations：Behaviour, Experience, and Theory*, New York：John Wiley & Sons.

共感覚者の驚くべき日常　形を味わう人、色を聴く人

2002年 4月30日　第1刷発行
2005年12月22日　第4刷発行

著　者　リチャード・E・シトーウィック
訳　者　山下篤子
装丁者　坂川事務所
発行者　木谷東男
発行所　株式会社　草思社
〒151-0051　東京都渋谷区千駄ヶ谷2-33-8
電　話　営業03(3470)6565　編集03(3470)6566
振　替　00170-9-23552
印　刷　壮光舎印刷株式会社
カバー　株式会社精興社
製　本　加藤製本株式会社
ISBN4-7942-1127-9
Printed in Japan